AF246641

FORMULAIRE

PATHOGÉNÉTIQUE USUEL

OU

GUIDE HOMOEOPATHIQUE

POUR TRAITER SOI-MÊME TOUTES LES MALADIES.

FORMULAIRE

PATHOGÉNÉTIQUE USUEL

OU

GUIDE HOMOEOPATHIQUE

POUR TRAITER SOI-MÊME TOUTES LES MALADIES,

PAR

M. J. PROST-LACUZON,

MÉDECIN, MEMBRE DE LA SOCIÉTÉ D'ÉMULATION DU JURA,

de la Société d'archéologie, de zoologie, de la Société gallicane de médecine
homœopathique de Paris.

PARIS,

J.-B. BAILLIÈRE ET FILS,

LIBRAIRES DE L'ACADÉMIE IMPÉRIALE DE MÉDECINE,
Rue Hautefeuille, 19;

LONDRES. H. BAILLIÈRE, 219, REGENT-STREET;

NEW-YORK. H. BAILLIÈRE, 209, BROADWAY;

MADRID. BAILLY-BAILLIÈRE, CALLE DEL PRINCIPE, 11.

1858.

AVANT PRÉFACE.

Cet ouvrage est spécialement destiné aux personnes
étrangères à l'art de la médecine ; cependant nous n'en
avons pas pour cela rabaissé le style d'une façon par
trop vulgaire ; nous avons voulu que l'homme de science,
tout aussi-bien que l'artisan et le chef de famille, pussent y puiser en toute assurance, sans que la moindre
obscurité dans l'exposé des symptômes, ou la méthode
de traitement, vienne leur causer la plus légère indécision sur la nature de la maladie, le choix des remèdes
à lui opposer, et leur mode d'administration dans les
cas aigus comme dans les cas chroniques.

Pour arriver à ce but, nous nous sommes mis en
lieu et place du vulgaire, et nous avons compulsé avec
soin tous les ouvrages homœopathiques qui ont paru
jusqu'à ce jour ; nous avons envisagé, sous ce nouveau
point de vue, les causes qui, jusqu'ici, les avaient rendus si difficiles à comprendre de la majeure partie des
lecteurs. Ces causes sont au nombre de deux : ou ces
ouvrages sont trop scientifiques, ou bien ils sont trop
brefs et trop avares de détails.

Dans le premier cas, ils sont inintelligibles pour la
masse ; dans le second, ils sont tellement insuffisants,
que le lecteur marche d'hésitation en hésitation à chaque page, et finit tout bonnement par ne savoir que
faire.

Les écueils que nous devions éviter pour réussir à faire un livre qui pût remplir notre but étant une fois reconnus, nous nous sommes décidé, tout en tremblant, à l'écrire.

Et certes, notre crainte n'était pas sans fondement, car d'illustres maîtres dans l'art de guérir avaient déjà traité le sujet que nous osons aborder, et le champ de la science médicale avait été si bien moissonné par eux que, n'y trouvant plus rien à glaner, force nous a été de tirer bon nombre d'épis de leurs gerbes, afin de ne pas revenir les mains vides.

Aussi, avouerons-nous en toute humilité notre larcin toutes les fois qu'il y aura lieu, afin de rendre à César ce qui appartient à César, et de ne pas mériter que l'on nous applique la fable du geai qui cherche à se parer des plumes du paon, si naïvement racontée par le bon Lafontaine.

Nous allons exposer maintenant le plan de l'ouvrage, tel que nous l'avons conçu et exécuté :

1° Les maladies y sont classées d'après un ordre clair et méthodique, créé par M. le docteur Grisolles, ce qui en permet de suite la recherche ; elles comprennent quinze classes, qui sont subdivisées en ordres et genres ;

2° Les symptômes propres à chaque maladie y sont minutieusement détaillés, et tous les termes scientifiques sont suivis de leur traduction en langue vulgaire, mise entre parenthèse ;

3° On y trouvera aussi le diagnostic différentiel, c'est-à-dire les signes auxquels on distingue une maladie différente d'une autre qui lui ressemble, et de plus, la durée probable de l'affection ;

4° Le pronostic sur l'issue de la maladie, et les symptômes indiquant le danger ou l'approche de la mort chez le malade.

Vient ensuite le traitement qui comprend :

1° Le nom des médicaments à employer pour chaque maladie;

2° Les symptômes pathogénétiques de chacun de ces médicaments, afin qu'on puisse aisément choisir celui qui convient contre l'affection dans laquelle on les désigne, et sous laquelle ils se trouvent placés;

3° La quantité de globules qu'il faut du médicament, sa dilution la plus convenable, et la quantité d'eau dans laquelle on doit le faire dissoudre;

4° Son mode d'administration, c'est-à-dire le nombre de cuillerées qu'on devra en donner par jour, et les tempéraments auxquels il convient de préférence;

5° Les indications qui exigent la répétition, la suspension ou le changement du médicament;

6° Enfin, les antidotes de tous les remèdes employés dans le cours de l'ouvrage.

Chaque maladie ayant son traitement détaillé au-dessous d'elle, il n'y a plus d'incertitude ni d'hésitation possibles pour celui qui voudra se servir des indications contenues dans ce livre.

Nous avons exclu de ce traité les maladies étrangères au climat que nous habitons; nous avons omis en outre celles qui exigent la présence du médecin, ou la nécessité de pratiquer l'auscultation, science qui ne s'acquiert que par une grande habitude, et que la plupart de nos lecteurs ne pourraient ni comprendre, ni mettre en usage. Au reste, ces affections sont rares et se présentent peu souvent.

Comme nous avons l'espoir que notre livre recevra un accueil favorable de ceux pour lesquels nous l'avons écrit (*pères et mères de famille, chefs d'établissements et communautés religieuses, etc.*), nous nous sommes fait un devoir de conscience d'éviter tout ce qui aurait pu porter ombrage à la pudeur même la plus scrupuleuse.

Un tableau de la doctrine de Hahnemann, comparé à celui de la médecine des écoles, ainsi qu'une table générale des maladies, sont annexés à ce volume.

Je me permets de remercier ici les auteurs qui ont bien voulu me laisser recueillir une partie des fruits de leurs travaux pour l'annexer à ce volume ; je leur en témoigne publiquement toute ma gratitude, particulièrement à M. le docteur Teste.

J. PROST-LACUZON.

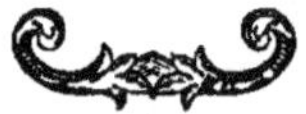

PRÉFACE.

Cette préface est la réfutation des objections que **MM**. les médecins allopathes, ou de l'École officielle, font contre l'homœopathie ; l'auteur engage donc fortement le lecteur à vouloir bien la lire en entier, afin de former son opinion à cet égard.

Ce livre, dont les formules sont le fruit d'expérimentations particulières, d'observations près du lit des malades, et d'emprunts faits aux meilleurs auteurs, a été écrit par moi, dans le but de propager la *seule et vraie méthode* de guérir *rapidement, doucement et sûrement* les maladies.

Je sais que nos nombreux adversaires se plaisent à répandre le bruit que l'homœopathie est du pur charlatanisme, et, ce qui est plus fort, que cette manière de traiter est des plus dangereuses, vu qu'elle comporte l'emploi de poisons actifs qui peuvent tuer le malade ; ou encore, que c'est une médecine nulle, dont les médicaments sont sans action.

Une grande partie de ceux qui parlent ainsi savent qu'ils mentent ; mais ils mettent en pratique, pour leur plus grand avantage, le fameux adage qui dit : *Mentez, mentez ; il en reste toujours quelque chose.*

Je tiens donc à éclairer le public sur la nature de ces assertions, et à lui prouver que l'homœopathie *est la seule et véritable médecine*. Si quelque chose d'acerbe ou de blessant s'échappe malgré moi de ma plume, si le fouet de la satire ou du ridicule fait entendre quelquefois ici son claquement, je déclare formellement à l'avance que cela ne s'adresse nullement aux personnes que je respecte, mais bien aux doctrines. Ce devoir rempli, je me résume et je dis :

Toutes les sciences progressent, hors la médecine; pourquoi cela?... On ne guérit pas mieux, sinon moins bien, les maladies qu'on ne le faisait il y a plus de mille ans; pourquoi cela?...

A voir les imposants arsenaux de médicaments dont dispose la médecine ancienne ou allopathique, et la quatrième page de nos journaux, un sauvage transporté dans notre pays doit supposer que nous devons être à l'abri du mal, et mourir centenaires; pourquoi le contraire a-t-il lieu?...

A voir l'air d'importance de certains docteurs, à entendre leur langage obscur et emphatique, leurs théories vagues et erronées quand elles ne sont pas ridicules, ne doit-on pas supposer qu'ils ont la vraie science en partage et qu'ils sont les distributeurs de la santé; pourquoi n'en est-il rien?...

Pauvre public! tu ne saurais répondre à tous ces pourquoi; tu montres du doigt la plaque fastidieuse et obligée, portant cette suscription : Un tel, docteur en médecine. Et c'est là ta réponse.

Hélas! un diplôme de papier où de parchemin, eût-il la surface d'un hectare, ne fait pas plus un médecin que l'habit ne fait le moine. Hippocrate n'avait pas de diplôme, et de nos jours il serait sans doute poursuivi comme exerçant illégalement la médecine.

Non, un diplôme ne fait pas plus un médecin, que l'épée ou le fusil ne font le soldat et la selle le cheval; un diplôme est la tartine de confitures qu'on donne à l'enfant qui a bien lu ou bien récité une fable, dont il ne comprendra le sens que plus tard ; un diplôme est l'attestation qu'on a écouté ou non écouté, pendant quatre ans, les quelques vérités perdues au milieu des erreurs qui se débitent dans nos facultés de médecine, et qu'on a soigné, pendant deux ans, quelques malades dans un hôpital, voilà tout ; ce n'est pas autre chose ; aussi, je n'ai jamais compris qu'on pût se glorifier d'un diplôme, bien que j'en aie trois ou quatre qui dorment au fond d'un tiroir.

Je sais qu'on peut carresser une erreur de bonne foi, qu'on peut se croire dans le vrai, n'y étant pas ; mais je n'ai jamais pu comprendre que lorsqu'une chose est présentée comme meilleure que celle que l'on possède, quelques esprits poussent la mauvaise foi, la paresse, la routine ou les préjugés, jusqu'au point de ne vouloir pas même expérimenter si cela est vrai ou faux.

Oui, je le répète, il n'y a pas de médecine vraie, hors la médecine des semblables ; je prouverai que la médecine des écoles qui se dit officielle, ne connaît ni les maladies quant à leur essence, et encore moins les médicaments à leur opposer. En veut-on des preuves ?... Ecoutez ce qu'ont écrit à ce sujet quelques-uns des princes de la médecine officielle ; je puise mes arguments dans le guide des gens du monde dans le choix d'une médecine, par M. Auguste Guyard, membre de plusieurs sociétés médicales, et dans d'autres ouvrages dont je cite les auteurs.

Voyons ce que dit le célèbre Bœrhaave, médecin des plus distingués : « Si l'on vient à peser mûrement le « bien qu'a procuré aux hommes une poignée de vrais « fils d'Esculape, et le mal que l'immense quantité « des médecins a fait au genre humain depuis l'origine « de l'art jusqu'à ce jour, on pensera sans doute qu'il « serait plus avantageux qu'il n'y eût jamais eu de

« médecins dans le monde. » (*Inst. méd. , page* 401.)

Sthal évalue à 7 sur 10 le nombre des malades qui succombent sous les coups des médecins. Voici ce qu'il dit, en parlant de la thérapeutique allopathique : « Je « voudrais qu'une main hardie entreprît de nettoyer « cette étable d'Augias ; j'ose pénétrer dans cette science « peuplée d'erreurs, où la langue est aussi défectueuse « que la pensée, où tout est à refondre , les principes « et la matière. » (*Voyez* Alibert , dans ses Prolégomènes de thérapeutique et de matière médicale.)

Pierre Franck regardait les médecins comme dangereux , et invitait les gouvernements à les rendre responsables des milliers de meurtres qu'ils commettent, ou bien encore de leur interdire l'exercice de leur profession.

Girtanner prétend que l'obscurité qui entoure la médecine est trop profonde , pour qu'il puisse y pénétrer un rayon de soleil à l'aide duquel il soit permis de s'orienter : « Hélas! dit-il, qui parviendra à découvrir le « peu de bon grain perdu dans l'immense fumier que « les médecins entassent depuis deux mille ans ? » (*Discours du député* Wolff *à la Chambre des représentants de Hesse* , en 1839.)

Bordeu , le célèbre Bordeu , s'écriait : « Voilà trente « ans que je devine , et je suis las de deviner. »

Gilibert, premier médecin de Stanislas , roi de Pologne , médecin en chef de l'Hôtel-Dieu de Lyon et des épidémies, a prouvé en un ouvrage en deux volumes , intitulé : L'*Anarchie médicale , ou la médecine considérée comme nuisible à la société* , que les médecins les plus savants sont les plus dangereux, et ceux qui tuent davantage de malades , vu qu'ils ne doutent de rien.

Barthez , non moins célèbre que Bordeu , disait gravement qu'il ne croyait pas à la médecine : « Nous

« sommes, disait-il, des aveugles qui frappons avec
« un bâton sur le mal ou sur le malade; tant mieux
« pour le patient, si c'est le mal que nous attrapons. »
(*Mémoires de* M. Dubarry, *tome* VI.)

Un médecin de Paris, aujourd'hui en grand renom,
et que je ne nomme pas, disait : « Quand on a fait la
« médecine pendant dix ans, on ne peut plus avoir
« de conscience. »

Bichat, l'illustre Bichat, une des gloires de la Fran-
che-Comté, s'écrie : « La matière médicale est de toutes
« les sciences celle où se peignent le mieux les travers
« de l'esprit humain; que dis-je? ce n'est point une
« science, c'est un mélange informe d'idées inexactes,
« d'observations puériles, de moyens illusoires, de
« formules aussi bizarrement conçues que fastidieuse-
« ment assemblées. On dit que la pratique de la mé-
« decine est rebutante ; je dis plus : elle n'est pas,
« sous certains rapports, celle d'un homme raison-
« nable, quand on en puise les principes dans la plu-
« part de nos matières médicales. » (*Anatomie générale.*
Considér. génér.)

Rostan pense comme Bichat : « Chaque dénomina-
« tion de classe de médicaments, chaque formule même,
« est une erreur. » (*Cours de médecine clinique, tome* Ier,
pages 85 *et* 107.)

Broussais, le fameux Broussais, définit la médecine,
en disant : « Qu'elle est l'art de bercer les malades d'un
« espoir chimérique. » (Voyez ce qu'il en pense, et le
dégoûtant tableau qu'il en trace dans son examen des
doctrines médicales, *pages* 827 *et* 838.) Son élève et
son ami, le savant médecin Frappart, s'écrie : « Mé-
« decine, pauvre science ! médecins, pauvres savants!
« malades, pauvres victimes ! » Puis il reprend :
« Tous les vingt ans au plus, la même école change

« de système ; parfois il y a deux ou trois systèmes
« dans la même école ; bref , parmi les médecins sortis
« d'une même école et ayant le même système, il n'y
« en a pas quatre qui puissent s'entendre au lit du ma-
« lade. Votre science est dans l'anarchie , votre pro-
« fession en décadence , votre métier sur le bord de
« l'abîme ; vous n'avez point de corps médical ; vous
« vivez dans l'isolement , la haine et le mépris les uns
« des autres ; la déconsidération vous envahit de toutes
« parts ; vous êtes sans résistance comme sans puis-
« sance , et le moindre choc, longtemps et courageuse-
« ment répété, achèvera de vous perdre. J'ai donc un
« profond dégoût de la médecine et des médecins. »
(*Lettres sur le magnétisme, page 141.*)

Voyons maintenant ce que MM. de la faculté pensent
de nos jours de leur art. D'abord, je ferai grâce au lecteur d'une foule de citations qui ne pourraient que
l'ennuyer ; qu'il lui suffise de savoir qu'après le renversement successif d'une foule de systèmes prônés
tour à tour , et dont le dernier venu s'établissait sur
les ruines de son prédécesseur, l'école de Paris professe
en ce moment l'*éclectisme*, c'est-à-dire la *négation de
tout système propre ;* c'est un protestantisme médical
dans lequel chaque individu puise dans une foule de
systèmes ce qui lui plaît et ce qui flatte sa manière de
voir, comme de même le protestantisme religieux com-
mente la bible et l'évangile d'autant de manières différentes qu'il y a d'individus. Qu'en résulte-t-il ? que
l'Ecole de Paris a autant d'éclectismes ou de sectes différentes qu'il y a d'éclecteurs. Dites-moi alors quelle
différence il y a entre cet état et une anarchie médicale ?

Ecoutez maintenant ce que dit de la médecine soi-
disant officielle M. Marchal de Calvi, professeur aggrégé
de la faculté de Paris , dans un article que la France mé-

dicale et pharmaceutique a reproduit en juillet 1855 :
« Nous construisons une tour de Babel, ou plutôt nous
« n'en sommes pas même là ; nous ne construisons rien ;
« nous sommes dans une vaste plaine où se croisent une
« multitude de gens, ceux-ci portant des assises, ceux-
« là des cailloux, d'autres des grains de sable ; mais
« personne ne songe au ciment ; nulle part le terrain
« n'est creusé pour recevoir les fondations de l'édifice,
« et quant au plan général de l'œuvre, il n'est pas
« même esquissé.... La doctrine la plus générale qui
« existe, est la doctrine homœopathique ; cela est
« étrange et douloureux ; c'est une honte pour la mé-
« decine, mais cela est..... Cette doctrine est la plus
« compréhensible et la plus générale qui existe ; il faut
« avouer que nous lui avons fait un bon emprunt pour
« le traitement prophylactique de la scarlatine, et il
« ne serait pas impossible qu'on pût lui en faire encore
« d'autres aussi utiles. »

Voulez-vous savoir maintenant en quels termes il
parle de la médecine des hôpitaux ? Écoutez son avis
sur les observations de M. Bouvier, médecin en chef
d'un des grands hôpitaux de Paris : « Les faits allé-
« gués par M. Bouvier sont des exemples de cette déplo-
« rable médecine que j'ai appelée *épisodique,* qui est
« la médecine des hôpitaux, et qui donne à la société
« des médecins obligés de recommencer leur éducation
« médicale *aux dépens des malades,* pendant plusieurs
« années de *tâtonnements,* d'*essais,* de *hasards* et de
« *revers,* au milieu des anxiétés de l'esprit et des an-
« goisses de la conscience ; médecine dite *clinique,* qui,
« dans la maladie, s'attache à l'épisode, à l'accident
« actuel, à la manifestation du moment, et néglige la
« maladie elle-même ; médecine *mensongère,* qui se
« donne des airs d'exactitude mathématique, en faisant

« servir des chiffres à démontrer des guérisons que
« l'heure suivante dément ; médecine de *badigeon*, qui
« étend sur les murs en ruines une couche de chaux,
« quand il faudrait les reprendre par la base et tout
« renouveler, pierres et ciment. Et il n'est pas besoin
« de mesurer les termes, attendu qu'il s'agit ici de
« l'erreur de tout le monde, et non pas seulement d'une
« erreur personnelle. »

Bon Dieu ! que dirait-il donc d'une partie de nos
docteurs de province ; comment traiterait-il le bois sec,
s'il traite ainsi le bois vert ?... C'est cependant un allopathe qui parle ainsi.

Si vous êtes désireux de savoir comment un autre
homme de science bien connu (M. Louis Jourdan) stig-
matise les émissions sanguines de la vieille école, et
proclame sa sympathie pour la médecine homœopathique, lisez le journal *le Siècle*, n° du 5 janvier 1856,
à propos de la conservation des sangsues.

M. Bouchardat, professeur à la faculté de Paris, dit
formellement, dans son Manuel de matière médicale
thérapeuthique et de pharmacie, page 9, « que la
« science médicale n'est pas faite, et qu'elle est, pour
« ainsi dire, toute à édifier. »

M. Malgaigne, professeur à la même faculté, dans
la séance tenue à l'Académie de médecine, le 8 janvier
1856, s'exprimait ainsi : « Absence complète de doc-
« trines scientifiques en médecine ; absence de prin-
« cipes dans l'application de l'art ; empirisme partout,
« voilà l'état de la médecine. »

Et le médecin de l'hospice de la Pitié, M. le docteur Valleix, savez-vous ce qu'il dit à la page 11 du
tome Ier de son Guide du médecin praticien ? Ecoutez :
« Que de regrets on éprouve, en voyant tant d'études,
« de veilles, de génie, dépensés pour obtenir d'aussi

« faibles résultats ! que d'erreurs pour quelques vé-
« rités ! »

J'en passe, et des meilleurs. Je pourrais citer Ma-
gendie, Broussais, Récamier, Bérard, Chomel, Bar-
bier d'Amiens, Munaret, etc., etc., docteurs bien
connus, qui ont justement stigmatisé les abus ou les
erreurs de leur école, et dont plusieurs ont témoigné
hautement de leur prédilection pour l'homœopathie.
Quoique minime médecin de province, j'ai eu des relations verbales et écrites avec les plus hautes sommités
médicales de notre époque, tant en France qu'à l'é-
tranger, et ces relations ont formé mon jugement sur
la valeur de cette science ; c'est pour cette raison, que
riche de faits, je me suis permis d'énoncer tout haut
mon opinion en fait de médecine, parce qu'elle est fondée
sur des certitudes, et n'est point basée sur un vain
caprice ou sur l'attrait que peut offrir une nouveauté
médicale ; l'étude de l'homœopathie est hérissée de
difficultés trop pénibles, pour qu'on la fasse en guise
de passe-temps.

Des médecins disent, et des gens du monde pensent
que l'homœopathie est du charlatanisme ; que c'est une
médecine nulle, abandonnée ; ou bien, pour mieux en
dégoûter les malades, les premiers font courir le bruit
que l'homœopathie n'emploie que des poisons actifs qui
tuent le patient. Ceux qui tiennent ces propos n'y en-
tendent rien ; tout médecin qui parle ainsi ne connaît
pas un mot d'homœopathie ; cela est si vrai, que je le
mets au défi de m'en expliquer les principes, et de me
décrire l'action pathogénétique d'un seul des médicaments qu'elle emploie ; et cependant il y en a qui se
vantent de la connaître, mais de n'en pas faire, à cause
du mépris que la méthode leur inspire. O mensonger
orgueil !

Malheureusement ces calomnies se répandent sourdement, et excitent de la crainte et de la répulsion chez les malades pour ce mode de traitement. Je vais donc démasquer ces basses et jalouses calomnies : pour cela, les preuves sont surabondantes. Examinons d'abord la question, qui consiste à savoir si l'homœopathie est du charlatanisme.

Qu'entend-on par charlatanisme, sinon l'art de présenter comme science ce qui n'en est pas une; ou bien, d'attribuer à des préparations quelconques des vertus qu'elles ne possèdent pas, ou dont on n'est pas sûr? L'homœopathie, bien plus que la doctrine des écoles, est à l'abri de ce reproche; la médecine des facultés, qui se donne comme la science infuse, n'a ni bases, ni principes, ni dogmes vrais; l'erreur est sa boussole, et l'incertain son horizon. Demandez à cette soi-disant science où elle va? elle n'en sait rien; arbre abâtardi, sur le tronc duquel chaque siècle, et plus tard chaque individu, est venu greffer un système et retrancher celui que l'on admirait la veille, il est maintenant sans fruit, sans sève et sans vigueur; c'est un arbre stérile, un manteau d'arlequin fabriqué de mille pièces, ou mieux encore, un œuf non fécondé qui, depuis deux mille ans, attend en vain qu'un rayon de soleil le fasse éclore. N'accuse donc pas l'homœopathie de charlatanisme, ô science vaine, dont le spectre erre au hasard, portant dans son sein le démon du scepticisme et de la jalousie, quand ce n'est pas celui de la haine.

La médecine officielle connaît-elle mieux l'essence des maladies?... Non; aveuglée par un grossier matérialisme, elle veut voir et palper; or, l'essence des maladies est impondérable, et leur diversité de symptômes n'est que la manière pathologique d'être, d'une force inconnue dans son essence, espèce d'éther invisible et impalpable, intermédiaire entre l'âme et la matière, que l'homœopathie désigne sous le nom de *dynamisme vital*. Or, comme l'état pathologique modifie cette force de mille manières différentes, selon les individus et les tempéraments, il est absurde de croire à l'identité parfaite des maladies. (C'est aussi l'avis de M. Amédée Latour.)

Voilà pourquoi les méthodes curatives doivent varier; voilà pourquoi l'allopathie agit en aveugle et cache, sous quelques mots sonores et vides de sens, la pauvreté ou la nullité la plus complète et la plus dérisoire.

Croyez-vous que la médecine ordinaire connaît beaucoup mieux l'action des médicaments qu'elle emploie? Pas le moins du monde; elle expérimente les médicaments sur l'homme malade, au lieu de les expérimenter sur l'homme en santé; aussi, demandez aux médecins comment ils feront pour démêler les symptômes pathologiques ou ceux propres de la maladie, d'avec les symptômes pathogénétiques ou médicamenteux de la substance ingérée?... Ensuite ne faut-il pas que cette même substance soit expérimentée dans toutes les maladies, si l'on veut savoir quelles sont celles qu'elle est apte à guérir?... Qui donc entreprendra ce travail que je dis impossible? Elle ressemble à un fou qui, voulant juger de la beauté d'un morceau de musique, se servirait pour cela d'un instrument brisé ou faux.

L'expérimentation sur les animaux ne prouve rien non plus; chacun sait que plusieurs d'entr'eux broutent impunément des plantes qui sont des poisons pour l'homme, et que certains végétaux toxiques pour le cheval sont sans effet sur le bœuf; rien ne peut donc être conclu à cet égard. Vous voyez donc que les médecins des écoles appliquent les médicaments sans en connaître les effets, et sans savoir même en vertu de quelle loi ils peuvent ou doivent guérir ; posez-leur cette question , et je les mets au défi de vous répondre , sans tomber dans la loi de similitude ou homœopathique ; demandez-leur pourquoi ils vaccinent ; pourquoi sur une partie déjà irritée ils provoquent une seconde irritation artificielle, au moyen d'un vésicatoire ou d'un emplâtre ; pourquoi ils ordonnent l'ipécacuanha contre les vomissements , les purgatifs contre certaines diarrhées , etc. , etc. ; qui donc , mieux que votre médecine , qui a la prétention de se dire exacte , mérite le titre de médecine fausse et fallacieuse?

Oh ! qu'il est pénible et douloureux de savoir qu'une foule d'hommes érudits et consciencieux , d'hommes savants et respectables à plus d'un titre , sacrifient leurs années et s'épuisent à tourner dans un cercle routinier qui les ramènera sans cesse au point d'où ils sont partis, sans qu'ils avancent jamais d'un seul pas vers le progrès.

L'homœopathie, plus heureuse que sa rivale , étudie minutieusement les symptômes de la maladie qu'elle a à combattre ; elle saisit dans tout leur ensemble ces manifestations perturbatrices de la force vitale ou dynamique , qui sont les signes muets par lesquels elle traduit au-dehors le danger que court l'organisme ; puis , après avoir esquissé exactement le tableau de ces symptômes pathologiques , elle choisit parmi ses médicaments , *tous expérimentés sur l'homme en santé,* et dont elle connaît d'avance tous les effets , celui qui, par ses symptômes médicamenteux, offre le plus de ressemblance , ou est le plus homœopathique à la maladie , pour l'administrer au malade ; or, quand ce choix est bien fait, la guérison, surtout dans les cas aigus , est pour ainsi dire certaine , et étonne par sa rapidité.

Mais , s'écrient nos fougueux adversaires , ces médicaments sont tous des poisons ; ou bien ils disent : vos globules sont trop petits ; ils ne peuvent rien faire ; j'en avalerais plein un chapeau.

Nous allons leur répondre , afin d'édifier le public sur la loyauté de leurs assertions , et le mettre à même de voir combien elles ne sont pas mieux fondées que les autres.

Dites , MM. les allopathes , n'employez-vous pas l'*opium* et ses sels , tels que l'*acétate et le chlorydrate de morphine ;* la *codéine ,* et cela , à des doses *mille fois plus fortes que les nôtres ?* Vous savez bien pourtant que ce sont des poisons narcotiques très-violents ; j'en dis autant pour le *mercure ,* la *belladone ,* le *datura ,* la *jusquiame ,* etc. Que dire aussi de l'emploi des *cyaniques* ou *tétaniques ,* tels que le *cyanure de potassium et de zinc ,* l'*eau de laurier cerise ,* la *noix vomique ,* la *fève de St.-Ignace* ou *strychnine ,* etc. Je ne parle pas non plus des *solutions arsénicales* et de *nitrate d'argent ,* des *pilules* préparées au moyen de ce dernier sel , qui est un caustique des plus redoutables ; tous ces poisons sont administrés par vous jusqu'à saturation , et à des doses telles , qu'avec *une seule* de celles que vous ordonnez à un malade , nous aurions de quoi *en traiter mille.*

Que dirai-je aussi de vos émissions sanguines , de ces saignées locales et générales , poussées souvent jusqu'à la syncope , pour soi-disant *juguler le mal ?* N'est-ce pas là une plaie terrible , dont la médecine routinière de certains docteurs toujours en herbe frappe la pauvre population des campagnes ? Combien de malheureuses familles qui , n'ayant pour ressources que le travail de leur chef, tombent dans la misère par suite des convalescences interminables de ce dernier , que la lancette du routinier docteur , ou l'application de nombreuses sangsues , a rendu *exsangue ?* A juger de la pratique vicieuse et meurtrière de certains médecins de campagne, et même de ville, on pourrait supposer que l'étude de la pathologie est inutile, et que les ressources de la thérapeutique se réduisent à quatre, savoir : *lancette* et *sangsues, opium, sulfate de quinine* et *purgations;* car, dans tous les cas, quels qu'ils soient, la majeure partie d'entre eux font usage de ces quatre moyens qui sont, je l'avoue, très-commodes pour eux, en ce que cette espèce de passe-partout vulgaire les dispense de toute étude et de toute recherche. Pauvres humains ! Ce traitement, critiqué avec raison par les vrais médecins, est tellement illogique, que l'on en sera frappé par l'exemple suivant :

Prenez l'homme le plus robuste et le mieux portant que vous trouverez ; mettez-le à la diète, couvrez-le de sangsues et de vésicatoires, saignez-le par-dessus le marché ; faites-lui subir enfin le traitement que dans la plupart des maladies des médecins imposent à leurs patients, et avant peu cet homme plein de force et de vie sera réduit à la dernière extrémité. Comment voulez-vous qu'un traitement qui tue un homme bien portant, guérisse celui qui est malade ?... Me dira-t-on que l'état pathologique du sujet peut permettre des choses que l'état ordinaire ne tolère pas ? tout cela n'est qu'une vaine excuse qui ne détruit pas les faits, et si quelque chose m'étonne, c'est que la nature ait quelquefois assez de puissance pour contrebalancer l'influence meurtrière de la médication, et sauver le malade malgré le médecin ; alors quand cela arrive, il dit majestueusement à qui veut l'entendre : *J'ai guéri un tel, de tel cas, par tel moyen.* O dérision !.....

De quel côté est donc le danger, sinon du vôtre ?... Quand la médecine homœopathique ne soulage pas le malade, elle ne lui fait au moins point de mal ; encore cela n'arrive-t-il que dans quelques maladies chroniques, car dans les maladies aiguës *elle réussit toujours.*

J'avalerais plein un chapeau de globules, dites-vous ; je n'appelle pas cela raisonner. D'abord vous pourriez vous en repentir ; je me fais fort d'en donner la preuve à qui voudra en tenter l'expérience, et ce, avec une quantité bien moindre. Si vous voulez vous convaincre de bonne foi, éprouvez scientifiquement les médicaments, en suivant ou faisant suivre le régime voulu, afin que rien n'en contrarie les effets, et vous ne tarderez pas à en reconnaître de certains ; essayez-les surtout dans la pleurésie, la pneumonie, la fièvre typhoïde, le choléra, etc., etc. ; mais expérimentez-les d'après le principe *similia similibus,* et vous verrez s'ils n'agissent pas.

Abordons la question sous un autre point de vue, et maintenant, ô doctes d'entre les doctes, daignez vous abaisser jusqu'à me répondre. Pensez-vous qu'un médicament agisse par son poids ou par sa masse, et qu'une goutte d'eau ne jouisse pas des mêmes propriétés que celles de la source d'où elle est tirée ? Si vous me dites que *oui,* j'ai en main des autorités suffisantes pour vous confondre, et la nature elle-même m'offrira son concours pour cela.

Le célèbre Récamier, dans le journal des Connaissances médico-chirurgicales, du 16 janvier 1851, page 34, dit positivement : « que c'est aux principes im-« pondérables seuls, que chaque médicament doit sa « façon d'agir, sa puissance et son efficacité. »

C'est précisément cette force médicamenteuse que l'homœopathie développe au moyen de la dynamisation ou division excessive de ses médicaments, préparation en vertu de laquelle certaines substances, regardées jusqu'ici comme inertes par la vieille médecine, deviennent excessivement actives ; je citerai entr'autres,

le *lycopode* et la *silice*. Or , chacun sait que la divisibilité de la matière est infinie , et que cette dernière ne
peut être annihilée; un grain de musc, qui répand son
odeur pendant des vingt années sans perte de poids
apparente , répand dans l'air , d'après les calculs les
plus approximatifs , *trois cent millions deux cent mille
milliards de milliards de molécules!...*

Une dose infinitésimale telle que nous l'employons,
n'est donc pas *nulle*, comme on le croit ou veut le
faire croire ; mais au contraire, elle renferme une
grande quantité de molécules de médicament. On sait,
en thèse générale , que l'action d'un corps sur l'économie est en raison directe de la divisibilité et de la
mobilité de ses molécules ; or , il sera d'autant plus
mobile et divisible, que sa cohésion sera moins parfaite.

Les savants n'ignorent pas que la physiologie en-
seigne qu'une substance agit sur le système nerveux et
est curative, non pas en raison de sa masse, mais bien
en raison de sa superficie, et , par conséquent, de sa
plus ou moins grande absorption ; or , les préparations
homœopathiques sont les seules qui augmentent la superficie d'un corps , et cette superficie est telle dans
les médicaments qui dépassent la 50me dilution , que ,
selon M. Doppler , professeur de mathématiques à l'In-
stitut royal de Prague , *elle effraie l'imagination.* Nous
en concluons donc, que *plus la divisibilité d'un corps est
grande , plus sa surface et , par conséquent, son action
l'est;* voilà pourquoi les médicaments homœopathiques
pris à plus fortes doses , ou sous un plus gros volume, de-
viendraient dangereux , tant par leur préparation que
par leur homœopacité : au reste , la base de l'homœopathie n'est point fondée sur la petitesse des doses , mais
bien sur la loi des semblables.

Autre remarque encore , qui vient à l'appui de ce

que je viens d'avancer ; c'est que les maladies les plus
meurtrières, celles enfin qui tuent le plus rapidement,
*sont celles dont les miasmes sont les plus insaisissables et
invisibles.* Qui de vous me dira le poids du miasme qui
inocule la pustule maligne, la variole, la rougeôle, la
peste, le choléra ; quelle est sa forme, sa couleur ; et
comme les symptômes qu'il développe sont variés et
distincts les uns des autres, qui me dira si cela tient
à sa configuration ou à sa composition, et qui, malgré
la négation de nos sens, voudra nier ses épouvan-
tables ravages ? Allons, adorateurs de la matière,
lequel d'entre vous sera assez hardi pour s'inoculer le
virus rabique ou de la rage, n'y en eût-il qu'une frac-
tion insaisissable à la pointe de la plus fine aiguille?...
Enfin, qui me dira encore combien pèse l'atôme vario-
lique que vous inoculez à l'enfant dans l'opération de la
vaccine?... Cependant vous voyez que l'organisme entier en est infecté, et que son action prophylactique se
traduit au-dehors par des signes visibles. Par quels
poids exprimerez-vous celui d'un courant électrique ou
magnétique?... Et cependant quels effets ne produit-il
pas?... Que pèsent aussi les émanations odorantes de
certaines plantes, qui cependant affectent les nerfs ol-
factifs d'une manière souvent très-désagréable.... Ré-
pondez?....

Vous dites, Messieurs, que l'imagination fait tous les
frais de la guérison chez les malades traités homœopathiquement, ou bien encore, que c'est le régime seul
qui les guérit. Je vais réduire à l'impuissance ces deux
misérables objections, et les tuer par le ridicule.

Quand les vétérinaires homœopathes traitent un cheval, un bœuf, un veau ou un mouton et les guérissent, croyez-vous que ce soit au moyen des frais de
l'imagination de ces animaux, et que le cheval, le

bœuf, le veau ou le mouton se disent : « Voilà des
« globules qui nous feront grand bien ; nous sommes
« presque assurés de guérir ; en vérité ! il semble déjà
« que nous allons mieux?.... »

Croyez-vous que l'enfant à la mamelle, ou l'enfant
chez lequel le raisonnement est encore à l'état latent,
fasse de grands frais d'imagination pour arriver à se
croire guéri ; sait-il seulement si on le traite?.....

Enfin, si le régime homœopathique peut seul opérer
nos cures, pourquoi ne l'employez-vous donc pas vous-
mêmes?....

Pourquoi certains venins animaux sont-ils plus dangereux en été qu'en toute autre saison, si ce n'est
que, rendus plus fluides par la chaleur, ils sont plus
susceptibles d'être divisés ou volatilisés, et par conséquent produisent des accidents plus redoutables ; aussi
l'homœopathie, en opposant des forces médicamenteuses
dynamisées aux miasmes morbides dynamiques, ou
aux perturbations de la force du même nom qui pré-
side aux actes vitaux de l'organisme, est dans le vrai;
ses nombreuses cures, ainsi que son unité d'action et
de principes, le prouvent et le prouveront toujours.

L'homœopathie est abandonnée et morte, dites-vous;
je tiens à faire jaillir la lumière sur ce point, et mettre
le public à même de juger si les semeurs de cette ca-
lomnie sont véridiques, ou s'ils savent ce qu'ils disent;
et ici encore, je mets au défi de démentir ce que j'a-
vance. Ecoutez donc; voici pour la France.

Presque tous nos départements ont actuellement un
ou plusieurs médecins homœopathes ; Lyon, Bordeaux,
Marseille, Rouen, Nantes, Lille, Paris, etc., etc.,
possèdent des sociétés, des journaux, des dispensaires
ou des pharmacies homœopathiques. Plusieurs professeurs dans les écoles secondaires de médecine (et j'en

connais) , sont partisans de l'homœopathie. L'homœopathie possède à Paris, outre plusieurs sociétés , des journaux , de nombreux dispensaires , un service médical à l'hôpital Beaujon , trois et même quatre pharmacies homœopathiques spéciales , et près de trois cents médecins. MM. les docteurs allopathes de Paris pressentent tellement l'avenir de la nouvelle doctrine , que beaucoup commencent à traiter par l'une ou l'autre méthode , selon que le malade le désire , et des pharmaciens ordinaires tiennent des médicaments homœopathiques , tandis que d'autres imitent les globules et les pharmacies de poche Hahnemanniens. Non-seulement la classe noble et riche , mais encore la foule nombreuse de la classe ouvrière , se déclarent prosélytes de la doctrine de Hahnemann , à qui l'Allemagne , tardivement reconnaissante , élève actuellement une statue.

Voici maintenant pour l'Europe.

A Turin , l'homœopathie a un hôpital et douze médecins , parmi lesquels se trouve le célébre praticien Chio , membre de la faculté.

A Padoue , le docteur Lambrecht , professeur d'obstétrique à l'école de médecine , et le docteur Sonneberg, médecin en chef de l'hôpital militaire , sont tous deux homœopathes.

A Milan , le docteur Lunghi , médecin de l'hôpital général , et l'un des plus fougueux adversaires de l'homœopathie , vient de se convertir à la nouvelle doctrine , et il est à la tête des docteurs homœopathes de cette ville.

Gênes , Venise , Florence , Naples , Palerme , etc., ont accueilli l'homœopathie ; une seconde pharmacie homœopathique spéciale vient d'être érigée à Naples par ordre du roi , et Palerme possède une académie royale d'homœopathie, qui délivre des diplômes. Rome a suivi la même impulsion.

En Espagne, l'homœopathie est noblement représentée ; elle est pratiquée à la faculté de médecine de Barcelonne par le docteur Saner, doyen de la faculté, et par le docteur Folch, professeur à la même faculté.

A la faculté de médecine de Madrid, elle est représentée par les docteurs Hyseau, professeur de physiologie ; Sanchez Toca, professeur de clinique interne ; d'Obrador, professeur de clinique externe ; Drumen, professeur de pathologie générale, et en outre, plus de quarante médecins la pratiquent dans cette ville, qui possède une société homœopathique.

Les provinces de Castille, de Murcie, d'Andalousie, de Valence et de Catalogne, cultivent aussi l'homœopathie.

Londres a ses dispensaires, ses hôpitaux, ses sociétés et ses journaux homœopathiques, patronés par les plus illustres noms de l'Angleterre. Dublin et Edimbourg marchent sur les mêmes traces.

L'homœopathie a envahi toute l'Allemagne ; elle a des chaires ou des hôpitaux à Vienne, Berlin, Linz, Prague, Munich, Leipsig, Dresde, Darmstatd, Gœttingue, Iéna, Hesse, Weimar, Gotha, Munster, Hanôvre, Brunswick, Magdebourg, etc, etc. ; elle est en honneur en Illyrie, en Hongrie, en Pologne et en Russie ; des ukases de l'Empereur ont fondé à St.-Pétersbourg des pharmacies homœopathiques ; la Suède, la Norwège, le Danemarck, la Hollande et toute la Belgique, ont ouvert leurs bras à la médecine de Hahnemann.

L'Amérique a fait comme l'Europe ; New-York et Philadelphie ont, comme ailleurs, leurs hôpitaux et dispensaires, leurs académies, leurs écoles et leurs journaux homœopathiques.

Le Brésil tout entier a adopté aussi cette médecine,

et Rio-Janeiro, sa capitale, a une faculté homœopathique qui décerne des diplômes. Ces succès sont dûs à l'intrépide docteur Mure, dont les nombreux disciples viennent encore de porter la doctrine nouvelle à Bahia, Fernambuco, à la Plata, au Chili, au Paraguay, aux Açores, à Angola, à Mozambique et en Chine.

Dites donc que l'homœopathie est morte; niez donc ses progrès; traitez donc le sublime Hahnemann, inventeur de cette médecine qui vous envahira tous, de *fou et de rêveur;* en vérité, cela vous sied, pauvres nains, qui, en vous haussant de tout votre pouvoir, ne lui allez pas même à la cheville. Ah! essayez de rêver comme lui, et plus heureux que bien d'autres, vous irez à la postérité en dormant.

Je parle ainsi, parce que je comprends toute l'importance du sujet qui m'occupe; la plus grande partie des médecins homœopathes sont des praticiens d'un talent éprouvé et du plus grand mérite; beaucoup d'entre eux ont été honorés de croix et autres décorations, qui témoignent de leurs talents et de leurs services, et j'en connais qui ont l'insigne honneur d'être souvent appelés auprès du lit royal de quelques souverains de l'Europe.

Que dirai-je de moi maintenant? rien, sinon que si j'ai étudié moins longtemps que vous les théories des écoles, j'ai, ainsi que vous, la science de l'observation acquise par de pénibles et lointains voyages, et, de plus encore, la médecine de Hahnemann.

Loin de vous persuader de croire aveuglement, docteurs qui voudrez bien me lire, je vous répéterai ce qu'un grand homme disait lui-même aux médecins de son temps : « Ne me croyez pas, mais expérimentez. » J'adresse les mêmes paroles au public, et j'arrive à ma conclusion, que voici :

Ou l'homœopathie est une science vraie, ou elle est une science fausse ; c'est un doute d'où vous devez sortir, sous peine d'être indifférents, pour ne pas employer un autre terme. Or, si vous ne mettez pas en usage les moyens qui sont nécessaires pour vous en assurer, vous êtes doublement coupables : coupables d'abord, en négligeant les moyens de faire le bien en guérissant si elle est vraie, et coupables encore, en ne prouvant pas qu'elle est une hérésie dangereuse si elle est fausse. Sachez aussi que ce n'est pas au moyen de fades plaisanteries et de lazzis du plus mauvais goût qu'on persuade un public ; vous voyez que, malgré tous les quolibets dont on s'est plu à l'accabler, l'homœopathie marche toujours. Si je poursuis le chemin que j'ai adopté, c'est parce qu'il n'y a nul accord dans votre école ; dix médecins consultés pour un même cas, donnent dix avis différents ; il n'y a pas d'harmonie ni de solidité chez vous, parce qu'il n'y a pas de base ; tout est laissé au caprice ou à l'arbitraire de chaque individu, tandis que nous, nous avons l'unité, et nous marchons comme un seul homme.

Que le public qui, en remplacement de la science médicale a le bon sens en partage, veuille bien se rappeler ce vieil adage : *où il n'y a pas d'unité, il n'y a pas de vérité* ; puis, qu'il décide dans sa sagesse *s'il est vrai ou faux ;* je l'en laisse juge.

Dole, ce 28 juillet 1857.

PROST-LACUZON.

AVIS TRÈS-ESSENTIEL

AU LECTEUR.

Je me suis servi du *gramme* comme unité de poids, pour désigner la quantité d'eau à employer en véhicule dans les formules de cet ouvrage.

Comme chacun n'est pas familier avec la manière de faire la tare des vases et les pesées, et qu'en outre tout le monde n'a pas des balances à sa disposition, nous allons, pour la commodité du public, réduire nos grammes en cuillerées à bouche, au moyen du tableau ci-après :

---

15 grammes d'eau équivalent à peu près à une cuillerée à bouche d'eau.

30 grammes	id.	à 2 cuillerées à bouche d'eau.
60 grammes	id.	à 4 cuillerées à bouche d'eau.
90 grammes	id.	à 6 cuillerées à bouche d'eau.
120 grammes	id.	à 8 cuillerées à bouche d'eau.

En général, une once, ou 32 grammes sont représentés par 2 cuillerées à bouche d'eau.

Quant à la conduite à tenir relativement à la répétition ou non répétition du médicament au malade, il n'y a d'autres règles à suivre que celles que la marche même de la maladie indique.

Ainsi, dans les cas aigus, *plus la maladie augmentera, plus on donnera souvent du médicament.*

Plus les symptômes, au contraire, *diminueront,* ou

perdront de leur intensité, moins l'on donnera souvent de la potion au malade.

Il faut donner le médicament homœopathique d'une manière homœopathique aussi à la marche de la maladie.

En ayant cet axiôme présent à la mémoire, et en suivant les indications prescrites dans cet ouvrage, on ne sera jamais embarrassé à cet égard.

Dans quelques formules, j'emploie la cuillère à dessert, comme dose à administrer ; or, pour ceux qui ne connaîtraient pas sa capacité, nous leur dirons que cette cuillère tient le milieu entre la cuillère à bouche et celle à café ; aussi on peut la remplacer par deux fortes cuillerées à café, qui représentent, à peu de chose près, son contenu.

Les médicaments se font dissoudre dans de l'eau de rivière ou de fontaine; celle filtrée est surtout excellente; on ne se servirait d'eau de puits ou de citerne qu'à défaut d'autre.

L'eau distillée qui se trouve chez les pharmaciens ordinaires, *ne vaut absolument rien ;* ainsi, on se gardera de s'en servir, toute autre étant préférable.

Les solutions de médicaments doivent se faire de préférence dans des fioles de verre neuf ; elles doivent n'avoir jamais servi ; ainsi les vieilles fioles de pharmacies sont à rejeter, ainsi que celles qui sont suspectes ; on devra donc les choisir de préférence chez les marchands verriers ou de cristaux.

Faute de fioles, on prendra des verres très-propres, surtout de ceux dont on se sert le moins souvent; et une fois les médicaments dissous, il faudra tenir fioles ou verres bien bouchés et au frais s'il fait trop chaud, ou à l'abri de la gelée l'hiver.

Une fiole ou un verre dans lesquels il y a eu un médicament quelconque, peut servir plusieurs fois pour ce même médicament, mais jamais pour un autre, à moins d'avoir lavé trois ou quatre fois dans de l'eau chaude la fiole ou le verre qui le contenait, et les avoir exposés ensuite dans un four, en même temps qu'on y met le pain, ou lorsqu'on l'en retire. On se contentera de laver les cuillères à l'eau bouillante, et de bien les essuyer avec un linge blanc.

Nulle odeur ne doit exister dans la chambre où l'on tiendra les médicaments; il en sera de même pour celle du malade.

Je vais donner maintenant le tableau de tous les médicaments employés dans cet ouvrage, ainsi que leurs *antidotes*, afin que si quelques-uns d'entre eux venaient à produire des aggravations trop fortes ou trop prolongées le chez malade, on pût les détruire ou les atténuer en administrant l'antidote voulu, à la dose d'*un* ou *deux globules pour une cuillerée d'eau*, et qu'on répétera s'il en est besoin, car presque toujours la dose d'un médicament homœopathique produit une aggravation de la maladie; *mais cette aggravation est sans danger aucun, et cesse seule.*

Ces médicaments se trouveront savoir :

A Paris, chez MM. CATELLAN, frères, pharmaciens homœopathes, rue du Helder, 15.

A Lyon, chez M. PELLETIER, pharmacien, rue Sirène, 2.

A Marseille, chez MM. TRICHON et BORELLI, pharmaciens.

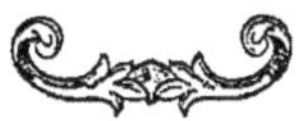

RÉGIME A SUIVRE

PENDANT LE TRAITEMENT HOMOEOPATHIQUE.

On s'abstiendra scrupuleusement, pendant toute la durée du traitement, et même quelques jours après, des aliments et boissons qui suivent :

Boissons.

Café au lait ou à l'eau ; liqueurs, vinaigre, jus de citron, vin pur trop acide, orgeat, sirop de groseilles, verjus, punch, thé, eau de Seltz, eau de fleurs d'orangers, limonade, et toute tisane ou infusion, de quelque plante que ce puisse être.

Aliments.

Veau trop jeune, canard, charcuterie, pâtés de foie gras, anguilles, harengs, sardines à l'huile, thon, moules, écrevisses, huitres, poisson préparé au court-bouillon et viandes marinées.

Herbages ou légumes.

Persil, cerfeuil, laurier, thym, radis, ail, ciboule, cresson, oseille, pourpier, estragon, chicorée trop amère, capres, cornichons.

Epices.

Poivre, piment, clous de gérofle, muscade, safran, moutarde.

Entremets et desserts.

Créme au café, à la vanille, à la fleur d'oranges; fromage trop vieux ou de haut goût; miel, pain d'épices, mélasse, et tout gâteau de pâte grasse ou feuilletée; pas de glaces, autrement qu'à la framboise; pas de truffes, olives, champignons, cerises aigres, épine-vinette, groseilles à grappes, gelée de groseilles, bonbons parfumés.

Pas de vésicatoires, d'emplâtres, de purgatifs, de sangsues, de saignées ni de bains composés d'eaux minérales.

Article toilette.

Pas de savons odorants, de dentifrices, ni de pommades parfumées; éviter toute odeur; l'essence de Portugal est seule tolérée.

On peut prendre pour boissons: le sirop de gomme, de cerises ou de framboises, l'eau sucrée légèrement rougie; l'eau d'orge ou de riz; le lait coupé d'eau. Les fumeurs ne prendront la pipe ou le cigare que deux heures avant de prendre, ou avoir pris le médicament.

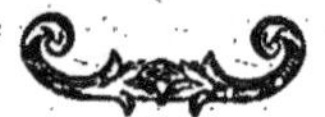

TABLEAU DES MÉDICAMENTS

EMPLOYÉS DANS CET OUVRAGE.

Noms latins.	Antidotes.
Aconitum , 12, 15 et 30ᵉ dilution.	Vin pur , jus de citron ou vinaigre.
Agaricus muscarius, 12ᵉ dil.	Camphora, nitri acidum.
Alumina, 30ᵉ dilution.	Bryonia , chamomilla , ipeca.
Ambra grisea , 30ᵉ dilution.	Camphora , pulsatilla.
Amonium carbonicum, 30ᵉ dil.	Camphora, arnica.
Anacardium , 30ᵉ dilution.	Camphre.
Angustura , 15ᵉ dilution.	Coffea cruda , causticum.
Antimonium crudum, 15ᵉ dil.	Hepar sulfur , calcarea et mercurius solubilis.
Argentum , 15 et 30ᵉ dil.	Mercurius solubilis.
Argentum nitricum , 15 et 30ᵉ dilution.	Mercurius corrosivus , puis mercurius solubilis.
Arnica montana, 6, 12, 15 et 30ᵉ dilution.	Cocculus, camphre.
Arsenicum ,6, 10 , 12 , 15 et 30ᵉ dilution.	Camphora, ou ipeca, ou china.
Asa fœtida , 9ᵉ dilution.	Causticum ou china.
Asterias rubens , 30ᵉ dil.	Plumbum ou zincum.
Aurum foliatum , 9, 12 et 30ᵉ dilution.	Belladona , china, mercurius.
Arum maculatum, 15ᵉ dil.	Coffea , camphora.
Allium sativum, 30ᵉ dilution.	Lycopodium.
Baryta carbonica , 12, 15 et 30ᵉ dilution.	Mercurius solubilis.
Belladona, 3, 6, 12 et 30ᵉ dil.	Opium, camphora, mais surtout une cuillerée de café à l'eau.
Berberis vulgaris , 30ᵉ dil.	Camphora.
Bismuthum, 15 et 30ᵉ dil.	Colchicum on camphora.
Borax veneta , 12ᵉ dilution.	Coffea , chamomilla.
Bovista, 15ᵉ dilution.	Camphora.
Brómum , 15 et 30ᵉ dilution.	Respirer un peu d'ammoniaque (alcali volatil), en en répandant une goutte sur du linge , et on la flaire.

Noms latins.	Antidotes.
Bryonia alba, 6, 12 et 50ᵉ dilution.	Ferrum muriaticum, chamomilla, aconitum.
Calcarea carbonica, 12, 15, 24 et 30ᵉ dilution.	Nitri acidum.
Camphora, 3 et 6ᵉ dilution.	Antidote nul, l'action en étant éphémère.
Cannabis sativa, 6 et 12ᵉ dil.	Camphora ou belladona.
Cantharis, 12 et 15ᵉ dilution.	Camphora.
Capsicum annum, 6 et 12ᵉ dil.	Camphora.
Carbo animalis, 30ᵉ dilution.	Camphora.
Carbo vegetabilis, 2, 6, 12, 15 et 30ᵉ dilution.	Ferrum metallicum.
Causticum, 12, 15 et 50ᵉ dil.	Laurocerasus.
Chamomilla vulgaris, 6, 12 et 30ᵉ dilution.	Causticum, cocculus, pulsatilla.
Chelidonium majus, 6, 12ᵉ dil.	Camphora.
China, 3, 6, 12, 15, 30 et 100ᵉ dilution.	Arsenicum, ferrum metallicum, ipeca.
Chininum sulfuricum, 15ᵉ dil.	Arsenicum, ferrum, pulsatilla.
Cicuta virosa, 6 et 12ᵉ dil.	Camphre ou opium.
Cina, 6ᵉ dilution.	Camphora.
Cinnabaris, 12 et 30ᵉ dil.	Sepia.
Clematis erecta, 10 et 15ᵉ dil.	Camphora.
Cocculus, 12, 15 et 30ᵉ dil.	Staphys agria.
Coffea cruda, 6 et 12ᵉ dil.	Tabacum.
Colocynthis, 12ᵉ dilution.	Camphora, coffea, chamomilla.
Colchicum autumnale, 10 et 12ᵉ dilution.	Camphora.
Coninm maculatum, 6, 12, 15 et 50ᵉ dilution.	Vinaigre, jus de citron, de groseilles.
Copaivœ balsamum, 15ᵉ dil.	Mercurius corrosivus chez l'homme, et mercurius solubilis chez la femme.
Croton tiglium, 6 et 12ᵉ dil.	Dulcamara.
Cuprum metallicum, 6, 12, 15 et 30ᵉ dilution.	Belladona, china, mercurius solubilis.
Coralia rubra, 30ᵉ dilution.	Inconnu. Le vinaigre semble cependant en neutraliser les effets.
Cedron, 6ᵉ dilution.	Belladona, lachesis.
Drosera rotundifolia, 15ᵉ dil.	Camphora.
Digitalis purpurea, 12, 15ᵉ dil.	Opium.
Dulcamara, 3, 12, 15, 30ᵉ dil.	Capsicum et camphora.

Noms latins.	Antidotes.
Euphrasia officinalis., 30ᵉ dil.	Camphora.
Ferrum magneticum, 6ᵉ dil.	Rhus peut être utile; l'antidote n'est pas connu.
Ferrum metallicum, 15 et 30ᵉ dilution.	China, kreosotum.
Fluoris acidum, 15 et 30ᵉ dil.	Silicea.
Graphites, 15 et 30ᵉ dilution.	Arsenicum album, ou nux vomica.
Glonoïnum, 15 et 50ᵉ dil.	Inconnu.
Gadus, 15ᵉ dilution.	Camphora.
Helleborus niger, 12ᵉ dil.	Camphora.
Hepar sulfur, 12, 15, 30ᵉ dil.	Belladona, silicea, chamomilla.
Hydrocyani acidum, 3ᵉ dil.	Camphora, coffea, opium.
Hyoscyamus niger, 12 et 30ᵉ dilution.	Camphora.
Ignatia amara, 12, 15, 30ᵉ dil.	Chamomilla, pulsatilla, coffea.
Iodium, 30ᵉ dilution.	Camphora.
Ipécacuanha, 3, 6, 8, 12ᵉ dil.	Veratrum album, arsenicum, china.
Kreosotum, 12ᵉ dilution.	Ferrum metallicum.
Kousso, 4, 6ᵉ dilution.	Inconnu.
Laurocerasus, 6 et 15ᵉ dil.	Camphora, coffea, opium.
Lachesis, 12, 15 et 30ᵉ dil.	Cédron.
Ledum palustre, 6, 12 et 15ᵉ dilution.	Rhus toxicodendron.
Lycopodium, 12, 18, 30ᵉ dil.	Lachesis.
Lobela inflata, 6ᵉ dilution.	Camphora, ipeca.
Manganum, 30ᵉ dilution.	Coffea cruda.
Mercurius præcipitatus ruber, 3ᵉ dilution.	Sepia.
Mercurius corrosivus, 12, 15 et 30ᵉ dilution.	Mercurius solubilis, sepia, lobelia inflata.
Mercurius solubilis, 4, 12, 15, 24 et 30ᵉ dilution.	Mercurius corrosivus, ou nitri acidum.
Mercurius vivus, 12, 50 et 200ᵉ dilution.	Sepia, nitri acidum.
Muriatis acidum, 4 et 15ᵉ dil.	Ipécacuanha, bryonia, camphora.
Moschus, 12ᵉ dilution.	Camphora, le vinaigre.
Natrum muriaticum, 30ᵉ dil.	L'éther nitrique en olfaction (respiré.)

Noms latins.	Antidotes.
Nitri acidum, 6, 12 et 50e dilution.	Camphora, calcarea carbonica, ou mercurius corrosivus.
Nux jugulans, 15 et 50e dil.	Camphora, coffea.
Nux moschata, 50e dilution.	Le cumin, ou l'infusion d'anis.
Nux vomica, 10, 12, 15 et 50e dilution.	Camphora, chamomilla, et surtout lachesis.
Oleander, 15e dilution.	Camphora, nux vomica, coffea.
Opium, 5, 6, 10, 12 et 50e dilution.	Plumbum.
Petroleum, 12, 15 et 50e dil.	Camphora.
Phosphorus, 10, 12, 15 et 50e dilution.	Chamomilla, camphora, ou coffea.
Phosphori acidum, 6, 9, 12 et 15e dilution.	Camphora, coffea cruda.
Platina, 6, 15 et 50e dilution.	Colchicum.
Plumbum, 24 et 50e dilution.	Alumina, ou plutôt œthusa cynapium.
Prunus spinosa, 10 et 12e dil.	Inconnu.
Pulsatilla, 10, 12, 15 et 50e dilution.	Chamomilla, sulfur, coffea.
Ranonculus glacialis, 12 et 15e dilution.	Camphora.
Rheum, 12e dilution.	Camphora.
Ranonculus bulbosus, 10e dil.	Camphora, ou rhus toxicodendron.
Rhus toxicodendron, 6, 10, 15 et 50e dilution.	Ledum, bryonia, coffea, camphora.
Ruta graveolens, 12e dilution.	Camphora.
Sambucus nigra, 10 et 50e dil.	Camphora.
Sanguinaria canadensis, 15e dilution.	Inconnu.
Secale cornutum, 6 et 12e dil.	Camphora, dulcamara.
Sepia, 15 et 50e dilution.	Chez l'homme, mercurius corrosivus ; chez la femme, mercurius solubilis.
Silicea, 12, 15, 50 et 100e dil.	Hepar sulfur ou sulfur.
Spigelia, 12, 15 et 50e dil.	Coccalus ou camphora.
Spongia tosta, 12 et 50e dil.	Camphora.
Squilla maritima, 15e dil.	Camphora.
Staphys agria, 15 et 50e dil.	Camphora.
Stramonium, 12, 15 et 50e dil.	Le vinaigre, le citron, mais surtout le camphre.

Noms latins.	Antidotes.
Stannum , 30e dilution.	Pulsatilla.
Sulfur , 5, 12, 15, 30, 100 et 200e dilution.	Camphora , pulsatilla, coffea.
Sulfuris acidum , 15 et 30e dil.	Pulsatilla.
Spiritus camphora Hahnemann.	Antidote inutile, l'action étant passagère.
Sabadilla , 12 et 30e dilution.	Camphora , pulsatilla.
Teucrium marum , 30e dil.	Camphora , coffea.
Tabacum , 6e dilution.	Camphora , ipecacuanha , coffea.
Valeriana', 12 et 30e dilution.	Camphora , coffea.
Veratrum album, 3, 12, 15 et 30e dilution.	Staphys agria.
Viola odorata , 6e dilution.	Camphora.
Viola tricolor ,'12e dilution.	Camphora.
Zincum metallicum , 30e dil.	Lobelia inflata.
Zincum sulfuricum , 15e dil.	Lobelia et pulsatilla.
Zingiber', 12 et 30e dilution.	Camphora.

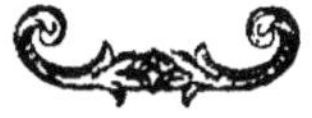

GUIDE HOMOEOPATHIQUE.

PREMIÈRE CLASSE

DE MALADIES.

DES FIÈVRES.

On les divise en *continues*, en *éruptives* et en *intermit-tentes* ; il existe aussi la *fièvre hectique* ou *chronique*.

FIÈVRES CONTINUES.

Dans ces fièvres, l'accès fébrile persiste sans in-terruption pendant tout le temps de leur durée. Elles comprennent : la fièvre éphémère, la fièvre inflamma-toire, la fièvre typhoïde, etc.; nous ne parlerons que des trois ci-dessus.

1° FIEVRE ÉPHÉMÈRE,

OU DE COURTE DURÉE.

Elle survient brusquement; débute par quelques frissons suivis de chaleur; il y a douleur dans les reins, mal de tête, douleur de contusion dans les membres (vulgairement courbature), avec peau chaude, mais douce au toucher; la face est rouge et les traits ont leur expression naturelle; il y a absence d'appétit et grande soif; la langue est large et blanche; l'urine rouge et en petite quantité; enfin le ventre ne ressent aucune douleur à la pression; il y a, en outre, constipation; le pouls est ample et fréquent, avec redoublement le soir et pendant la nuit. L'*Aconit* en est le spécifique.

TRAITEMENT.

Aconitum, 12me dilution, 4 globules.
Eau pure, 4 cuillerées à bouche.
Faites dissoudre.

Doses à administrer. — Une cuillerée à bouche, de quatre en quatre heures pour les adultes, et une cuillerée à café pour les enfants de deux à six ans.

Pour les plus jeunes enfants, c'est-à-dire de deux mois à vingt mois, un seul globule sur la langue, répété deux fois le jour seulement (matin et soir), est suffisant.

L'antidote de l'*Aconit* est un peu de vin pur, du jus de citron, ou du vinaigre.

2° FIÈVRE INFLAMMATOIRE.

On donne ce nom à une fièvre qui ne se lie à aucune inflammation interne ou externe ; elle ressemble beaucoup à la précédente.

Elle se développe quelquefois tout-à-coup , au milieu d'une santé parfaite ; mais quelquefois aussi , elle a pour avant-coureurs des vertiges , de la céphalalgie (mal de tête) , des éblouissements , avec perte d'appétit , abattement et envie de dormir.

Puis , vient un léger frisson suivi de chaleur ; le pouls est ample et élevé (de 90 à 100 pulsations) ; la face et les yeux sont rouges (ces derniers sont larmoyants) ; il n'y a pas de stupeur ; le malade conserve toutes ses forces et sa vivacité ; la peau est rose et les veines sont plus pleines qu'à l'ordinaire. La respiration est un peu accélérée , la soif ardente , la langue blanche et la bouche pâteuse ; il y a constipation et rareté de l'urine, qui est foncée en couleur ; enfin au mal de tête se joignent des douleurs dans les membres.

TRAITEMENT.

Il exige quelquefois l'emploi de plusieurs médicaments , quoique, le plus souvent, *Aconitum* suffise à lui seul. Ces médicaments sont : *Aconitum, Belladonna, Bryonia, Chamomilla, Mercurius solubilis,* et *Nux vomica.*

Aconitum.

S'il y a chaleur ardente mêlée de frissons ; soif vive, face boursoufflée, chaude et rouge, avec peau sèche et brûlante ; yeux enflammés et douloureux , rougeur du visage alternant avec pâleur quand on se redresse ; insomnie, grande agitation avec jactation (ou besoin continuel de changer de place) ;

anxiété, pouls plein et dur ou supprimé; violent mal de tête consistant en douleurs de pression, ou pulsations (comme un battement); vertiges, délire la nuit, bouche sèche, langue nette, humide, grande oppression avec respiration difficile et rapide; points dans la poitrine ou dans les côtés; battements de cœur, douleurs dans les membres.

PRESCRIPTION.

Aconitum, 12me dilution,   6 globules.
Eau pure ou **distillée**,   90 grammes.

Une cuillerée toutes les quatre heures, en reculant les doses au fur et à mesure que la fièvre cessera.

On donnera une cuillerée à café pour les enfants.

Belladonna.

Si les symptômes qui vont suivre se présentent seuls, ou s'ils s'ajoutent aux précédents. Ces symptômes sont : chaleur interne ou externe; rougeur foncée des yeux et de la face; soif ardente avec dégoût des boissons ; peau humide et comme gluante; envie de dormir le jour avec insomnie la nuit, ou bien, sommeil agité, avec sursauts, soubresauts des membres, perte de connaissance, murmures et carpologie (ou mouvements convulsifs des mains et des doigts); convulsions ou délire furieux, visions effrayantes, envie de s'enfuir; tête brûlante, surtout au front, qui semble devoir éclater; pupilles dilatées, avec horreur de la lumière et regards furibonds; lèvres sèches, ulcération des coins de la bouche, avec mal de gorge et impossibilité d'avaler; urines rares, de couleur jaune; apparition de taches rouges sur la peau.

PRESCRIPTION.

Belladonna, 12me dilution, 4 globules.
Eau pure ou **distillée**,   60 grammes.

Une cuillerée à café d'heure en heure, pour les adultes,

et de quatre heures en quatre heures, pour les enfants.
Son antidote est un peu de café à l'eau.

Bryonia.

S'il y a chaleur intense ou frisson des plus violents, avec rougeur et chaleur de la tête et de la face ; sueur la nuit ; délire ou cris dès que les yeux se ferment ; délire jour et nuit ; crainte de la mort ; répugnance pour la conversation, grande faiblesse générale ; pouls dur, accéléré ; mal de tête, avec stupéfaction et vertiges en se redressant ; vue trouble et ouïe dur ; lèvres sèches ; pression au creux de l'estomac ; toux sèche ; points dans la poitrine et douleurs déchirantes dans les membres.

PRESCRIPTION.

Bryonia, 12me dilution, 4 globules.
Eau, 60 grammes.

Une cuillerée à bouche de quatre en quatre heures.

Une cuillerée à café, ou 1 globule à sec sur la langue pour les enfants.

Son antidote est la camomille ou le muriate de fer, à la dose d'un [centigramme.

Chamomilla.

S'il y a chaleur interne et externe, quelquefois précédée de frissons, ou chaleur au visage avec rougeur (surtout de l'une des joues) ; soif ardente, brûlement dans la bouche, agitation et inquiétude ; sommeil avec rêves anxieux ; mal de tête semi-latéral (n'occupant qu'un côté) ; vertiges en se redressant, avec obscurité ou scintillement devant les yeux et évanouissement ; langue rouge et fendillée ; goût amer de la bouche et des aliments ; vomissements aigres ; grande anxiété ; tension et pression à l'épigastre et aux hypocondres (côtés du ventre) ; coliques, diarrhée ; urines chaudes, brúlantes ; douleurs intolérables dans les membres et haleine fétide.

PRESCRIPTION.

Méme manière et mêmes doses que la Bryone (page 5).
Son antidote est la Pulsatille , ou un peu de café à l'eau.

Mercurius.

Frissons alternant avec chaleur ; peau rouge , soif ardente; douleurs de pression à la téte ; face rouge, bouffie ; lèvres sèches, brúlantes ; vertiges , langue humide , chargée d'un enduit blanc ou jaune ; sensibilité douloureuse de tout le ventre et l'épigastre ; angoisse, agitation nocturne avec insomnie ; envie de dormir le jour et humeur acariâtre.

PRESCRIPTION.

Pour les hommes, **Mercurius corrosivus,** $\Big\}$ 12me dilution.
Pour les femmes et les enfants, **Mercurius solubilis,** $\Big\}$ 4 globules.
Eau, 60 grammes.
Une cuillerée à bouche de deux en deux heures, ou de quatre en quatre heures, selon la gravité des symptómes.

L'antidote $\Big\{$ de *Mercurius solubilis* est *Mercurius corrosivus*, ou *Sepia.*
de *Mercurius corrosivus* est *Mercurius solubilis*, ou *Sepia.*

Nux vomica.

Chaleur, surtout à la face ; peau ardente et sèche ; pouls dur , fréquent ; grande faiblesse avec évanouissements ; angoisse avec battement de cœur ; surrexcitation de tout le systême nerveux ; mal de téte pressif aggravé en se baissant ; face rouge , avec quelquefois froid au corps ; yeux rouges, ternes et troubles ; langue sèche et blanche ; soif, brûlement dans la gorge, douleur dans l'estomac et à l'épigastre ; constipation ; brisement dans les membres ; caractère colérique et susceptible.

Même prescription que pour *Mercurius*.

Doses : une cuillerée à bouche de quatre en quatre heures.

Les antidotes sont : le *Camphre*, le *Vin*, et surtout le *Lachésis*.

3° FIÈVRE TYPHOÏDE.

Elle offre trois périodes distinctes, et peut se présenter sous différentes formes dites : *inflammatoire, bilieuse, muqueuse, adynamique, ataxique,* etc., dont nous ne dirons que deux mots, vu que le simple exposé des symptômes suffit pour son traitement. Cette maladie aigüe présente pour symptômes dominants : une fièvre intense, accompagnée de diarrhée ou de constipation, avec ballonnement du ventre, délire, stupeur et prostration (air hébêté, grande faiblesse), avec douleur plus ou moins vive et gargouillement dans la fosse iliaque droite (coin droit du bas-ventre), lorsqu'on y appuie la main un peu fortement. Elle s'accompagne aussi d'une éruption particulière de petites taches roses et de petites vésicules opaques et blanchâtres (sudaminas.)

Invasion du mal.

Elle débute ou brusquement ou graduellement; il y a généralement au début, mal de tête, courbature dans les membres, perte d'appétit, frissons, tristesse, grande faiblesse avec épistaxis (ou saignement du nez); coliques et dévoiement.

PREMIÈRE PÉRIODE.

Céphalalgie (mal de tête) des plus intense ; physionomie pleine d'abattement et d'altération; intelligence obscurcie ; les réponses des malades aux questions qu'on leur adresse, sont lentes et difficiles; le regard est hébêté ; il y a divagation ou délire; affaissement complet des forces avec décubitus dorsal (couché sur le dos) ; vertiges, éblouissements, tintements dans les oreilles et épistaxis ; bouche amère , pâteuse , avec langue blanche et presque sèche , qui adhère aux doigts quand on la touche ; grande soif, appétit perdu , nausées et vomissements verdâtres ; ventre un peu enflé et sonore quand on le percute (ce qui se fait en frappant doucement avec un doigt de la main droite sur le dos des doigts de la main gauche , appliquée à plat sur le ventre) ; la région ombilicale , le nombril , et surtout la fosse iliaque droite, sont douloureux à la pression, et du gargouillement se fait entendre dans cette dernière ; il y a diarrhée ou constipation , et gonflement de la rate ; le sommeil est entremêlé de visions ou de rêves affreux, ou bien , il y a insomnie complète.

C'est à peu près à cette époque (sept ou huit jours après le début de la première période), que l'éruption de taches roses et arrondies , qui disparaissent momentanément sous la pression du doigt, commencent à se montrer sur le ventre ou sur la poitrine.

DEUXIÈME PÉRIODE.

A la fin du huitième jour environ , la maladie revêt une autre forme ; le mal de tête diminue ou même cesse complètement ; mais la stupeur redouble , les traits sont fixes , immobiles , comme ceux d'un masque de carton ; la prostration ou déperdition des forces a augmenté ; il y a de la surdité , des soubresauts dans les membres, et même des convulsions ; il y a de la carpologie (mouvement des doigts , que le malade exécute automatiquement, comme s'il s'amusait à ramasser de petits objets sur ses draps, ou à les saisir dans l'air), avec délire calme ou furieux , ou un coma vigil , permanent. (Dans ce coma, les malades sont comme dans un état de sommeil , mais ils rêvassent et murmurent des paroles inintelligibles en gesticulant ; quelquefois , ils sortent de leur lit sans motif ; mais en les secouant et en captivant fortement leur attention, ils reprennent leur bon sens, ouvrent les yeux, repondent juste, puis retombent peu après dans le même état.)

La langue est tremblottante, sèche, dure comme du liège et comme racornie ; elle est recouverte d'un enduit brun ou noir, et offre des crevasses à sa face supérieure ; cet enduit noir recouvre aussi les lèvres et les dents, et à l'orifice des narines, on remarque une espèce de poussière grise qui s'y trouve adhérente ; le ventre est ballonné, les selles noires, fétides et involontaires ; la peau est rugueuse, ratatinée, et offre une chaleur sèche toute particulière ; les urines sont rares et brunes, et des escarres (ou plaies) se forment sur tous les points qui supportent le poids du corps. (Le sacrum ou croupion, les fesses, les coudes, le pli des cuisses, etc.)

TROISIÈME PÉRIODE.

Si tous les accidents relatés plus haut augmentent ; si les traits s'altèrent de plus en plus, que la face devienne cadavéreuse, la parole inintelligible et la respiration difficile ; si, avec une sueur gluante, les malades tombent dans un état comateux (sommeil profond), la mort est proche. Si, au contraire, la stupeur et l'indifférence du malade cessent, qu'un sommeil calme succède au délire ; si la langue s'humecte et se nettoie, si le ventre diminue de volume et que le malade puisse retenir ses selles ; si enfin, le pouls devient moins fréquent (plus lent), la peau moins chaude et que l'appétit revienne un peu, il y a tout à espérer.

Forme inflammatoire.

Pouls dur, plein ; face rouge, mal de tête, éblouisse-

ments , soif vive , urine rare , rouge , et membres cour-
baturés. Elle offre les symptômes de la fièvre inflammatoire ; puis , au bout du premier septenaire (ou de
sept jours), arrive l'état ataxique ou adynamique.

Forme bilieuse.

Bouche amère et pâteuse; face et langue jaunâtres ;
nausées et vomissements verdâtres, avec diarrhée bilieuse.

Cet état persiste pendant sept ou huit jours , au bout
desquels arrivent les transformations de la fièvre typhoïde
en forme ataxique ou adynamique.

Forme muqueuse.

Face pâle et boursoufflée; langue blanche, bouche pâteuse; selles poisseuses ou glaireuses ; yeux rouges et
larmoyants.

Forme adynamique ou putride.

Elle débute instantanément , ou arrive après chacune
des formes susdites ; elle est caractérisée par l'air hébété du malade , la perte complète des forces, la petitesse
et la lenteur du pouls , la somnolence continuelle , les
selles fétides, le refroidissement des extrémités , l'enduit brun ou noir des dents et de la langue , les hémorrhagies par le nez ou l'anus , et les plaies des points
sur lesquels le corps repose.

Forme ataxique ou nerveuse.

Les symptômes prédominants sont : le délire , les convulsions, les soubresauts des tendons , le mouvement
automatique des doigts, les visions et les divagations.

(Il y a aussi une *forme latente,* dans laquelle une fièvre peu forte, mais continue ; la perte de l'appétit, un peu de diarrhée et de faiblesse, sont les seuls symptômes dominants.)

La durée de cette maladie est, en moyenne, de vingt-neuf à trente-quatre jours ; la mort n'arrive ordinairement que dans la deuxième ou troisième période, c'est-à-dire, du quatorzième au vingt-unième jour.

La fièvre typhoïde peut se compliquer de divers accidents, savoir : d'hémorrhagie intestinale ; de perforation de l'intestin ; de pneumonie ; d'érysipèle ; de parotides ; d'inflammation de l'oreille et d'escarres.

Traitée allopathiquement, il y a peu de chance de guérison quand elle revêt la forme ataxique ou adynamique, et la convalescence est interminable.

Les principaux médicaments à employer sont : *Bryonia, Rhus, Pulsatilla, Nux vomica, Dulcamara, Mercurius solubilis, Ipeca, Veratrum, Coffea, Belladonna, Acidum muriaticum, Phosphorus, Arsenicum.*

TRAITEMENT DE LA PREMIÈRE PÉRIODE,
ou début du mal.

On administrera, savoir : *Pulsatilla* chez les individus d'une constitution molle, frêle, et d'un tempérament lymphatique, lorsqu'il y aura : frissons, avec anorexie et adypsie (absence d'appétit et de soif) ; bouche pâteuse et langue blanche, avec envie de vomir, ou vomissements de glaires et de mucosités, avec selles de même nature que les vomissements ; tristesse, humeur chagrine, avec disposition à pleurer ou à se plaindre.

Prescription.

Pulsatille, 12ᵐᵉ dilution,   7 globules.
Eau,   120 grammes.
Une cuillerée de quatre en quatre heures.

On administrera : *Dulcamara*, si un refroidissement subit, ou un chaud et froid a amené le début du mal, et que surtout, il n'y ait ni nausées, ni vomissements ; que la langue soit à l'état ordinaire ; que le malade se plaigne de borborygmes (ou gargouillements dans le ventre), avec des tranchées (ou coliques) ; qu'il ait des selles diarrhéiques jaunâtres, et que le ventre lui cause une vive douleur, en le lui pressant à l'endroit du nombril.

Prescription.

Dulcamara, 3ᵐᵉ dilution, 6 globules.
Eau, 90 grammes.
Une cuillerée de trois en trois heures.

On donnera : *Mercurius solubilis* chez les malades au tempérament lymphatico-nerveux (c'est-à-dire d'une constitution très-faible et délicate, et cependant très-irritable), qui présentent les symptômes suivants : face pâle et décolorée ; goût putride ou fade dans la bouche, avec langue chargée d'un épais enduit jaunâtre ; absence de soif, ou soif peu intense ; sensibilité du creux de l'estomac et du côté droit, au-dessous des côtes (région hépatique) ; selles abondantes, liquides, en petits flocons, et contenant un peu de sang ; fréquentes envies d'uriner.

Prescription.

Mercurius solubilis, 4ᵐᵉ dilution, 6 globules.
Eau, 90 grammes.
Une cuillerée de trois en trois heures.

On prescrira : *Nux vomica*, toutes les fois que la fièvre typhoïde revêt un caractère bilieux ou gastrique, c'est-à-dire, lorsqu'il y a bouche amère et pâteuse ; teint et langue jaunâtres ; nausées, vomissements verdâtres et diarrhées bilieuses ; brûlement dans le ventre, ou simplement douleur au creux de l'estomac, avec coliques et besoin fréquent d'aller à la selle, sans pouvoir satisfaire cette envie ; urine rare et rouge.

Prescription.

Nux vomica, 12ᵐᵉ dilution,   6 globules.
Eau,   90 grammes.

Une cuillerée toutes les six heures, ou toutes les quatre heures ; selon la violence des symptômes.

On donnera : *Ipécacuhana*, s'il y a céphalalgie (mal de tête) générale, ou seulement semi-latérale (occupant un seul côté de la tête); remuement continuel de la tête, comme si elle était mal placée sur l'oreiller ; sueur à la tête ; langue jaune, avec nausées, vomissements et diarrhée bilieuse (chargée de bile); forte chaleur, surtout le soir; secousses dans les membres, avec humeur pleureuse.

Prescription.

Ipeca, 12ᵐᵉ dilution,   6 globules.
Eau,   90 grammes.
Une cuillerée de quatre en quatre heures.

Bryonia se prescrira dès le début, si les symptômes ataxiques ou nerveux se montraient de prime abord, tels que : mal de tête déchirant, avec battements et élancements ; nausées et dégoût, avec langue blanche ; amertume de la bouche, sécheresse de la gorge, avec alternative de froid et de chaleur ; ennui, irritation ; langue jaune et fendillée ; douleur dans le ventre à la pression, ainsi qu'à l'épigastre ; pouls fréquent ; constipation ; insomnie ou sommeil anxieux, rempli de rêvasseries ; dégoût ou désir d'aliments ; légère altération des traits ; lassitude extrême, avec sueur froide à la tête ; peau sèche.

Prescription.

Bryonia, 12ᵐᵉ dilution,   7 globules.
Eau,   120 grammes.
Une cuillerée toutes les trois heures.

P. S. S'il survenait une diarrhée abondante (plus de quatre selles par jour), avec fréquence excessive du pouls, il faudrait cesser le médicament pour en choisir un autre dans la série ; la *Bryone* suffit quelquefois à elle seule pour guérir la maladie.

S'il survenait du délire la nuit , ou même, qu'il y eût seulement privation de sommeil à cause d'une trop grande agitation , on alternerait la *Bryone* avec la *Belladonne*, en donnant la *Bryone* le jour et la *Belladonne* la nuit , comme il sera indiqué plus bas.

DEUXIÈME PÉRIODE. — TRAITEMENT.

Si les médicaments administrés dans le cours de la première période (ou période d'invasion), n'ont pas enrayé le mal , et que la fièvre typhoïde soit arrivée à sa seconde période (huitième ou neuvième jour depuis le début du mal), on donnera :

Bryonia, quand le malade présentera les symptômes décrits précédemment. (Article *Bryonia*, première période.) La prescription est la même.

Belladonna , quand dans la seconde période il y aura : mal de tête intense , avec élancements derrière ou sur la tête , et sensation comme si le front allait éclater ; rougeur de la face alternant avec pâleur ; mains froides, avec somnolence comâteuse le jour; rêvasseries , délire furieux , ou délire nocturne consistant seulement dans un flux de paroles incohérentes; face violacée ou rouge et comme enflée , avec pupilles dilatées; yeux rouges, fixes, brillants, et quelquefois injectés de sang ; parole embarrassée, avec langue enflée , rouge , sèche , tremblante et fendillée ; constipation ou diarrhée fréquente , mais en petite quantité ; urines rares et boueuses, ou claires et assez abondantes; pouls large, plein , variant de fréquence.

Prescription.

Belladonna, 12me dilution ,   8 globules.
Eau ,   125 grammes.
Une cuillerée toutes les quatre heures.

On peut l'alterner avec Bryone, en donnant *Bryone* le jour et *Belladonne* la nuit.

Ainsi, la Bryone et la Belladonne alternées conviennent spécialement dans la fièvre typhoïde, avec symptômes ataxiques ou cérébraux.

D'après M. le docteur Teste, si, aux symptômes de *Belladonna* précédemment décrits, il s'y joint un délire uniquement composé de *chants*, d'*improvisations*, on doit cesser la *Belladonne* et administrer *Agaricus muscarius*, aux mêmes doses et de la même manière que *Belladonna*, si l'on veut procurer du calme et du repos au malade, sinon sa guérison. Je n'ai pas eu encore occasion de l'expérimenter.

Autre cas encore, d'après M. le docteur Teste. La maladie dure depuis une quinzaine de jours, chez un sujet blond, de complexion délicate et à peau blanche ; il est triste, abattu, silencieux, et sans délire aucun ; tout-à-coup, son teint s'anime, ses yeux sont brillants et ses joues colorées ; il ne fait que rire et parler tour-à-tour, sans interruption et sans sujet ; de plus, il s'y joint un peu de toux sèche.

Ce délire particulier, dit M. Teste, sera suivi d'un affaissement énorme, et réclame spécialement *Coffea cruda*, administré comme suit :

Coffea, 6me dilution,   8 globules.
Eau,   120 grammes.

Une cuillerée à café d'heure en heure, jusqu'au retour du calme qui existait avant l'accès.

Rhus toxicodendron peut être administré dans toutes les phases ou périodes de la maladie, surtout lorsque les symptômes se rapprochent de ceux de *Bryone*, et que cette dernière n'a pas amené d'amélioration. Ainsi on l'administrera toutes les fois qu'il y aura : tête pesante, embarrassée, avec élancements dans le cerveau ; peau sèche, brûlante, avec raideur douloureuse de la nuque et des reins ; langue sèche, noirâtre et fendillée ; froid et frissons, malgré une forte chaleur dans l'appartement ; faiblesse extrême et diarrhée aqueuse (liquide comme de l'eau), fétide ou inodore, avec borborygmes ; vertiges, sécheresse de la gorge ; yeux fermés, avec somnolence presque continuelle ; perte de la mémoire ; stupeur générale ; délire continuel ou marmottement de mots confus , inintelligibles ; carpologie , avec envie de s'enfuir de son lit ; dents et lèvres noirâtres ; soif ardente ; pouls faible, fréquent et intermittent ; douleurs sourdes dans le ventre ; aggravation de tous les symptômes , surtout la nuit, en demeurant immobile ; selles et urines involontaires ; saignement du nez et pétéchies sur le corps (taches jaune-brun.)

Prescription.

Rhus, 12me dilution,   7 globules.
Eau,   90 grammes.
Une cuillerée de deux en deux , ou de trois en trois heures, selon la gravité de la maladie.

Phosphorus est applicable surtout quand le malade en bonne santé est d'un tempérament vigoureux en apparence ; qu'il a les yeux bleus , et qu'un rien suffit pour le rendre malade. On le prescrira quand il y aura les symptômes suivants : pouls fréquent, avec perte des forces ; diarrhée aqueuse , toux, sueurs, oppression, altération scorbutique de la bouche ; rêvasseries et épistaxis (saignement du nez) ; engouement des poumons (stase du sang dans les poumons), ou pneumonie confirmée. Dans ce dernier cas, rien ne peut remplacer le phosphore, et il amène une amélioration des plus rapides.

Prescription.

Phosphorus, 30me dilution,   6 globules.
Eau,   90 grammes.
Une cuillerée toutes les quatre heures, jusqu'à cessation des symptômes désignés plus haut.

TROISIÈME PÉRIODE. — TRAITEMENT.

Rhus toxicodendron. (Voyez ses symptômes et son mode d'administration, déjà décrits plus haut.)
On donnera : *Arsenicum album,* si , à une faiblesse extrême

2

il se joint : douleurs brûlantes dans le ventre , avec froid aux extrémités ; chaleur brûlante et agitation ; peau sèche, râpeuse et chaude ; soif inextinguible ; vertiges et bourdonnements dans les oreilles, avec ouïe dure ; visage décomposé et d'un jaune terreux ; langue noirâtre, gercée et tremblante ; nausées, avec syncopes ; ventre ballonné ; selles aqueuses (comme de l'eau), d'une couleur jaunâtre et d'une horrible puanteur, qui brûlent l'anus en passant , et sont rendues involontairement.

Prescription.

Arsenicum album, 12ᵐᵉ dilution,   6 globules.
Eau,   90 grammes.

Une cuillerée toutes les cinq heures, jusqu'à cessation des symptômes décrits.

Ayant eu occasion d'expérimenter longuement ce médicament dans le cas qui nous occupe , j'ai reconnu que l'assertion de M. le docteur Teste était fondée , en ce qui concerne le tempérament et l'idiosyncrasie des individus auxquels l'arsenicum convient. Voici ce qu'il dit : « Ce médicament convient surtout aux individus bruns ou blonds , d'une constitution lymphatico-nerveuse, irritables, portés à la tristesse, épuisés de longue date par une mauvaise alimentation ou de mauvaises habitudes, et digérant péniblement en bonne santé les aliments du règne végétal et les laitages ; sujets aux aigreurs et aux diarrhées, et enfin, plus ou moins atteints de cette sorte de cachexie si fréquente parmi les habitants des lieux bas et marécageux. »

Tout cela est textuellement vrai ; je pourrais en fournir plus de cent exemples tirés des habitants de la Bresse, que j'ai traités longtemps.

Voici une médication exceptionnelle du début, et même de la seconde période, dans laquelle ce cas peut survenir, comme je l'ai vu une fois.

Veratrum album , si la fièvre typhoïde débute par des vomissements et des selles liquides répétées souvent, avec sueur froide ; froid glacial des membres ; pouls à peine sensible ;

ventre très-douloureux et comme rétracté (retiré); selles
et urines involontaires; pétéchies sur les extrémités. (Cet
état peut se rencontrer aussi dans la deuxième période.) *Veratrum album* fait cesser assez promptement ces symptômes.

Prescription.

Veratrum album, 12me dilution,   6 globules.
Eau,   90 grammes.

Une cuillerée d'heure en heure; puis, quand les symptômes
s'apaisent, une cuillerée de deux en deux heures, en reculant
les doses à fur et à mesure que le mieux se produit.

China ne doit s'administrer que dans la troisième période,
lorsque le ventre n'est plus douloureux, qu'il n'y a plus que
deux ou trois selles par jour, avec pouls faible, peu fréquent, sueurs presque continuelles, lèvres sèches, brunes et
fendillées.

Prescription.

China, 6me dilution,   6 globules.
Eau,   90 grammes.
Une cuillerée toutes les quatre heures.

TRAITEMENT

*des complications qui peuvent survenir dans le cours
de la fièvre typhoïde.*

S'il survient un engouement des poumons ou une pneumonie, on donnera : *Phosphorus*, comme il est prescrit plus
haut (*voyez à la fin du traitement de la deuxième période*),
ou bien *Ipécacuhana*.

Ipécacuhana, 12me dilution,   6 globules.
Eau,   90 grammes.
Une cuillerée de trois en trois heures.

S'il survient une hémorrhagic intestinale (écoulement de
sang par l'anus), on prescrira encore *Ipécacuhana* de la même

manière que ci-devant, et on donnera aussi le lavement suivant :

Ipécacuhana, 6me dilution,   20 globules.
Eau légèrement douce (17 cuillerées), ou 250 grammes.

Faites dissoudre, et donnez en lavement, qu'on prendra tout en faisant usage de la potion.

Contre les escarres des malades typhoïques.

(Prescription de M. le docteur Teste.)

Suif de chandelle,   16 grammes.

Faites fondre à un feu doux, et ajoutez-y :

Teinture d'Arnica, 12me dilution,   15 gouttes.

Mélangez bien le tout, et servez-vous-en pour le pansement des plaies du sacrum et autres points.

Si la gangrène s'emparait des parties atteintes d'escarres, on donnerait : *Carbo vegetabilis* à l'intérieur, et on saupoudrerait les plaies avec le même médicament en trituration ; s'il ne suffisait pas, ou ne produisait point d'amélioration, on donnerait à l'intérieur : *China* et *Arsenicum album*, alternés.

Prescription contre la gangrène.

Carbo vegetabilis, 30me dilution,   6 globules.
Eau,   90 grammes.

Une cuillerée de quatre en quatre heures.

Carbo vegetabilis, 2me trituration, 15 grammes, pour en saupoudrer les plaies, en même temps qu'on prendra l'autre à l'intérieur.

Si *Carbo vegetabilis* n'arrêtait pas la gangrène, ce qui est rare, on donnera :

China, 30me dilution,   6 globules.
Eau,   90 grammes.
Arsenicum album, 30me dilution,   6 globules.
Eau,   90 grammes.

Alterner ces deux médicaments (un jour l'un, un jour

l'autre), à la dose d'une cuillerée à thé (trois quarts de cuillerée à bouche), de quatre en quatre heures.

Si l'altération ou l'inflammation attaquait les os, il faudrait prescrire *Silicea*, qui alors se prendrait seul, comme suit :

Silicea, 30me dilution, 6 globules.
Eau, 90 grammes.

Une cuillerée de cinq en cinq heures.
Une semblable potion peut servir pour laver les plaies.

Les parotides (gonflement dur et douloureux, situé vers l'angle de la mâchoire inférieure, provenant des glandes parotides tuméfiées), se dissipent par résolution, en suivant la prescription suivante :

Belladonna, 12me dilution, 6 globules.
Eau, 90 grammes.
Calcarea carbonica, 12me dilution, 6 globules.
Eau, 90 grammes.

Alterner ces deux médicaments à la dose d'une cuillerée, de quatre en quatre heures. (C'est-à-dire, donner une cuillerée de *Belladonna*; quatre heures après, donner une cuillerée de *Calcarea*; quatre heures après, redonner *Belladonna*, et continuer ainsi jusqu'à la disparition des tumeurs.)

Contre la production interminable de furoncles (ou clous) qui se succèdent quelquefois sans interruption, on donnera :

Arnica, 12me dilution, 6 globules.
Eau, 90 grammes.

Une cuillerée de quatre en quatre heures.
S'il survient des abcès métastatiques, on donnera : *Belladonna* et *Hepar sulfur*, alternés.

Prescription.

Belladonna, 12me dilution, 6 globules
Eau, 90 grammes.
Hepar sulfur 12me dilution, 6 globules.
Eau, 90 grammes.

Alterner ces deux médicaments (un jour l'un, un jour l'autre), à la dose d'une cuillerée, matin et soir.

S'il survient une toux fatigante pendant le jour, on donnera :

Ipeca, 3me dilution, 6 globules.
Eau, 90 grammes.

Une cuillerée toutes les quatre heures.

Si cette toux survient la nuit, ce sera :

Sulfur, 3me dilution, 2 globules, mis dans une cuillerée d'eau ; prendre cette dose tous les matins. Ce médicament arrête aussi les sueurs nocturnes qui affaiblissent tant.

La *diarrhée simple* et ordinaire, qui persiste quelquefois (mais non due à un refroidissement), exige :

China, 12me dilution, 6 globules.
Eau, 90 grammes.

Une cuillerée de quatre en quatre heures.

La diarrhée qui succède à une constipation de longue durée, et qui arrive souvent chez les convalescents, la nuit d'abord, puis nuit et jour ensuite, est fort à craindre (vu qu'elle amène la *phthisie mésentérique* ou *intestinale*) ; elle se reconnaîtra aux symptômes ci-après : coliques périodiques, avec brûlement dans le ventre, surtout au-dessus du nombril ; appétit bon ; langue d'un rouge foncé, mais très-nette ; ventre à l'état presque ordinaire, avec bruit de liquide agité et douleur quand on presse le côté droit du ventre ; borborygmes ou gargouillements dans le ventre, surtout la nuit, semblables au glou-glou d'une bouteille qu'on vide. Les selles sont couleur brun clair d'abord, avec de légers filaments de sang ; plus tard, elles se composent d'une matière purulente (contenant du pus), mêlée à un sang noirâtre et infect ; l'urine est rare, rouge, et trouble comme celle des juments ; vient ensuite une petite fièvre lente, qui redouble le soir ; des sueurs nocturnes colliquatives (ou occasionnant un dépérissement), un amaigrissement considérable et la mort.

Les médicaments à opposer à cette affection, qui n'est qu'une espèce d'entéro-colite des plus graves, sont : *Calcarea carbonica, Phosphori acidum, et Carbo vegetabilis.*

Prescription.

Calcarea carbonica, 12me dilution, 6 globules.
Eau, 90 grammes.

Une forte cuillerée à café de quatre en quatre heures pour les adultes, et une demi-cuillerée à café un peu forte pour les enfants. On éloignera les doses au fur et à mesure que l'amélioration se produira.

Dès que cette amélioration cessera, et que le mal reviendra comme auparavant (ce qui arrive quelquefois), on cessera *Calcarea*, et on donnera :

Phosphori acidum, 12me dilution, 6 globules.
Eau, 90 grammes.

Une forte cuillerée à café de quatre en quatre heures, en observant les mêmes recommandations que pour *Calcarea*.

Si la maladie résistait à ces deux médicaments, ce qui est rare, on donnerait :

Carbo vegetabilis, 50me dilution, 6 globules.
Eau, 90 grammes.

Une cuillerée à bouche de quatre en quatre heures.

Signes tirés des urines, qui indiquent si la terminaison de la fièvre typhoïde sera heureuse ou malheureuse, et quand on devra donner à manger au malade, si la convalescence s'établit.

P. S. Ayant eu maintes fois l'occasion de vérifier les faits ci-après, qui sont extraits de M. le docteur Rapou, fils, de Lyon, je puis en certifier l'exactitude ; il ne faudra qu'un peu d'habitude pour bien les saisir, et, pour cela, s'exercer à voir les urines des typhoïques aux diverses périodes de la maladie. On fera mettre les urines de la nuit dans un verre à Champagne ; c'est le vase qui convient le mieux pour les étudier.

Au début du mal, les urines sont troubles, blanchâtres, jumenteuses (comme l'urine de cheval), et restent telles dans le vase, sans déposer.

Quand la maladie se confirme, elles deviennent très *lim-pides, et leur couleur est naturelle;* elles restent ainsi plusieurs jours, et il semble qu'elles ne changent point; mais si on place le verre entre son œil et le grand jour, on remarque *un léger brouillard, répandu dans la partie supérieure de l'urine*, qui, les jours suivants, descend peu-à-peu, quoique toujours suspendu, de façon que l'urine *à sa partie supérieure et au fond du verre est limpide*, tandis que *sa partie moyenne* (ou celle du milieu) *est louche, un peu trouble ou opaque*, et forme une teinte bien distincte de celle du haut et du bas de l'urine.

A mesure que ce nuage *descend*, on peut juger que la maladie approche *de la crise favorable*.

Dès que cet énéorème (ou nuage) est arrivé au fond du verre, il se transforme *en un dépôt sablonneux, d'un gris rose*, dont une partie s'attache après les parois du vase; à ce signe, on peut prédire *l'approche de la guérison*, et rassurer le malade ou sa famille.

Ce dépôt augmente de jour en jour, et se compose alors *d'une poudre rosée, déposée sur un fond de mucosités épaisses.*

Il faut, à ce signe, faire prendre au malade du bouillon et de légers potages.

Lorsque le dépôt redevient *tout-à-fait sablonneux*, et *qu'il commence à diminuer*, la guérison est assurée. Alors il faudra prescrire de suite au malade des viandes rôties, de bons potages, et pour boisson de l'eau rougie (une cuillerée à bouche de vin dans un verre d'eau.)

Si les urines étaient rouges et claires, il ne faudra rien donner à manger au malade.

Si elles deviennent pâles, légèrement troubles, avec un petit dépôt, il faudra nourrir abondamment le malade.

Si le dépôt des urines pâles et légèrement troubles, est en grande quantité, il faudra être très-réservé sur la nourriture.

On aura soin de bien surveiller la convalescence, de ne pas écouter l'appétit du malade, et ne donner du bouillon gras, du veau, de la volaille, que lorsque les urines l'indiqueront; c'est un point des plus importants, si l'on veut ne pas tuer le malade.

En étudiant tous les matins les urines de la nuit, ou aura un guide sûr pour sa gouverne.

Il survient quelquefois, pendant la convalescence, une éruption semblable pour la grosseur à des grains de millet, et qui occasionne un prurit désagréable.

On la fera disparaître au moyen de *Rhus* et *Ledum*, alternés. Voici la formule :

Rhus, 15me dilution, 6 globules.
Eau, 90 grammes.

Ledum palustre, 15me dilution, 6 globules.
Eau, 90 grammes.

Une cuillerée matin et soir, de *Rhus ;* puis, le lendemain, une cuillerée matin et soir, de *Ledum*. Continuer ainsi, en les alternant.

Le pronostic de la fièvre typhoïde est toujours fort grave, et l'on ne peut prédire son issue de prime-abord ; mais en suivant exactement la série des symptômes de cette fièvre, et en leur opposant les médicaments qui leur correspondent de la manière dont ils y sont prescrits, il est rare que l'on perde *un malade sur dix*, même dans les cas les plus compliqués.

Le typhus fever, la peste, le fièvre jaune, ne se rencontrant point dans notre pays, nous nous abstiendrons d'en parler ici.

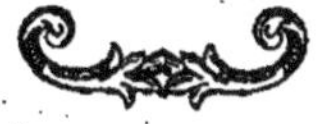

FIÈVRES ÉRUPTIVES.

VARIOLE,

OU PETITE VÉROLE.

PÉRIODE D'INVASION, OU SIGNES PRÉCURSEURS DE LA VARIOLE.

Cette fièvre exanthémique (mot dérivé du grec, et qui signifie fleurir), annonce son invasion par les symptômes suivants : frissons ; pouls fréquent, avec peau sèche et ardente ; mal de tête violent ; membres comme brisés ; vive sensibilité à l'épigastre (creux de l'estomac) ; envie de vomir, ou vomissements bilieux ; quelquefois délire, coma (assoupissement profond) ; convulsions ; pissement de sang ; mais surtout (comme signes caractéristiques) ; douleurs intolérables et quelquefois atroces dans les lombes (région des reins, au-dessus et par derrière les hanches.)

PÉRIODE D'ÉRUPTION.

Au bout de cet état qui dure deux ou trois jours, si l'on regarde attentivement la face, on observera, surtout au menton et aux lèvres, des taches rouges, au milieu desquelles existe une petite élévation dure et pointue.

Ces taches envahissent successivement tout le corps, et sont quelquefois si abondantes (surtout à la face), que les petites élevures se trouvent côte-à-côte, et se confondent par leur circonférence (on dit alors que la variole est *confluente*); si l'éruption est disséminée, on la dit alors *discrète*.

Cette éruption se produit aussi dans la bouche, et occupe toute l'arrière-gorge; aussi les malades y éprouvent de la chaleur et de la difficulté à avaler; ils ont de la toux et la voix très-sourde ou voilée.

Trois ou quatre jours après que l'éruption est parue, les petites papules ou élevures de la variole augmentent de volume; elles sont entourées d'une auréole (ou cercle) rouge; à leur sommet se trouve un vésicule (petite vessie) représentant un petit enfoncement rond à son centre (comme un petit creux); cependant dans la variole confluente, on ne peut reconnaître ces caractères des vésicules, car alors il semble que toute la face du malade soit recouverte d'une légère peau fine presque uniforme; elles ne sont point ombiliquées non plus à la paume des mains ni aux pieds, et sur ces derniers, elles ressemblent à des taches violettes, à peine liserées de blanc. C'est alors', dans cette période, que la peau se tuméfie (s'enfle) à tel point, que les paupières recouvrent l'œil entièrement.

PÉRIODE DE SUPPURATION.

Cet état peut durer de sept à neuf jours; puis, ce terme expiré, il y a redoublement de la fièvre; le gonflement de la peau augmente, ainsi que le volume des vésicules, qui se remplissent d'un liquide purulent; il y a alors grande salivation chez les adultes (elle est moins marquée chez les enfants); vives douleurs dans

la gorge; la parole et la déglutition sont des plus difficiles ; les pieds et les mains sont enflés.

C'est dans cette période-ci , que les plus dangereuses
complications peuvent survenir , et que la vie des malades est le plus en danger ; ainsi , si la suppuration est
imparfaite , si les vésicules se rident , s'aplatissent ,
prennent une teinte violâtre et se remplissent de sang ;
ou bien , si des taches noires se forment dans les es-
paces laissés entre elles , ou qu'il survienne des épistaxis (saignement du nez), des hématuries (pissement
de sang), ou des pertes chez les femmes , la mort est
à redouter.

PÉRIODE DE DESSICATION.

Enfin , au bout de sept à huit jours, les pustules ou
vésicules commencent à se dessécher , soit en se déchirant et en laissant échapper le pus qu'elles contiennent,
soit en se ridant et en s'affaissant (s'abaissant) sur elles-
mêmes , pour se transformer en des croûtes brunes ,
répandant une odeur des plus désagréables , et tombant d'elles-mêmes , du quinzième au vingtième jour.

Si le pus des pustules se dessèche tout-à-coup , et que
des frissons , de la stupeur, de l'oppression , de l'anxiété et du délire surviennent , avec langue sèche ,
noire, et diarrhée; cela annonce une résorption purulente
(pus transporté ailleurs , au cerveau , par exemple),
alors , le péril est immense.

C'est pendant cette période de dessication, que les malades éprouvent les plus vifs désirs de se gratter, par
suite de l'atroce demangeaison qn'ils éprouvent sous les
croûtes.

La variole peut se compliquer d'opthalmie , de surdité, de pneumonie, pleurésie, et accidents cérébraux;
il faut appliquer alors à chacune de ces affections secondaires le traitement voulu.

TRAITEMENT.

Je donne ici le traitement recommandé par le docteur Teste, de Paris ; c'est de tous ceux préconisés, celui dont j'ai obtenu les meilleurs résultats ; il s'applique aux diverses phases ou périodes de la maladie.

TRAITEMENT DES SIGNES PRÉCURSEURS,

ou première période.

Ce traitement est prophylactique (préservatif) ; il détruit et fait avorter l'exanthème (l'éruption), mais il ne produit cet effet, que quand les pustules ne sont pas encore parues ; sinon, il est impuissant.

PRESCRIPTION.

Zincum metallicum, 30me dilution, 6 globules.
Eau pure, 90 grammes.

En administrer trois cuillerées par jour, ou même quatre, selon la violence des symptômes qui annoncent la prochaine apparition de l'éruption : une cuillerée le matin à jeûn, deux heures avant de manger ; une cuillerée deux heures après midi, et une cuillerée le soir. (Si on l'administre quatre fois par jour, on donnera de plus, une cuillerée à dix heures du matin.) On se servira d'une cuiller à bouche pour les adultes, et d'une cuiller à dessert (trois quarts d'une cuiller) pour les enfants.

Le malade évitera ensuite (pendant une semaine au moins), de sortir à l'air frais, et il prendra les mêmes précautions que si l'éruption avait eu lieu.

APPARITION DES PREMIÈRES PUSTULES OU BOUTONS.

Traitement de la période d'éruption et de dessication.

Ce traitement se continue pendant la deuxième et la troisième période, c'est-à-dire, depuis celle où les pustules augmentent de volume et s'emplissent de pus, jusqu'à celle où elles se dessèchent.

1re PRESCRIPTION POUR LA MATINÉE.

Causticum, 30me dilution, 8 globules.
Eau pure,   120 grammes.

En donner une cuillerée le matin à six heures, et une seconde cuillerée à dix heures.

2me PRESCRIPTION POUR L'APRÈS MIDI.

Mercurius corrosivus, 30me dilution, 8 globules.
Eau pure,   120 grammes.

Une cuillerée à deux heures de l'après midi, et une seconde cuillerée à six heures du soir.

On continuera ainsi ce traitement, en donnant *Causticum* le matin, et *Mercurius corrosivus* l'après midi, jusqu'à la dessication des pustules.

On peut même, dans beaucoup de cas, donner *Causticum* seul, quatre fois par jour, aux heures indiquées précédemment.

Si l'éruption se faisait irrégulièrement ou qu'elle tendît à se répercuter (à rentrer); si les pustules au lieu d'être d'un jaune blanc, étaient violettes, verdâtres ou noires, et remplies de sang, on agirait ainsi :

Prescription.

Sulfur, 12me dilution, 8 globules.
Eau pure,   120 grammes.

Une cuillerée d'heure en heure.

Je dois citer aussi un médicament essayé par le docteur Teste, dans la période dite de dessication.

Ce médicament donné dans le but d'apaiser la demangeaison furieuse que beaucoup de malades ressentent alors, remplit parfaitement son but; mais il est bon de savoir qu'il exaspère ce prurit (démangeaison) d'une façon insupportable, pendant la prise des premières doses, et ce, à tel point, que quelques-uns y renoncent; cependant c'est à tort, car il dissipe cette demangeaison si interminable, de la manière la plus parfaite, dans l'espace de vingt-quatre heures.

Je n'ai pas encore observé s'il abrégeait la durée des taches rougeâtres qui persistent si longtemps après l'exfoliation de l'exanthème; mais je ne doute pas que cela ne soit, ainsi que l'annonce un aussi bon observateur que M. le docteur Teste.

Voici la prescription de ce médicament.

Ledum palustre, 15me dilution,   6 globules.
Eau,   90 grammes.

Une cuillerée trois fois par jour.

Voilà à quoi se borne le traitement sûr et certain de la variole à l'état simple, et dégagée de complications.

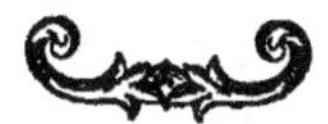

2° VARIOLOÏDE.

Ce n'est qu'une variole bénigne, parcourant les mêmes périodes que cette première, et dont les pustules ne laissent pas de cicatrices à la peau.

Son traitement est le même que celui de la variole.

5° VARICELLE.

La varicelle est une maladie fébrile (avec fièvre), accompagnée d'une éruption plus ou moins grande, de vésicules qui se dessèchent dans l'espace d'une semaine, sans qu'il y ait pour cela une fièvre secondaire, comme dans la variole ou la varioloïde.

Les symptômes précurseurs (qui annoncent) de la maladie, ont une durée de vingt-quatre, trente-six ou quarante-huit heures, et consistent généralement en malaise, mal de tête, fièvre, nausées avec sensibilité et douleur à l'épigastre.

Ce terme écoulé, apparaissent de petites taches rougeâtres, semblables à des morsures de puces qui, de seize à vingt heures après leur apparition, se transforment en vésicules plates, pointues, remplies d'un liquide rougeâtre, qui, au bout de quarante-huit heures, devient opaque et lactescent (comme du lait épais.)

Au bout de quelques jours, elles se dessèchent et se transforment en petites croûtes, qui tombent au bout d'une dixaine de jours.

La varicelle offre une seconde variété d'éruption,

dont les vésicules conoïdes (en forme de cône), plus
volumineuses que les précédentes, s'entourent d'une auréole inflammatoire ; elles laissent souvent de petites
cicatrices quand les croûtes sont tombées, mais cela
importe peu pour le traitement, qui est le même dans
les deux cas.

TRAITEMENT.

Il se borne à des boissons émollientes et à garder le lit. Si
cependant il survenait chez quelques enfants des accidents cérébraux (tels que : délire, rougeur de la face et des yeux,
fièvre, etc.), on donnerait :

Belladonna, 12me dilution, 4 globules.
Eau, 60 grammes.

Une cuillerée à café de deux en deux heures.

S'il survenait des symptômes nerveux, tels que : agitation,
insomnie, tressaillements au moindre bruit, cris, pleurs
fréquents, etc., on donnerait *Coffea*, de la même manière
que *Belladonna*, et à la même dilution.

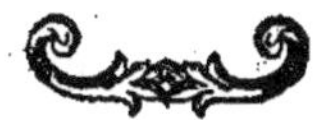

4° ROUGEOLE.

On donne ce nom à une éruption contagieuse (qui se communique), qui s'annonce par la fièvre, le larmoiement des yeux, le coryza (rhume de cerveau), et une toux sèche; chez plusieurs enfants il y a de l'assoupissement et du délire. Quelquefois cependant la rougeôle se montre sans être précédée de ces symptômes; il n'y a même pas de fièvre.

Au bout de deux ou trois jours, l'éruption commence à se montrer sur la figure, pour, de là, s'étendre sur tout le corps. Cette éruption consiste en de petites taches rouges, ayant la forme et la grandeur des morsures de puces, et dont beaucoup sont saillantes au toucher. Si l'on appuie le doigt dessus un peu fortement, elles disparaissent pour un moment. Ces taches causent une légère demangeaison.

Trois ou quatre jours après l'éruption, les taches perdent leur couleur ; elles deviennent légèrement jaunâtres ; alors, tous les symptômes qui avaient annoncé l'éruption diminuent, ou cessent complètement pour la plupart.

Enfin, au bout d'une quinzaine de jours (à compter depuis le commencement de la maladie), arrive la période de desquamation, qui consiste en ce que l'épiderme (surface externe de la peau), se détache sous la forme de petites lames blanchâtres, semblables à du son ; souvent on ne l'observe pas chez les malades.

Le symptôme le plus persistant pendant la convalescence, est une toux excessivement tenace, sèche et opiniâtre.

La rougeole peut se compliquer d'inflammation intestinale, de méningite, de gangrène, de convulsions, de délire, de bronchite, de diarrhée, d'ophtalmie, de pneumonie, et surtout de phthisie pulmonaire.

(Voyez, pour le traitement de ces affections, les 3me, 5me et 7me classes des maladies.)

La rougeole exige l'emploi de plusieurs médicaments, qui sont : *Belladonna, Bryonia, Coffea, Sulfur, Capsicum annum, Silicea.*

TRAITEMENT.

Belladonna ne convient que s'il survient des symptômes cérébraux, tels que : somnolence comateuse, délire, ou convulsions. On en mettra 4 globules de la 12me dilution dans 60 grammes d'eau, pour en donner une bonne demi-cuillerée à bouche toutes les heures, jusqu'à cessation des accidents cérébraux.

Bryonia convient lorsqu'après la desquamation il reste de la toux et de la constipation, avec pesanteur à l'estomac ; on en mettra 4 globules de la 15me dilution dans 4 cuillerées à bouche d'eau, pour en donner une cuillerée à thé (ou une demi-cuillerée à bouche) trois fois par jour, d'abord le matin, puis, deux heures après dîner, et le soir.

Coffea se donnera pour combattre l'agitation, l'insomnie, les plaintes, et une toux sèche et vibrante qui se présente souvent pendant les symptômes précurseurs de l'éruption, et même pendant les premières heures de son apparition.

La prescription sera : 4 globules *Coffea*, 12me dilution, à faire dissoudre dans quatre cuillerées d'eau ; on en donnera une cuillerée à café de deux en deux heures.

Chez les enfants frêles, blonds, à tempérament lymphatique, *Pulsatilla* remplacera avantageusement *Coffea;* on la donnera de la même manière.

Sulfur ne convient que s'il y a rétrocession de l'éruption (si l'éruption rentre) ; on en mettra 6 globules dans 8 cuillerées d'eau, pour en donner une cuillerée d'heure en heure.

TRAITEMENT SPÉCIAL.

Deux médicaments sont en usage : *Viola odorata*, ou *Capsicum annum*, 6me dilution, et *Silicea*, 12me dilution.

Dans son excellent ouvrage sur les maladies des enfants, M. le docteur Teste préconise *Viola odorata*, pendant la première période de la maladie, c'est-à-dire, la période catarrhale ou d'invasion ; et *Silicea*, depuis la période d'éruption ou deuxième période, jusqu'à la fin de la maladie. Ce médecin plein de sagacité et profond observateur, a raison ; mais il est un médicament qui m'a offert tout autant d'avantage que *Viola odorata*, si ce n'est plus, dans le traitement de la première période ; ce médicament est *Capsicum annum*, 6me dilution.

On en mettra 6 globules dans six cuillerées d'eau, pour en donner une cuillerée à bouche de quatre en quatre heures, le jour seulement ; ainsi, on donnera une cuillerée à six heures du matin, une cuillerée à dix heures, une cuillerée à deux heures, et une cuillerée à six heures du soir.

Une fois que l'éruption aura commencé de paraître, on abandonnera *Capsicum* pour donner *Silicea*, 12me dilution, de la même manière, et on continuera ce médicament jusqu'à la fin de la maladie.

S'il survenait quelques complications, on les traiterait selon leur nature, et d'après les indications contenues dans leurs classes respectives.

Diète cependant un ou deux jours ; ne pas trop charger le malade de couvertures ; alimentation légère ; eau d'orge, ou de riz ; eau albumineuse, ou eau sucrée pour boisson.

L'eau albumineuse se prépare en battant deux blancs d'œufs dans un litre d'eau, et en sucrant le tout légèrement.

5° SCARLATINE.

C'est une fièvre éruptive et contagieuse, reconnaissable à de petits points rouges réguliers, imitant la peau de chagrin, mais sans saillie aucune, ou bien à des plaques très larges, couleur amaranthe (ou rouge framboise), qui occupent presque toute la surface du corps, et même l'intérieur de la bouche, où cette coloration se trouve également. Cette éruption s'accompagne d'une angine (mal de gorge) plus ou moins violente, et se termine par une demangeaison générale au bout de sept à huit jours.

On lui reconnaît trois périodes, comme à la rougeole: une période d'*invasion*, une d'*éruption*, et une de *desquamation*.

PÉRIODE D'INVASION.

Ordinairement il y a frissons et fièvre, avec mal de gorge plus ou moins violent; mal de tête, nausées, et quelquefois saignement de nez. (Quelques enfants ont souvent des convulsions.)

Cet état dure à peu près deux jours, et, à cette époque, la période d'éruption commence.

PÉRIODE D'ÉRUPTION.

Il apparait sur la face des petites taches d'un rouge vif, qui disparaissent pour un instant sous la pression du doigt; bientôt elles couvrent tout le corps; alors il semble qu'on eût barbouillé uniformément le malade des pieds à la tête, avec du jus de framboise; l'intérieur de la bouche offre le même aspect. Par fois cette coloration n'existe que par larges plaques irrégulières, et

les intervalles qui les séparent, laissent apercevoir la peau
avec sa couleur naturelle. Si l'on applique la main à sa
surface, on la trouve tendue et brûlante ; les pieds et
les mains sont raides, engorgés, et le mal de gorge
devient intolérable.

PÉRIODE DE DESQUAMATION.

Au bout de cinq ou six jours, les taches pâlissent et
vont en se rétrécissant ; la fièvre baisse, le mal de
gorge cesse, et dès le septième, huitième, et même
douzième jour, la desquamation se fait par larges plaques
qui se détachent peu-à-peu ; quelquefois, la peau des
doigts se sépare tout d'une pièce, comme un doigt de
gant.

On admet deux variétés de scarlatine : l'une dite *an-
gineuse*, dans laquelle le mal de gorge est des plus
graves ; les ganglions sous-maxillaires (glandes du cou)
sont engorgés et volumineux ; quelquefois ils constituent de véritables abcès ou bubons dits *scarlatineux ;*
l'éruption ne se produit aussi que dans quelques parties du corps (les aines, les aisselles, les mains), et
disparait par fois du jour au lendemain.

L'autre variété est appelée *maligne ;* les symptômes
de la période d'invasion sont très-violents ; le malade
tombe dans la prostration (grande faiblesse) ; la langue
et les dents se recouvrent d'un enduit grisâtre ; le pouls
est mou, très-fréquent, et se laisse comprimer facilement ; l'haleine est infecte ; il y a délire, somnolence
continuelle ; l'éruption se fait peu ou pas ; souvent
elle paraît et disparaît ; elle est toujours en petite quantité, et occupe les plis des articulations des membres ;
quelquefois elle perd sa rougeur, devient couleur de
plomb, et la peau se nuance de taches livides et noi-

râtres ; le malade rend alors des selles diarrhéiques fétides, des urines sanguinolantes, et meurt.

Des hémorrhagies passives (suite de faiblesse), peuvent aussi venir compliquer la scarlatine.

La maladie qui survient le plus souvent pendant la convalescence, est l'*anasarque*. (Voyez son traitement, 5me classe des maladies, à l'article *anasarque*.)

On distingue la scarlatine de la rougeole, en ce que, dans la scarlatine, il n'y a au début ni larmoiement des yeux, ni rhume de cerveau, ni toux, comme dans la rougeole ; de plus, la scarlatine s'accompagne presque toujours d'une angine (mal de gorge) assez violente ; l'intérieur de la bouche est d'un rouge écarlate des plus vifs, tandis que la rougeole s'accompagne rarement de mal de gorge, et l'intérieur de la bouche ne présente pas cette éclatante couleur rouge ; enfin l'éruption rubéolique (ou de la rougeole) n'est régulière ni dans sa forme, ni dans son étendue, ni dans sa couleur, tandis que, dans la scarlatine, l'éruption dite granitée (qui est la forme qu'on pourrait confondre le plus facilement avec la rougeole), est un pointillé des plus réguliers, d'un rouge beaucoup plus éclatant et plus vif, que celui de l'éruption de la rougeole. Il est inutile de dire que lorsque l'éruption scarlatineuse se présente sous la forme de grandes plaques, d'un rouge semblable au jus de framboise, il n'y a pas de méprise possible.

On la distinguera aussi du pourpre (ou miliaire pourprée), en ce que les taches de pourpre se développent sans ordre, tantôt dans une place, tantôt dans une autre, et ce, sur des régions ou parties très-éloignées les unes des autres. Les taches scarlatineuses sont sèches, lisses, et blanchissent momentanément sous la pression du doigt ; celles du pourpre, au contraire, sont grenues, humides, et restent rouges sous la pression. De plus, outre ces taches, il existe ordinairement de larges ecchymoses (taches violacées ou jaune clair), soit aux jambes, au dos ou aux bras.

Cette maladie est très-sujette à récidiver.

TRAITEMENT PROPHYLACTIQUE

(ou préservatif en cas d'épidémie.)

Belladonna, 50me dilution, 5 globules, que l'on administre à sec sur la langue, tous les trois jours, le matin à jeûn, deux heures avant de manger. Cette simple précaution suffira pour être préservé de la scarlatine, lorsqu'elle règne épidémiquement.

TRAITEMENT SPÉCIAL

de la scarlatine simple, dégagée de toute complication.

On prendra, si les symptômes de la période d'invasion sont violents :

Belladonna, 6me dilution,   8 globules.
Eau,   120 grammes.
Une cuillerée à café d'heure en heure.

Si les symptômes de la première période étaient de médiocre intensité, on donnerait :

Belladonna, 12me dilution,   6 globules.
Eau,   90 grammes.
Une cuillerée à café de trois en trois heures.

Au fur et à mesure que les symptômes diminueront, on donnera des dilutions plus élevées, et on reculera l'intervalle des doses. On se guidera sur la conduite de la maladie; si elle augmente, on augmentera les doses (on les donnera plus rapprochées et à plus basse dilution); si elle cède, on les donnera à des intervalles plus éloignés et à des dilutions plus élevées.

VARIÉTÉS DU TRAITEMENT.

Si la fièvre est ardente, le pouls plus plein que fréquent

(c'est-à-dire, si la pulsation du pouls est plus forte que sa vitesse n'est grande), on donnera, avant la *Belladonne :*

Aconitum, 10me dilution, 6 globules.
Eau pure, 90 grammes.

Une cuillerée à café un peu forte, de deux en deux heures.

Si le pourpre se mêlait à la scarlatine, on donnerait :

N° 1. **Aconitum**, 10me dilution, 6 globules.
    Eau pure, 90 grammes.

N° 2. **Belladonna**, 10me dilution, 6 globules.
    Eau pure, 90 grammes.

Administrer alternativement ces deux médicaments (une fois de l'un, une de l'autre), de la manière suivante :

Aconitum, une cuillerée à café, et donner deux heures après :

Belladonna, une cuillerée à café également ; puis, quatre heures après, redonner *Aconitum*, et continuer de même, laissant deux heures d'action à l'*Aconit*, et quatre heures d'action à la *Belladonne.*

On continuera ainsi jusqu'à la fin de la maladie, ayant soin de reculer les doses au fur et à mesure que le mieux se produira.

Si l'angine devenait grave, le volume des amygdales considérable, avec amas de mucosités dans l'arrière-bouche ; qu'il y ait des selles couleur paille, et qu'elles soient rubanées (en forme de rubans), ou grêles (minces), on donnerait :

Baryta carbonica, 15me dilution, 6 globules.
Eau, 90 grammes.

Une cuillerée à bouche de quatre en quatre heures.

Si la peau devenait sèche et brûlante, avec stupeur (air étonné, hébété), somnolence continuelle, agitation ; diarrhée ou constipation ; convulsions ; on donnerait :

Opium, 10me dilution, 6 globules.
Eau, 90 grammes.

Une cuillerée à café de deux en deux heures, jusqu'à cessation de ces symptômes.

Si, avec redoublement de la fièvre sur le soir, il y a prédominence de symptômes gastriques (envies de vomir, perte d'appétit, selles diarrhéiques), avec mélancolie, et peu ou point de sommeil, on donnera :

Ipeca, 10me dilution, 6 globules.
Eau, 90 grammes.

Une cuillerée à bouche toutes les trois heures.

Si l'éruption disparaissait tout-à-coup ou graduellement, on se conduirait ainsi :

1° Si cette répercussion produisait des symptômes cérébraux (yeux brillants, avec délire, divagations, agitation, etc.), on donnerait :

Belladonna, 12me dilution, 6 globules.
Eau, 90 grammes.

Une cuillerée à café d'heure en heure.

2° Si cette répercussion produisait des symptômes pulmonaires ou asthmatiques (étouffements, grande oppression, toux, etc.), on donnerait :

Bryonia, ou bien **Ipeca**, 6me dilution, 6 globules.
Eau, 90 grammes.

(Ce dernier est préférable.)
Une cuillerée à café toutes les heures.

Si la production spontanée de fausses membranes dans les voies aériennes amenait une espèce de croup instantané, on appliquerait le traitement convenable à cette maladie. (*Voyez* croup, *à la troisième classe des maladies.*)

Si, chez les enfants, ou les personnes d'un tempérament lymphatique, il survenait un engorgement du cou, avec gonflement des glandes sous-maxillaires (glandes situées sous la mâchoire inférieure), mauvaise odeur de l'haleine, bouffissure de la face, on administrera :

Mercurius vivus, 12me dilution, 6 globules.
Eau, 90 grammes.

Une cuillerée à bouche, de quatre en quatre heures.

Ou bien : **Cinabaris**, 12me dilution, 6 globules.
Eau, 90 grammes.

Une cuillerée à bouche, de quatre en quatre heures.

(Ce dernier médicament remplit mieux que l'autre le but qu'on se propose ; j'en juge ainsi par les résultats comparatifs, que j'ai obtenus de tous deux, pour ce cas particulier.)

S'il survient des apthes (petites ulcérations grisâtres) dans la bouche et la gorge, une soif insatiable, une bouche sèche, on donnera :

Borax,
Ou bien **Nitri acidum**, { 12ᵐᵉ dilution, 6 globules.
Eau, 90 grammes.

Une cuillerée à bouche, matin et soir.

Si l'angine devenait gangreneuse. (Voyez, pour le traitement, l'article *gangrène de la bouche*, classe septième des maladies.)

Pour l'hydropisie qui se déclare souvent pendant la convalescence, on donnera, s'il y a hydropisie *ascite* (épanchement de sérosités dans le ventre) :

Arsenicum album, 12ᵐᵉ dilution, 6 globules.
Eau, 90 grammes.

China, 12ᵐᵉ dilution, 6 globules.
Eau, 90 grammes.

Alterner ces deux médicaments (un jour l'un, un jour l'autre), à la dose d'une cuillerée à bouche, matin et soir.

S'il restait, après ce traitement, un peu d'enflure aux jambes, on donnerait :

Sulfur, 30ᵐᵉ dilution, 4 globules.
Eau, 60 grammes.

Une cuillerée à bouche toutes les quatre heures.

Si l'hydropisie occupait le tissu cellulaire (épanchement de sérosité entre cuir et chair), ce qui constitue alors l'*anasarque*, on donnerait :

Prunus spinosa, 12ᵐᵉ dilution, 6 globules.
Eau, 90 grammes.

Une cuillerée, matin et soir.

Si ce médicament ne produisait pas l'effet qu'on en attend,

ce qui est rare, on donnerait : *Arsenicum album* et *Sulfur*, alternés, de la même manière que quelques lignes plus avant, nous prescrivons *China* et *Arsenicum* pour l'ascite.

Si la sécrétion des urines était nulle, ou du moins en petite quantité, on prescrirait d'abord :

Digitalis purpurea, 12me dilution, 6 globules.
Eau, 90 grammes.

Une cuillerée à bouche toutes les quatre heures, jusqu'à effet produit.

Si, au bout de vingt-quatre heures, ce médicament restait sans résultat (ce qui n'arrive pas une fois sur cinq), on donnerait : *Veratrum album*, aux mêmes doses et de la même manière que *Digitalis*.

Il est bon de prévenir que l'administration du *Veratrum* amène souvent chez les malades une sorte d'obscurcissement de la vue, qui n'est que passager ; dès que ce symptôme qui n'a rien d'alarmant se produira, on diminuera la quantité du médicament, c'est-à-dire qu'on donnera par cuillerée à café, jusqu'à effet.

S'il reste après la convalescence un grand épuisement, avec déperdition des forces, on donnera :

China, 50me dilution, 6 globules.
Eau, 90 grammes.

Une cuillerée à bouche, matin et soir, jusqu'à ce que les forces se fassent un peu sentir ; alors on cessera le médicament et on le laissera agir.

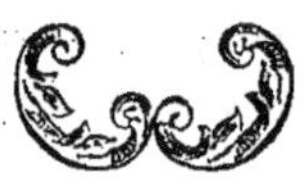

6° SUETTE MILIAIRE.

C'est une fièvre éruptive, qui sévit, la plupart du temps, épidémiquement.

Ses symptômes caractéristiques sont : des sueurs excessives, compliquées d'une éruption de petites taches rouges, ayant à leur centre une petite vésicule presque imperceptible, qui est ou rouge, ou blanche. (Miliaire rouge, miliaire blanche.)

Il se joint à ces symptômes, la sensation d'une constriction d'un poids énorme, qui presse sur la poitrine.

DÉBUT DE LA MALADIE.

Vertiges; malaise; lassitude; insomnie insurmontable; mélancolie; anxiété qu'on ne peut définir, avec grande agitation, comme si on était menacé d'un danger inconnu; perte d'appétit, langue blanche, bouche sèche, avec constipation et gargouillement dans le ventre; urine rare, brûlante et d'un jaune ardent.

Peau sèche, brûlante; pouls ample et fréquent, avec fièvre; battements de cœur, et quelquefois tendance aux syncopes (évanouissements.)

CRISE OU INVASION.

La durée de ces symptômes est de trois ou quatre jours. Cinq ou sept jours après le début, il survient forte chaleur mêlée de froid, surtout aux jambes, aux pieds ou aux mains; puis, peu après, chaleur générale des plus intense, avec grande agitation; mal de tête, avec bruit dans les oreilles, et étourdissements, surtout en levant la tête; pouls large, accéléré, et palpitations

presque continuelles; peau souple, humide, puis, au bout
de quelques heures, apparition de sueurs abondantes
non interrompues, d'une odeur infecte. (Odeur presque
semblable à celle qui persiste après l'incendie de maisons
couvertes en chaume, et qui est produite par la paille à
demi-consumée, qui a été abondamment arrosée d'eau;
telle est du moins l'odeur des sueurs des malades que j'ai
eu occasion de soigner dans le Jura.) A ces sueurs, se joignent d'insupportables demangeaisons, avec raideur des
articulations.

PÉRIODE D'ÉRUPTION.

C'est alors que l'éruption commence à se faire voir;
elle varie dans quelques cas; tantôt elle a la forme
d'un petit grain de millet, tantôt celle d'une vésicule
qui se remplit d'un peu de pus blanchâtre.

Cette éruption commence à la poitrine, au dos, puis
aux membres supérieurs.

Les urines laissent déposer un sédiment très-épais et
couleur de brique; elles ont une odeur analogue à celle
qui se produit lorsque l'on a mangé des asperges. L'apparition des vésicules s'accompagne du redoublement
de tous les symptômes; l'oppression devient souvent
tellement grande, qu'il y a danger de suffocation; souvent il peut survenir du délire, du coma (assoupissement continuel), et des convulsions.

PÉRIODE DE DESQUAMATION.

Enfin, vers le troisième ou quatrième jour de l'éruption, les vésicules se dessèchent; la rougeur de la peau
pâlit, et la desquamation s'opère sous la forme de petites écailles.

A partir de ce moment, tous les symptômes perdent de leur intensité, et s'apaisent graduellement.

Si le pouls est faible, quoique très-accéléré; si les sueurs s'arrêtent tout-à-coup, que la peau devienne rude et sèche; si l'éruption pâlit et disparaît presque; qu'avec du délire, la langue devienne sèche et brune, la mort est presque certaine. Cependant, si le traitement homœopathique ci-après est bien exécuté, il n'y a rien à redouter de semblable.

La durée moyenne de la maladie est de huit à quinze jours.

TRAITEMENT.

Deux homœopathes distingués de Paris, MM. les docteurs Teste et Perrussel (ce dernier a été honoré d'une médaille d'or, en 1855, pour les services qu'il a rendus lors de l'épidémie de suette et de choléra qui régnait en Champagne), ont donné chacun un traitement spécial de la suette miliaire.

Or, le traitement que je mentionne ici, et qui m'a toujours réussi, tient de l'un et de l'autre.

Les deux médicaments de fond, qui embrassent presque tous les symptômes de la suette, sont :

Arsenicum album, 10me ou 30me dilution.
Sambucus nigra, 6me ou 10me dilution.
Ceux intercalaires sont :
Aconitum et **Belladonna**, à la 12me dilution.

Nous allons donner les indications nécessaires à leur emploi.

TRAITEMENT DU DÉBUT DE LA MALADIE.

Aconitum, 12me dilution,   6 globules.
Eau,   90 grammes.
Une cuillerée de quatre en quatre heures, jusqu'à prise entière de la potion.

Arsenicum album, 10ᵐᵉ dilution, s'il y
    a diarrhée,
      50ᵐᵉ dilution, s'il y a agitation, } 6 globules.
    cris, anxiété, tressaillements des
    membres.

Selon le choix fait, on mettra 6 globules de l'une ou de l'autre dilution dans : **Eau**,   90 grammes·

Une cuillerée de trois en trois, ou de quatre en quatre heures.

S'il survenait du délire dans le cours du traitement, avec rougeur ou pâleur de la face ; yeux fixes et étincelants ; que le malade voulût s'enfuir de son lit ; ou bien, qu'il y eût visions de choses imaginaires ; on suspendra les autres remèdes, et on donnera :

Belladonna, 12ᵐᵉ dilution, 6 globules.
Eau,   90 grammes.

Une cuillerée à café, de deux en deux heures.

Le délire passé, on reprendra le traitement interrompu.

Après avoir donné *Arsenicum*, pendant vingt-quatre ou quarante-huit heures, si les symptômes s'amendent (diminuent), on le continuera en reculant l'intervalle des doses. Si les sueurs persistent avec l'oppression, on suspendra l'usage d'*Arsenicum*, et on donnera :

Sambucus, 10ᵐᵉ dilution, 6 globules.
Eau,   90 grammes.

Une cuillerée de trois en trois heures.

On donnera alternativement *Arsenicum* pendant vingt-quatre ou quarante-huit heures, et *Sambucus* (si les sueurs persistent) pendant le même espace de temps.

La suette ne résiste presque jamais à ce traitement.

Observation.

« Le 17 mars 1856, je fus appelé pour l'enfant du sieur
« Petitot, employé aux ateliers de MM. Guyon frères, à
« Dole. Cet enfant, âgé de douze ans environ, présentait les
« symptômes suivants : décubitus dorsal, avec prostration

« générale des forces ; face décomposée ; la peau du visage
« offre une teinte plombée ; les yeux renfoncés dans la voûte
« orbitaire, sont éteints et mats ; il semble qu'une couche de
« fumée en obscurcisse la cornée transparente ; le pouls est
« à peine sensible, ses battements ne sont que des oscilla-
« tions ; la peau est baignée d'une sueur froide, exhalant une
« odeur sans nom. (L'enfant a été ou a dû être administré,
« d'après ce qu'un des parents m'a dit.) Le malade laisse
« échapper de sourds gémissements, et semble insensible aux
« objets extérieurs ; les lèvres sont noirâtres ; la langue est
« sèche, fendillée ; il y a de la diarrhée, mais elle est peu
« abondante. La face porte dans son ensemble un cachet de
« stupeur et d'hébétude ; enfin le cou, la poitrine et les bras
« sont couverts de petites vésicules perlées, semblables à la
« miliaire blanche.

« Les sueurs sont excessives, et l'oppression des plus vives ;
« on regarde l'enfant comme perdu.

« Sans trop d'espoir (je dois l'avouer), je prescrivis : *Ar-*
« *senicum*, 50me dilution (à cause de la prédominance des
« symptômes ataxiques ou nerveux), une cuillerée de trois
« en trois heures. Au bout de huit à dix heures, survint du
« délire, qu'une seule cuillerée à café de *Belladonna* fit ces-
« ser, et l'on continua *Arsenicum*.

« Enfin, *Sambucus* fut administré au malade, pour dissiper
« les sueurs et le peu d'oppression qui étaient restés, et lors-
« que la desquamation arriva, le malade était en pleine con-
« valescence. »

S'il restait de la faiblesse après la guérison, on donnerait :

China, 50me dilution, 6 globules.

Eau,   90 grammes.

Une cuillerée, matin et soir, pendant trois jours.

FIÈVRES INTERMITTENTES.

On donne ce nom à une affection fébrile dont les accès cessent et se reproduisent à des heures déterminées, et à des intervalles à-peu-près égaux entre eux.

Chaque accès est divisé en trois périodes, ou stades, et designées ainsi : *période du froid, de la chaleur* et *de la sueur.*

Dans les accès réguliers, ces trois stades se succèdent toujours avec ordre, et l'espace de temps qui sépare le retour de ces accès se nomme *apyrexie* (privé de fièvre), ou *intermission,* parce qu'alors, le malade se trouve, pour ainsi dire, à l'état normal.

Les jours qui séparent les accès entre eux se nomment intercalaires, et l'on appelle *type,* l'ordre suivant lequel les accès reviennent. On distingue le type *quotidien,* le type *tierce* et le type *quarte.*

Le type *quotidien* est celui dans lequel les accès reviennent *tous les jours, ont la même durée, la même violence, et présentent les mêmes symptômes.*

Le type *tierce* est celui dans lequel les accès se renouvellent *tous les deux jours, laissant un jour pendant lequel le malade est sans fièvre.*

Le type *quarte* est celui dans lequel les accès ont lieu *tous les trois jours, laissant ainsi au malade deux jours, pendant lesquels il est sans fièvre.*

Ces trois types ont été subdivisés en *trois variétés,*

qu'on doit connaître, et qui sont : 1° *double quotidienne,* 2° *double tierce, 5° double quarte.*

Dans la fièvre *double quotidienne,* il y a *deux accès par jour.*

Dans la *double tierce,* il y a *un accès tous les jours,* mais avec ces différences : 1° *les accès des jours pairs* (2e, 4e, 6e, 8e jours, etc.), ne *ressemblent point à ceux des jours impairs* (1er, 3e, 5e, 7e jours, etc.)

2° Tous les accès *des jours pairs* ont *la même ressemblance, la même durée, la même intensité, et débutent à la même heure.*

5° Tous les accès *des jours impairs* (qui ne ressemblent pas exactement à ceux des jours pairs), ont aussi *la même durée, la même intensité.*

Dans la fièvre *double quarte,* il y a un accès *deux jours de suite;* puis, le jour après *est sans fièvre,* mais les accès se lient comme suit :

1° L'accès du *quatrième jour* est semblable à celui du *premier.*

2° Celui du *cinquième jour* à *celui du second;* le si-xième *jour* enfin, qui est *sans fièvre,* correspond au *troi-sième jour,* qui est *sans fièvre* aussi.

On a divisé les fièvres intermittentes en *simples* ou *bénignes,* en *pernicieuses,* en *anomales* ou *irrégulières,* et en *symptômatiques.*

Il y a aussi les *rémittentes* et *pseudo-continues;* les premières, qui ne sont qu'une variété des intermittentes, ne se rencontrent que dans les pays chauds, et récla-ment le même traitement que les fièvres intermittentes. Quant aux *pseudo-continues,* elles sont tellement rares, que nous nous abstiendrons également d'en parler, vu qu'il est peu de médecins qui aient eu occasion de les observer une seule fois dans leur pratique.

FIÈVRE INTERMITTENTE SIMPLE.

Une fièvre intermittente est *simple*, lorsqu'elle ne présente aucune complication ou accidents graves, et qu'elle se borne aux accès fébriles purs et simples.

Elle peut débuter brusquement, ou s'annoncer par un mal de tête, des baillements avec pandiculations (besoin d'étendre fortement ses membres), de la pâleur du visage, avec envie de dormir, etc.

PREMIÈRE PÉRIODE, OU STADE DU FROID.

Dans cette période, le froid peut être des plus intenses, ou se borner à un peu de frisson et d'horripilation (vulgairement chair de poule.)

Dans le premier cas, il y a claquement des dents, avec plaintes ; tremblement convulsif des membres ; face terne ; yeux renfoncés et voix tremblottante ; le malade se ramasse et se pelotonne dans son lit, comme pour concentrer ou retenir la chaleur qui semble le quitter ; il y a douleurs dans les membres ; mal de tête ; urines pâles ; oppression ; pouls fréquent et déprimé ; souvent quelques parties du corps bleuissent ; la soif est nulle ou très-vive, et il survient, par fois, des vomissements bilieux.

La durée de cette période varie ; elle peut être de dix minutes, comme elle peut durer de trois à cinq heures ; mais généralement sa durée moyenne est d'une heure environ.

Cette première période peut ne pas se présenter.

DEUXIÈME PÉRIODE, OU STADE DE CHALEUR.

Pendant cette période, le froid diminue peu-à-peu,

et est remplacé par une chaleur plus ou moins violente;
le mal de tête augmente alors quelquefois; la soif est
souvent moins vive que dans le premier stade; l'oppression diminue; l'urine devient rouge , brûlante; la
face se colore; le pouls est ample , la peau sèche ou
un peu moite.

La durée de cette période qui quelquefois peut manquer , varie d'une heure à dix heures; mais le plus ordinairement sa durée est de deux à quatre heures.

TROISIÈME PÉRIODE , OU STADE DE SUEUR.

La quantité de sueur exhalée par le malade pendant
cette période , varie beaucoup; il peut ressentir simplement un peu de moiteur , ou être baigné de sueur.
Dans cette période , tous les symptômes éprouvés par
le malade dans les deux premiers stades , disparaissent
peu-à-peu , et le pouls reprend son état normal.

La durée de cette période est à-peu-près la même que
celle des autres qui précèdent.

A la fin de l'accès , succède l'état d'apyrexie (sans
fièvre); quelques malades se trouvent alors dans un
état de santé assez parfait; mais d'autres ont peu d'appétit , sont faibles , pâles et digèrent mal.

La longueur de l'apyrexie ou de l'intermission est
sujette à varier; quelquefois le retour de l'accès arrive
à heure fixe; d'autres fois, il retarde ou avance de quelques heures.

Quand les accès se rapprochent tellement que le second arrive avant que le premier ait cessé tout-à-fait,
on nomme la fièvre *subintrante* (cela signifie entrer en
même temps.)

La prolongation de la fièvre intermittente amène une
teinte jaune de la peau , qui est caractéristique; elle

cause aussi l'engorgement de la rate, et peut amener l'hydropisie.

Les rechutes sont assez fréquentes, et la maladie, traitée sans discernement, a une durée assez longue. Ordinairement les fièvres qui débutent au printemps, sont plus faciles à guérir que celles d'automne.

TRAITEMENT.

Une foule de médicaments ont été préconisés contre les fièvres intermittentes ; mais outre que leur emploi pourrait embarrasser le lecteur inexpérimenté, et que, pour d'autres, l'étude des symptômes pathogénétiques de huit ou dix médicaments deviendrait ennuyeuse et ne servirait qu'à augmenter leur indécision, nous sommes heureux de pouvoir leur annoncer que l'emploi de trois ou quatre médicaments peut suffire à tous les types de la fièvre intermittente simple; ce sont :

1° **Arsenicum album** et **China**, alternés, un jour l'un, un jour l'autre.

Dans près de trois cents cas de fièvres paludéennes (ou des marais), traitées par moi, ces deux seuls médicaments, quoique antidotes l'un de l'autre, ont toujours suffi (sauf trois cas), pour amener rapidement la guérison, quel que soit le type et la non régularité des stades.

Voici ma prescription :

Arsenicum album, 15me ou 30me dilution, selon l'état aigu ou chronique,   7 globules.

Eau,   90 grammes.

China, 15me ou 30me dilution, selon l'état aigu ou chronique,   7 globules.

Eau,   90 grammes.

Alterner ces deux médicaments (un jour l'un, un jour l'autre), à la dose d'une cuillerée à bouche, matin et soir.

Si dans la fièvre intermittente le malade se plaignait de vives douleurs dans les jambes qui le forcent à crier, ou qui du moins seraient insupportables, on donnerait de prime-abord :

Arnica montana, 15me dilution, 7 globules.
Eau, 90 grammes.

Une cuillerée de quatre en quatre heures. (Son antidote est *Cocculus*.)

Dans ce cas, ce seul médicament suffit pour enlever les douleurs et la fièvre en même temps.

Il est encore un autre médicament précieux, conseillé par M. le docteur Teste, contre la fièvre intermittente ; je l'ai expérimenté deux fois, et n'ai eu également qu'à m'en louer. Ce médicament est *Plumbum metallicum*.

Voici son mode d'emploi :

Plumbum metallicum, 24me dilution, 4 globules.
Eau, 125 grammes.

Une cuillerée matin et soir. (Une cuillerée à café pour les enfants de deux à six ans.)

Il réussit surtout, quand il y a de la constipation, que le type de la fièvre est quotidien ou tierce, et que l'accès a lieu le matin. (Son antidote est la *Belladonne*, ou mieux encore, l'*Ethusa cynapium*.)

Un médicament qui se recommande encore dans les fièvres qui nous occupent, c'est le *Cédron* ; il convient surtout contre les fièvres quotidiennes dont l'accès commence l'après midi.

Voici la manière de l'employer :

Cédron, 6me dilution, 7 globules.
Eau, 120 grammes.

Une cuillerée matin et soir. (Son antidote est le *Lachesis*.)

Si, à la suite d'une frayeur ou d'une forte émotion, il se manifestait une fièvre quotidienne dont l'accès débute au milieu du jour, et n'est pas précédé de frissons, on donnerait :

Opium, 6me dilution, 4 globules.
Eau, 120 grammes.

Une cuillerée matin et soir. (Son antidote est *Plumbum*.)

Récapitulation.

Ainsi donc, on débutera dans le traitement de la fièvre intermittente simple, par *Arsenicum album* et *China*, alternés, comme il est expliqué plus haut ; s'ils ne suffisaient pas pour amener la guérison, ce qui est rare, on laissera écouler un jour ou deux, et l'on fera prendre *Plumbum metallicum*, comme il a été prescrit.

Dans le cas ou *Plumbum* ne guérirait pas complètement, on donnera l'antidote de ce médicament, et le lendemain on administra le *Cédron*, selon la formule plus haut.

Si, dans la fièvre, de violentes douleurs dans les jambes se faisaient sentir, il faudrait donner *Arnica montana*, comme il a été déjà dit précédemment.

Enfin, si la peur, ou toute autre émotion morale, amenait une fièvre sans frissons, débutant dans le milieu du jour, on ferait prendre *Opium*, comme il a été prescrit.

Voilà à quoi se borne le traitement de la fièvre intermittente simple ; il a cela de bon, qu'il n'amène pas chez le malade les nuisibles effets qu'entraine souvent le sulfate de quinine donné à hautes doses, et qui, le plus souvent, ne fait qu'aggraver la maladie et la rendre interminable, parce qu'il n'est pas homœopathiquement opposé à ces symptômes.

Aussi, est-il impossible à tout médecin allopathe de fournir une raison plausible, au sujet de la non infaillibilité du sulfate de quinine, et de dire pourquoi il ne guérit pas tous les cas de fièvre intermittente ; ces messieurs savent fort bien qu'ils échouent souvent contre elle, même avec le meilleur sulfate de quinine possible. Ils n'objecteront pas qu'elle est souvent symptômatique, car je leur parle de la fièvre intermittente pure et simple, et l'on sait qu'elle ne présente aucune lésion anatomique, pouvant être regardée comme la cause ou le point de départ des accidents observés pendant la vie.

L'hypertrophie de la rate n'est qu'une altération concomittente ; loin d'être la cause productive de la fièvre, elle n'en est que la conséquence.

Or , la seule cause pour laquelle le sulfate de quinine, bien préparé et à l'état pur , ne guérit pas toutes les fièvres intermittentes et ne fait, la plupart du temps, qu'en suspendre la marche , les aggraver , ou les transformer en fièvres *quiniques*, c'est que les symptômes purs que le sulfate de quinine développe chez l'homme sain , ne sont pas homœopathiques (ou semblables) à ceux de la maladie.

Je défie qu'on m'en donne une autre raison , et m'offre de prouver sur le malade même , que les symptômes d'une fièvre intermittente disparaîtront d'autant mieux et plus vite, que le médicament administré offrira, autant que possible , les mêmes groupes de symptômes, ou qu'il y aura concordance entre les symptômes médicamenteux et ceux pathologiques.

Il est réellement pénible de voir qu'un allopathe ne saurait vous dire pourquoi le mercure guérit la syphilis ; pourquoi la vaccine préserve de la variole ; pourquoi la Belladonne préserve de la scarlatine ou la guérit, etc.; et qu'à tous ces pourquoi , il ne peut répondre sans tomber dans la doctrine hahnemanienne qu'il nie, et venir se heurter contre le terrible *similia similibus curantur;* car le mercure produit chez l'homme sain tous les symptômes secondaires de la syphilis, car la vaccine reproduit l'éruption de la variole, et la Belladonne offre les symptômes cutanés de la scarlatine, etc.

FIÈVRE INTERMITTENTE PERNICIEUSE.

On a donné le nom de pernicieuses aux fièvres intermittentes dont les symptômes revêtent une forme excessivement grave, et dont la marche est tellement rapide , que la mort peut arriver dans le cours de l'accès.

Il y a plusieurs espèces de ces fièvres : les unes sont caractérisées par un groupe de symptômes graves d'égale intensité ; mais la plupart du temps, on observe un symptôme prédominant (qui domine sur les autres), sur lequel il faut porter toute son attention, car il constitue à lui seul le danger de la maladie.

La fièvre peut être pernicieuse par suite de l'intensité du stade de froid (*fièvre algide*), ou du stade de sueur (*fièvre diaphorétique.*)

Dans la fièvre *algide*, le froid est intense ; la face cadavéreuse, l'haleine froide , le pouls petit , fréquent, rare ou irrégulier ; le malade se plaint , s'agite , et la soif est excessive.

La mort peut arriver dès le premier accès, ou sinon elle arrive indubitablement au second.

Dans la fièvre *diaphorétique*, l'accès des premiers stades n'offre que la bénignité de ceux d'une fièvre intermittente simple ; mais bientôt la sueur devient tellement excessive, que quand la mort n'arrive pas dès le premier accès , elle est inévitable au second.

Une autre variété de fièvres pernicieuses comprend celles dans lesquelles il se présente quelque trouble de l'inervation , tels que : le *coma*, le *délire*, les *convulsions*, l'*épilepsie*, la *catalepsie*, etc.

La fièvre *comateuse* (ou léthargique) est caractérisée par une somnolence ou un sommeil profond, qui survient dès le premier ou dès le second stade; elle est presque toujours mortelle dès le troisième ou le quatrième accès.

La fièvre *délirante* est caractérisée par un délire plus ou moins violent, qui arrive ordinairement pendant le deuxième stade, pour ,diminuer peu-à-peu , pendant la période de sueur.

La mort peut arriver pendant le délire , où le malade tombe dans le coma , et succombe dans un état d'insensibilité dont rien ne peut le tirer.

La fièvre *convulsive* est celle qui s'accompagne de convulsions diverses , ou de raideur partielle ou générale de quelques parties du corps , ou de mouvements convulsifs , comme dans l'épilepsie ; elle est commune chez les jeunes enfants , et n'offre de danger qu'autant que l'état général du malade serait grave.

On reconnait encore des fièvres pernicieuses , dites : *cardialgique , syncopale , gastralgique , dyssentérique* et *cholérique.*

La fièvre pernicieuse *cardialgique* est caractérisée par une douleur déchirante et atroce , ayant son siége dans la région épigastrique et cardiaque (le creux de l'estomac et le cœur), avec anxiété , défaillance et décomposition de la face. Ces symptômes , qui débutent souvent dès le premier stade , peuvent amener la mort au premier accès.

Le fièvre *syncopale* est caractérisée par des syncopes (évanouissements avec suspension subite des mouvements du cœur, de la respiration et du mouvement), qui ont lieu tout-à-coup , ou sont produites par la cause la plus minime; la mort est presque certaine dès le deuxième accès.

La fièvre *gastralgique* offre pour caractères une douleur vive et déchirante à l'épigastre (creux de l'estomac), avec envies de vomir ; grande soif et anxiété.

Cette fièvre, quoique très-douloureuse, a rarement une terminaison funeste.

La fièvre *dyssentérique* et la fièvre *cholérique* offrent toutes deux des douleurs vives dans l'abdomen (ventre); des selles abondantes et répétées, semblables à celles qu'on observe dans le choléra sporadique (isolé ou non épidémique), ou dans les dyssenteries graves; enfin l'une et l'autre de ces fièvres présentent en outre quelques-uns des symptômes du choléra et de la dyssenterie.

La forme dyssentérique est moins grave que la cholérique.

TRAITEMENT.

Le traitement varie selon la forme de la fièvre, et, par conséquent, selon la diversité des symptômes; seulement une remarque essentielle à faire, *c'est qu'il faut, autant que possible, combattre d'abord le symptôme prédominant qui constitue souvent à lui seul tout le danger;* puis ensuite, traiter l'accès comme une fièvre simple, au moyen des anti-périodiques.

Dans la fièvre algide, dont le symptôme prédominant est un froid des plus intense, on donnera l'*esprit de Camphre de Hahnemann,* ou *Veratrum Album,* ou *Arsenicum.*

Voici comment on débutera :

Esprit de Camphre de Hahnemann, 12 gouttes.
Eau fraîche, 90 grammes.
Mêlez bien.

Une cuillerée de cinq en cinq, ou de dix en dix minutes, jusqu'à disparition du froid.

Si, au bout de trente minutes, la chaleur ne commence pas à s'établir, on cessera l'esprit de Camphre, et au bout de dix minutes, si le malade ne se plaint pas de brûlement dans la poitrine, on donnera :

Veratrum album, 15me dilution, 7 globules.
Eau, 90 grammes.
Une cuillerée à café de six en six minutes.

Son antidote est *Staphis agria.*

Si le malade se plaignait d'une sensation de brûlement dans la poitrine, au lieu de donner *Veratrum*, on lui administrerait la préparation suivante :

Arsenicum album, 15me dilution, 7 globules.
Eau, 90 grammes.

Une cuillerée à café de quart-d'heure en quart-d'heure.

Dès que le symptôme pernicieux dominant, qui est le *froid*, aurait disparu, on traitera le reste de l'accès, s'il se représente, comme celui d'une fièvre intermittente simple. (Je dis ceci une fois pour toutes); mais il faut, avant tout, que les symptômes menaçants soient détruits.

On pourra administrer dans la fièvre *diaphorétique*, dont le symptôme prédominant est une sueur excessive, deux médicaments qu'on alternera entre eux, et qui sont : *Arsenicum album* et *Sambucus nigra*.

Prescription.

Arsenicum album, 15me dilution, 7 globules.
Eau, 90 grammes.

Sambucus nigra, 50me dilution, 7 globules.
Eau, 90 grammes.

Alterner ces deux médicaments à la dose d'une cuillerée à café, tous les quarts-d'heure.

Le *Camphre* est l'antidote de *Sambucus*.

L'accès détruit, on prescrira ensuite le *China*, de la manière qui suit :

China, 15me dilution, 7 globules.
Eau, 90 grammes.

Une cuillerée, matin et soir, pendant trois jours.

Dans la fièvre comateuse, on prescrira *Belladonna* et *Opium*, alternés, ainsi qu'il suit :

Belladonna, 12me dilution, 7 globules.
Eau, 90 grammes.

Opium, 12me dilution, 7 globules.
Eau, 90 grammes.

Alterner ces deux médicaments à la dose d'une cuillerée à café, de quart-d'heure en quart-d'heure.

On pourra, en cas d'insuccès de ces deux médicaments, administrer le *Lachesis* comme suit :

Lachesis, 15ᵐᵉ dilution, 7 globules.
Eau, 90 grammes.

Une cuillerée à bouche d'heure en heure.

Le *Cédron* est l'antidote de *Lachesis*.

Contre la fièvre pernicieuse *délirante*, on donnera la *Bryone* et la *Belladonne*, alternées, ainsi qu'il suit :

Bryonia, 12ᵐᵉ dilution, 7 globules.
Eau, 90 grammes.
Belladonna, 12ᵐᵉ dilution, 7 globules.
Eau, 90 grammes.

Une cuillerée à café d'heure en heure, en les alternant.

Si le délire consistait en chants, avec improvisations, récits de vers, etc., au lieu de donner d'abord *Bryone* et *Belladonne*, on donnerait auparavant le médicament suivant :

Agaricus muscarius, 12ᵐᵉ dilution, 7 globules.
Eau, 90 grammes.

Une cuillerée d'heure en heure.

Si le délire changeait de nature, ou qu'*Agaricus* ne produisit pas l'effet désiré (ce qui est rare), on donnerait alors la *Bryone* et la *Belladonne*, comme plus haut, après avoir donné auparavant une goutte d'esprit de Camphre sur un morceau de sucre au malade, afin de détruire l'effet d'*Agaricus*, dont le Camphre est l'antidote.

Pour le traitement des fièvres pernicieuses dites : *Convulsive, cardialgique, syncopale, dyssentérique, cholérique, gastralgique*, voyez le premier traitement à leur opposer, en consultant à la table des matières les articles : *convulsions, cardialgie, syncope, dyssenterie, choléra, gastralgie*, et choisissez parmi les formules qui y correspondent celles qui s'adapteront le mieux à l'état du malade.

Une fois les symptômes pernicieux détruits, traitez le reste de la fièvre comme si c'était une fièvre intermittente simple, au moyen des anti-fébrifuges décrits à l'article des fièvres intermittentes bénignes.

DES FIÈVRES INTERMITTENTES
ANOMALES.

Ces fièvres sont celles dont les accès ne sont pas complets, et où l'un ou l'autre des stades de froid, chaleur ou sueur fait défaut ; il arrive aussi que ces stades sont renversés, c'est-à-dire *que la chaleur vient avant le froid, ou la sueur avant la chaleur,* etc.; quelquefois même, une seule partie du corps est atteinte de ces phénomènes fébriles, et ils peuvent apparaître simultanément sur le même individu, de façon que le stade de froid, de chaleur et de sueur existent tout à la fois chez le malade.

Le traitement ne différant pas de celui des fièvres intermittentes simples, nous y renvoyons le lecteur.

Quant aux fièvres intermittentes symptômatiques, elles coïncident avec quelque altération locale, aiguë ou chronique, qui leur donne naissance, telles que : une lésion traumatique de la rate; la cautérisation ou l'introduction d'une sonde, pour combattre les rétrécissements de l'urêtre; la phthisie au second ou au troisième degré, etc., etc.

Ces fièvres sont presque toujours quotidiennes, ou doubles quotidiennes; dans la quotidienne, les accès surviennent presque toujours le soir, et presque jamais le matin ou dans la journée, ainsi que cela a lieu pour les fièvres essentielles.

Il est indubitable que pour la guérison de ces fièvres il faut combattre la cause qui les produit, et qu'ici les anti-périodiques proprement dits ne sont d'aucune utilité; on recherchera donc la cause qu'il sera facile de trouver dans la plupart des cas, et on y adaptera les remèdes convenables.

DEUXIÈME CLASSE

DE MALADIES.

Elle comprend :

§ Ier. Les maladies causées par excès, ou plutôt par afflux du sang vers une partie aux dépens d'une autre.

§ IIme. Celles causées au contraire par défaut ou par appauvrissement du sang.

---

§ IER.

MALADIES CAUSÉES PAR EXCÈS OU AFFLUX DU SANG.

Nous n'en décrirons que trois, savoir : la *congestion cérébrale* et *pulmonaire*, et les *varices*.

DE LA CONGESTION.

La congestion (ou amas de sang) peut être active ou passive. La congestion active est celle qui est causée par trop de vitalité, c'est-à-dire, pour parler plus vulgairement, par le trop d'effervescence ou de bouillonnement du sang, quelle que soit la cause qui le produise.

La congestion passive est celle, au contraire, qui

est causée par le relâchement, l'atonie ou l'inertie des vaisseaux ; ce qui fait que le sang reste presque stagnant dans une partie quelconque ; elle peut provenir aussi de ce que la circulation veineuse se trouve entravée par un obstacle purement mécanique.

CONGESTION CÉRÉBRALE

(OU COUP DE SANG.)

Elle peut débuter brusquement ou graduellement ; alors la figure est rouge ; il y a vertiges, éblouissements, tintements dans les oreilles ; trouble de la vue ; tête embarrassée et pesante ; idées confuses ou embrouillées ; pesanteur et fourmillement dans les membres ; langue lourde et parole embarrassée ; battement excessif des artères du cou et des tempes (artères carotides externes et temporales.) Si la congestion est portée à un plus haut degré, il y a tout-à-coup perte du mouvement et du sentiment ; souvent il survient une paralysie partielle, qui se borne à un membre ou occupe tout un côté du corps ; quelquefois il s'y joint des convulsions, avec selles involontaires.

Cet état peut durer de trois à dix heures ; quelquefois aussi la mort ou la démence peuvent s'en suivre.

TRAITEMENT.

Il dépend des causes qui ont amené ou provoqué la maladie.

Si elle est la suite d'ivrognerie ou d'abus d'alcool, on donnera : *Nux vomica*, *Pulsatilla*, ou *Opium*.

Administrer *Nux vomica*, quand chaque mouvement répond douloureusement dans la tête ; qu'il y a grande agitation ou surrexcitation nerveuse ; pesanteur de la tête, avec sensation comme si tous les objets tournaient ; obscurcissement des yeux ; bourdonnements dans les oreilles ; serrement convulsif des mâchoires, perte de connaissance, avec somnolence comateuse, et paralysie des organes de la déglutition.

Prescription.

Nux vomica, 12me dilution, 6 globules.
Eau,   90 grammes.

Une cuillerée à café d'heure en heure, ou de deux en deux heures.

Administrer *Pulsatilla*, s'il y a vertiges tournoyants comme dans l'ivresse ; chancellement, pesanteur, et chaleur à la tête, avec pâleur du visage ; nausées ; bourdonnements d'oreilles ; obscurcissement de la vue ; étourdissements et perte de connaissance, avec perte de mouvement ; figure violacée ; battements de cœur ; pouls presque nul et respiration râlante.

Prescription.

Pulsatilla, 12me dilution, 6 globules.
Eau,   90 grammes.

Une cuillerée d'heure en heure, ou de deux en deux heures.

Administrer *Opium*, quand il y a ébullition de sang, avec grande chaleur, insomnie ou somnolence ; vertiges comme si l'on était ivre ; bourdonnements d'oreilles, puis perte de connaissance ; yeux rouges, presque fermés, avec face bouffie, chaude et rouge ; écume devant la bouche ; pupilles dilatées et insensibles à l'action de la lumière ; convulsions ; respiration lente et stertoreuse (ronflante) ; grande agitation, avec rire sardonique et paroles incohérentes.

Prescription.

Opium, 9me dilution, 6 globules.
Eau,   90 grammes.
Une cuillerée à café, de demi-heure en demi-heure.

Si elle arrive chez les jeunes personnes à l'époque de la puberté (lorsqu'elles se forment, comme cela se dit vulgairement), on choisira les médicaments suivants :

Aconitum, Belladonna, Pulsatilla.

Administrer *Aconitum*, s'il y a pulsations ou battements dans la tête, avec sensation d'ivresse ; perte de connaissance; nausées, pesanteur à la tête, avec sensation d'une pression, comme si le contenu du cerveau tendait à s'échapper par le front, surtout en se penchant ; secousses, avec élancements dans le cerveau ; congestion à la tête, avec chaleur et rougeur du visage, se propageant jusqu'au cerveau ; sensation comme si de l'eau bouillait dans le crâne ; douleur stupéfiante (qui rend comme imbécille) à la tête, et que le mouvement aggrave (ou rend plus vive); délire la nuit, avec agitation, cris, pleurs et crainte de la mort ; chaleur générale, avec face pâle ou rouge, et membres comme brisés ; pouls dur, fréquent et accéléré.

Prescription.

Aconitum, 12me dilution,   8 globules.
Eau,   120 grammes.

Une cuillerée de deux en deux heures.

Administrer *Belladonna*, s'il y a obnubilation (ou tendance à tomber du côté droit ou du côté gauche, comme si une force invisible poussait dans une de ces directions) ; vertiges avec chancellement, angoisse, chute et perte de connaissance ; pésanteur et pression violente au front, comme s'il voulait éclater ; sensation d'expansion, d'aggrandissement du cerveau ; élancements dans la tête, comme si une lame d'acier la traversait ; battements, secousses et sensation d'un lourd balancement dans la tête, comme le ferait un pendule ; yeux rouges et étincelants, avec trouble de la vue ; visage alternativement pâle et rouge, avec chaleur brûlante, délire et divagations, ou quelquefois paralysie de la langue.

Prescription.

Belladonna, 12me dilution,   6 globules.
Eau ,   90 grammes.

Une cuillerée à café , d'heure en heure.

Administrer *Pulsatilla*. (Voyez ci-avant les symptômes qui en indiquent l'emploi et les doses.)

Si la congestion provient chez des personnes à vie sédentaire (qui sortent très-peu), on consultera *Aconitum* ou *Nux vomica*. (Voyez leurs symptômes ci-avant.)

Si elle est produite par une joie subite , on donnera : *Coffea cruda* ou *Opium*.

Administrer *Coffea cruda*, s'il y a pesanteur de la tête, yeux vifs, rouges et très-mobiles, avec vue plus claire et plus distincte ; bourdonnements d'oreilles, saignement du nez, chaleur du visage et rougeur des joues ; agitation, mouvements brusques ou convulsions, avec grincement des dents ; frissons entremêlés de chaleur ; pleurs, cris, avec grande exaltation de l'imagination.

Coffea, 6me dilution,   6 globules.
Eau ,   90 grammes.

Une cuillerée toutes les demi-heures, ou toutes les heures.

Administrer *Opium*. (Voyez ce médicament plus haut, congestion par suite d'abus d'alcool.)

Si c'est à la suite d'une colère , on administrera : *Chamomilla* ou *Bryonia*. Administrer *Chamomilla*, quand il y a tendance à un état soporeux (tendance à un assoupissement profond) ; vertiges avec défaillance ; sensation comme si la tête allait éclater, avec pesanteur, pression, tiraillements, élancements et battements dans cette partie ; yeux enflammés et rouges, avec contraction des pupilles. (Cette contraction est le resserrement ou la diminution en grandeur du petit point, plus ou moins noir , qui se trouve au centre de l'œil) ; chaleur alternant avec frissons ; grande angoisse, avec agitation, exaspération, colère, cris, pleurs, humeur maussade.

Prescription.

Chamomilla, 12me dilution, 6 globules.
Eau, 90 grammes.

Une cuillerée d'heure en heure.

Administrer *Bryonia*, s'il y a embarras, étourdissements avec vertiges à chaque mouvement, comme si l'on tournait sur soi-même; grande pesanteur de téte, pression et fouillements vers le front, avec sensation comme si le cerveau allait s'echapper par le front lorsqu'on se baisse; froid et frissons par le corps, avec insomnie et délire nocturne; constipation tenace; pression dans les yeux, avec sensation comme s'il y était entré du sable; absence d'esprit, c'est-à-dire oubli subit de ce qu'on avait à faire, ou bien de choses faites la veille; tremblement et manque de solidité dans les membres en marchant.

Prescription.

Bryonia, 12me dilution, 6 globules.
Eau, 90 grammes.

Une cuillerée de deux en deux heures.

Si cette colère a été concentrée (que l'on n'ait pu s'en décharger sur quelqu'un ou sur quelque chose), on donnera: *Ignatia amara.*

Prescription.

Ignatia, 12me dilution, 8 globules.
Eau, 120 grammes.

Une cuillerée à café, d'heure en heure.

Si elle arrive à la suite d'une frayeur, on donnera: *Opium.* (Voyez *Opium*, congestion par suite d'abus d'alcool.)

Pour la congestion qui se produit à la suite d'une chute, ou par une forte commotion (contre-coup), le principal médicament est *Arnica.*

Prescription.

Arnica, 9me ou 12me dilution, 6 globules.
Eau, 90 grammes.

Une cuillerée à bouche toutes les trois ou quatre heures.

Pour la congestion par suite de faiblesse, on donnera : *China* ou *Calcarea carbonica*, alternés.

Prescription.

China, 12me dilution, 6 globules.
Eau, 90 grammes.

Calcarea carbonica, 12me dilution, 6 globules.
Eau, 90 grammes.

Alterner ces deux médicaments (une fois l'un, une fois l'autre), à la dose d'une cuillerée à bouche, de trois en trois heures.

Si elle provenait ou était la suite d'un refroidissement (soit dans l'eau, soit par un temps humide ou par la pluie), on donnera *Dulcamara*.

Prescription.

Dulcamara, 12me dilution, 6 globules.
Eau, 90 grammes.

Une cuillerée à bouche, de deux en deux heures.

Si la congestion était causée par une constipation opiniâtre, on donnerait : *Nux vomica* ou *Bryonia*, de la manière dont on les a prescrits ci-avant.

Enfin, si la congestion avait été provoquée en levant des fardeaux trop lourds, on donnera : *Rhus toxicodendron*.

Prescription.

Rhus toxicodendron, 12me dilution, 6 globules.
Eau, 90 grammes.

Une forte cuillerée à café, d'heure en heure.

CONGESTION PULMONAIRE

(OU DES POUMONS.)

Elle est active ou passive.

CONGESTION ACTIVE.

Elle débute par de l'oppression, avec un sentiment de malaise dans la poitrine ; il s'y joint de la chaleur, et pour peu que le malade se meuve, la respiration s'accélère (est plus précipitée.)

Quelquefois il s'y joint une toux sèche ; d'autres fois, la toux provoque l'expulsion (le rejet) de crachats blancs, un peu gluants, dans lesquels on remarque quelques filets de sang.

Cette maladie peut tuer brusquement ; elle peut, en se produisant tout d'un coup, amener une mort aussi prompte que dans les congestions au cerveau, et elle entraîne quelquefois des hémopthisies plus ou moins graves.

TRAITEMENT.

Les médicaments à employer sont : *Aconitum*, *Aurum*, *Phosphorus*, *Belladonna*, *Sulfur*.

1° *Aconitum*, s'il y a respiration courte, pénible et anxieuse, avec oppression de la poitrine et gêne de la respiration ; accès de suffocation, avec battements de cœur et grande anxiété ; toux brève et sèche, avec expectoration sanguinolente ; sensation de pesanteur à la poitrine et vertiges.

Prescription.

Aconitum, 12ᵐᵉ dilution, 6 globules.
Eau, 90 grammes.
Une cuillerée à café, toutes les demi-heures.

Ce médicament convient surtout aux personnes pléthoriques (grasses), d'un tempérament sanguin et bilieux, aux yeux et cheveux noirs, ou aux personnes nerveuses, au teint fortement coloré.

2° *Aurum foliatum.* Gêne excessive de la respiration en marchant au grand air ; besoin de respirer profondément, avec accès d'étouffement ; oppression très-forte ; syncopes (ou perte de connaissance), et couleur bleuâtre de la face ; brûlements et élancements dans la poitrine ; battements de cœur précipités, irréguliers, et grande angoisse ; petite toux sèche.

Prescription.

Aurum foliatum, 9me dilution, 6 globules.
Eau, 90 grammes.

Une cuillerée à bouche, d'heure en heure ; puis, au fur et à mesure que l'affection cédera, donner par cuillerées à café, de deux en deux heures, puis, de quatre en quatre heures.

Ce médicament convient surtout aux personnes bilieuses, aux yeux et cheveux noirs, au caractère irritable et inquiet.

Belladonna ou *China* sont les antidotes de *Aurum foliatum.*

5° *Phosphorus*, s'il y a respiration difficile, grande angoisse dans la poitrine, avec pression, pesanteur et lancination ; gêne excessive de la respiration, avec accès de suffocation ; pâleur du visage, ou pâleur alternant avec rougeur ; battements de cœur de toutes sortes, avec toux sèche et expectoration de crachats visqueux (gluants) teints de sang.

Prescription.

Phosphorus, 10me dilution, 6 globules.
Eau, 90 grammes.

Une cuillerée à bouche, de deux en deux heures.

C'est surtout aux personnes blondes, d'un caractère doux, d'une taille élancée et d'une constitution délicate, que ce médicament convient.

Le vin pur, le café ou l'odeur du camphre, sont les antidotes de *Phosphorus*.

4° *Belladonna*, quand il y a gêne de la respiration, difficulté de respirer, oppression de poitrine et anxiété surtout le soir, étant couché; respiration irrégulière, c'est-à-dire tantôt courte, anxieuse et rapide; tantôt lente et profonde; pression et battements dans la poitrine, avec haleine courte et douleur dans les omoplates (entre les deux épaules); lents battements de cœur qui répondent jusque dans le cerveau, avec grande angoisse; étourdissements, avec face pâle ou rouge, et toux sèche, surtout la nuit.

Prescription.

Belladonna, 12me dilution,   6 globules.
Eau,   90 grammes.

Une cuillerée à café, de deux en deux heures.

Elle convient surtout aux personnes blondes, replètes, d'un tempérament doux et lymphatique.

5° *Sulfur*, s'il y a grande gêne de la respiration, haleine courte, accès de suffocation, surtout pendant le sommeil, ainsi que pendant la marche; étouffements se renouvelant souvent; respiration courte et fréquente; pesanteur et pression sur la poitrine, comme par un poids, avec élancements; sensation de froid ou brûlement dans cet organe; battements de cœur; fréquente faiblesse de la poitrine avec grande fatigue, surtout en parlant; haleine courte et couleur bleuâtre du visage; toux sèche, provoquée par la conversation, et même la respiration, avec expectoration sanguinolente et douleur comme d'écorchure dans la poitrine; face pâle, avec rougeur circonscrite des joues, ou rougeur foncée de tout le visage.

Prescription.

Sulfur, 30me dilution,   4 globules.
Eau,   60 grammes.

Une cuillerée, de quatre en quatre heures.

Ce médicament convient surtout aux personnes d'une constitution lymphatique, ayant eu, ou étant prédisposées aux
dartres et autres éruptions, ou à l'engorgement des glandes
et à la mélancolie, ou encore aux personnes d'une constitution maladive qui contractent facilement des rhumes de cerveau, et qui ont des sueurs abondantes à la moindre fatigue.

Le café ou le camphre sont les antidotes de ce médicament.

CONGESTION PASSIVE.

Elle se déclare dans le cours de beaucoup de maladies aigües et chroniques, et presque toujours chez
les sujets débiles et épuisés par quelque cause que ce
soit ; la force vitale ne réagissant plus à cause de son
état de faiblesse ou de dépression, la circulation ne se
fait qu'imparfaitement, et le sang n'étant plus soustrait
à la loi de la pesanteur, par suite de l'affaiblissement
de cette force vitale, il en résulte qu'il stagne dans les
poumons et en engorge surtout les parties inférieures.

Les congestions se forment très-lentement, et nul
symptôme extérieur ne vient d'ordinaire les révéler ;
l'auscultation seule peut servir à les faire reconnaître
par une diminution plus ou moins considérable dans la
sonorité de la poitrine.

Cet engouement du poumon peut amener la pneumonie; les maladies du cœur et surtout le rétrécissement
de ses cavités, y prédisposent.

TRAITEMENT.

Les médicaments à y opposer sont : *China*, *Calcarea carbonica*, *Lachesis*, *Phosphori acidum* et *Sulfur*.

1° *China*. Grande oppression avec gêne excessive de la
respiration ; angoisse et accès d'étouffement ; respiration très-
pénible, courte et accélérée, qui n'est possible, étant couché,

que si la tête est très-élevée ; pression à la poitrine, avec élancements ; chaleur vive ; pouls fort, dur, et battements de cœur très-violents ; ou bien grande faiblesse, avec tremblement des membres ; marche difficile et mal assurée ; sueurs pendant le mouvement et le sommeil ; petite toux sèche.

Ce médicament convient surtout aux individus maigres, d'une constitution sèche et bilieuse, ou aux personnes d'un tempérament leucophlegmatique (ce sont ces individus au teint jaune ou blanc mat, dont les chairs sont bouffies, et desquels on dit vulgairement qu'ils ont de la mauvaise graisse), prédisposées aux catarrhes, rhumes de cerveau et affections hydropiques.

Prescription.

China, 15me dilution,   6 globules.
Eau,   90 grammes.

Une cuillerée à bouche, de quatre en quatre heures.

Le fer, et surtout l'arsenic, sont les meilleures antidotes de *China*.

2e *Calcarea carbonica*, s'il y a accès d'étouffement avec besoin de respirer profondément ; oppression de poitrine soulagée en portant fortement les épaules en arrière ; respiration sifflante avec haleine courte, surtout en montant ; sensation comme si la poitrine ne se dilatait plus ou était trop étroite ; grande gêne de la respiration, avec élancements, douleur d'excoriation (d'écorchure), et brûlement dans la poitrine ; battements de cœur ; toux courte, sèche ou violente, avec expectoration de crachats purulents ou teints de sang ; face pâle, ou face chaude, rouge et bouffie ; besoin de desserrer ses vêtements ; vertiges ; convient aux personnes du tempérament décrit précédemment à l'article *China*.

Prescription.

Calcarea Carbonica, 30me dilution,   6 globules.
Eau,   90 grammes.

Une cuillerée, matin et soir.

L'acide nitrique (nitri acidum) est un de ses plus sûrs antidotes ; le camphre vaut moins.

3° *Lachesis*. Dyspnée (difficulté de respirer), et oppression de poitrine, avec violents efforts pour respirer ; respiration courte, fréquente, convulsive, comme si l'air manquait ; haleine courte, surtout après le repas, ou en marchant et remuant ; accès de suffocation, ou pression sur la poitrine, comme par quelque chose de lourd ; accès d'asthme ; battements de cœur, avec grande anxiété ; toux sèche et fatigante, ou toux avec crachement de sang ; face pâle et défaite, ou teint jaune, décoloré, avec rougeur circonscrite des joues ; convient surtout aux personnes maigres, épuisées, au teint maladif et d'un tempérament colérique ou mélancolique.

Prescription.

Lachesis, 30ᵐᵉ dilution, 6 globules.
Eau, 90 grammes.
Une cuillerée, matin et soir.

Les antidotes du *Lachesis* sont *Arsenicum* ou *Capsicum* ; mais le meilleur de tous est le *Cédron*, 15ᵐᵉ dilution.

4° *Phosphori acidum*, s'il y a haleine très-courte, avec impossibilité de parler autrement qu'en faisant de longues pauses entre chaque mot ; grande faiblesse de poitrine après la conversation ; pression crampoïde ou incisive (comme des crampes ou comme des piquements) dans la poitrine ; toux avec vomissements ou crachats purulents ; visage pâle et hâve, avec grande faiblesse et amaigrissement.

Il convient surtout aux personnes épuisées par de fortes maladies aiguës, ou par suite de pertes débilitantes (perte de sang, d'humeurs, etc.)

Prescription.

Phosphori acidum, 9ᵐᵉ dilution, 6 globules.
Eau, 90 grammes.
Une cuillerée de quatre en quatre heures.
Ses antidotes sont le *Camphre* et le *Café* cru.

3° *Sulfur,*, quand il y a gêne de la respiration , avec accès de suffocation , surtout étant couché ; haleine courte , avec étouffements fréquents et impossibilité de respirer profondément ; faiblesse dans la poitrine, avec grande fatigue des poumons après avoir parlé ; élancements dans la poitrine qui répondent jusque dans le dos ; plénitude ou sensation de pression , comme par une pierre, dans la poitrine, surtout le matin ; toux sèche, fièvre et crachement de sang , avec douleurs de meurtrissure et élancements dans la poitrine ; face pâle , ou chaleur brûlante au visage , avec rougeur de toute la face, ou bien seulement des joues.

Ce médicament convient surtout aux personnes prédisposées aux maladies de la peau , ou d'un tempérament lymphatique.

Prescription.

Sulfur, 30me dilution, 6 globules.
Eau, 90 grammes.

Le *Camphre*, la *Pulsatille*, ou le *Café*, sont ses meilleurs antidotes.

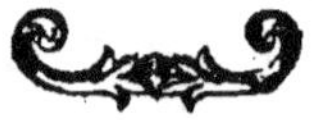

VARICES.

On appelle *Varices* la dilatation ou augmentation du volume de plusieurs veines, produite par l'accumulation du sang dans leurs cavités.

On les observe particulièrement dans les veines superficielles des jambes, chez les personnes qui restent longtemps debout, ou qui sont exposées au froid et à l'humidité ; les femmes enceintes sont sujettes aussi à cette infirmité ; l'habitude de porter des jarretières trop serrées y prédispose, en empêchant le retour du sang vers le cœur, et en occasionnant la stagnation du sang dans les vaisseaux.

TRAITEMENT.

Les médicaments les plus convenables pour cette infirmité, sont : la *Pulsatille* et le *Soufre*, qu'on fait alterner ensemble, un jour l'un, un jour l'autre.

Prescription.

Pulsatille, 12me dilution, si l'affection est récente,
50me dilution, si elle est ancienne, } 6 globules.

Eau, 90 grammes.

Sulfur, 50me dilution, si l'affection est récente,
100me dilution, si elle est ancienne, } 6 globules.

Eau, 90 grammes.

On alternera ces deux médicaments (c'est-à-dire qu'on prendra un jour l'un, un jour l'autre), à la dose d'une cuillerée, matin et soir, si les varices datent de peu de temps, et à la dose d'une cuillerée tous les six jours seulement, si elles existent depuis longtemps.

Dans ce dernier cas, on ne préparerait le médicament qu'au fur et à mesure qu'on le prendrait, pour l'avoir plus frais.

On peut pendant ce traitement porter un bas lacé ou élastique ; cela ne peut qu'aider à la cure, mais elle se produira sans cette précaution, qui cependant peut être utile ; aussi je la conseille, sans toutefois la donner comme indispensable.

Si toutes les varices venaient à s'ulcérer par suite d'inflammation, deux médicaments, alternés aussi entre eux, combattraient cette complication ; ce sont : *Arsenicum album* et *Lachesis*.

Prescription.

Arsenicum album, 12me ou 30me dilution, selon l'ancienneté du mal,   6 globules.

Eau,   90 grammes.

Lachesis, 15me ou 30me dilution, 6 globules.

Eau,   90 grammes.

Alterner ces deux médicaments (un jour l'un, un jour l'autre), à la dose d'une cuillerée à bouche, matin et soir, si le cas est récent ; ou tous les deux, quatre ou six jours, selon la chronicité (ou ancienneté) de l'affection.

Les antidotes de l'arsenic (homœopathique) sont : le *China* ou le *Camphre ;* celui de *Lachesis* est le *Cédron*.

§ II.

MALADIES PAR DÉFAUT,

OU PAR APPAUVRISSEMENT DU SANG.

Nous n'en décrirons que deux : l'*Anémie* et la *Chlorose.*

ANÉMIE (SIGNIFIE PRIVÉ DE SANG.)

L'Anémie, pris dans son vrai sens, est une diminution dans la quantité totale du sang, ou bien une diminution dans les parties qui entrent dans sa composition, de manière qu'il y a ou non prédominance du sérum (partie aqueuse du sang.)

Les personnes atteintes d'anémie sont pâles, molles, indolentes ou paresseuses; leurs chairs sont flasques, couleur de cire, et les muqueuses sont également décolorées. (Les muqueuses sont une continuité de la peau qui tapisse l'intérieur de nos organes, la bouche, par exemple.) Ainsi les gencives, les lèvres, etc., sont à peine rosées et offrent une teinte presque pâle; leurs veines sont flasques et ont perdu cette teinte bleuâtre qui permet de suivre leur trajet sous la peau; leur pouls est faible; la moindre marche leur procure de l'oppression et des palpitations; plusieurs ont des syncopes et des vertiges, tout travail les fatigue; elles sont sujettes à des migraines, et leurs digestions sont pénibles; les jambes enflent, et la face devient bouffie; leurs yeux s'encavent sous l'orbite et sont cernés; beaucoup ont de la constipation, et il est rare qu'il ne se développe pas chez eux des indices de scrofules. Chez les femmes ou les jeunes filles , la sécrétion menstruelle se supprime ou est exagérée , mais le premier cas est le plus ordinaire ; alors il est rare qu'une leucorrhée abondante ne vienne pas compliquer cet état.

L'auscultation de quelques vaisseaux (surtout des artères carotides) , offre divers bruits caractéristiques dont nous ne parlerons pas ici , attendu qu'ils sont connus des médecins , et que ceux qui ne sont pas de l'art , ne pourraient ni les reconnaître , ni nous comprendre.

Cette maladie peut être *idiopathique* (c'est-à-dire exister d'elle-même , être seule), ou *symptômatique* (c'est-à-dire être causée par une autre maladie , soit une altération de quelque viscère ou autre cause.)

Les femmes et les filles y sont surtout sujettes.

L'abus des saignées ou de graves hémorrhagies , les chagrins , les aliments grossiers et insuffisants , les logements humides où la lumière n'arrive pas amplement; la phthisie pulmonaire , l'absence ou le trop peu du flux menstruel chez le sexe féminin , peuvent être des causes d'anémie.

A moins qu'il n'y ait de fréquents évanouissements et une trop grande extinction des forces , l'anémie , qui est idiopathique , n'offre aucun danger.

TRAITEMENT.

Si l'anémie provient d'abus de la saignée , on y remédiera au moyen de *China* et de *Phosphori acidum* , alternés.

Prescription.

China , 15me dilution , 6 globules.
Eau ,   90 grammes.

Phosphori acidum , 15me dilution , 6 globules.
Eau ,   90 grammes.

Alterner ces deux médicaments tous les deux jours (on reste un jour sans prendre), à la dose d'une cuillerée, matin et soir, si la maladie est ancienne, et tous les jours, à la même dose, si elle est récente.

Le *Camphre* ou le *Café* cru sont les antidotes de *Phosphori acidum*.

Si l'anémie était causée par des hémorrhagies menstruelles journellement répétées, on administrerait *Ipeca* ou *Chamomilla*.

Ipeca, s'il y a grande faiblesse, qui prend subitement, avec perte de connaissance et accès de convulsions ; face pâle, bouffie ; membres engourdis, malaise et dégoût de tous les aliments ; pertes de sang plus ou moins abondantes, d'un rouge très-vif et coagulé (en caillots.)

Prescription.

Ipeca, 12me dilution, 6 globules.
Eau, 90 grammes.

Une cuillerée de deux en deux, ou de quatre en quatre heures, selon la gravité des cas.

Arsenicum ou *China* sont les antidotes d'*Ipeca*.

Chamomilla. Accès d'évanouissement, défaillances, face pâle, yeux cernés et nez pointu, avec froideur des extrémités ; yeux presque fermés et ternes, grande impressionnabilité du système nerveux, avec mouvements convulsifs des paupières, des lèvres et des muscles de la face ; espèce de sommeil léthargique ; coliques atroces avec perte d'un sang rouge foncé, mêlé de caillots (chez les femmes.)

Prescription et mode d'administration.

(Voyez plus haut *Ipeca*, et donnez *Chamomilla* de la même manière.

La *Pulsatille* et le *Café* sont ses antidotes.

Si l'anémie provenait d'une suppression par suite d'un refroidissement, on donnera *Pulsatilla* et *Sulfur*, alternés, ou *Nux moschata*.

Ces trois médicaments sont les meilleurs à opposer à l'anémie provenant d'un refroidissement, soit par l'air humide, l'air froid, ou pour s'être mouillé les pieds.

Prescription.

Pulsatilla, 12me ou 30me dilution, selon
qu'elle est récente ou chronique,   6 globules.
Eau,   90 grammes.

Sulfur, 30me dilution,   6 globules.
Eau,   90 grammes.

Alterner ces deux médicaments tous les deux jours, à la dose d'une cuillerée, matin et soir, si le cas est récent, et à la dose d'une cuillerée, tous les deux jours, le matin, si elle est chronique.

La *Camomille*, le *Café* et le *Soufre*, sont les antidotes de la *Pulsatille*.

La *Pulsatille* et le *Camphre* sont les antidotes de *Sulfur*.

Si ces deux médicaments ne produisaient pas l'effet voulu, on donnera :

Nux moschata, 30me dilution,   6 globules.
Eau,   90 grammes.

Une cuillerée, tous les matins et tous les soirs seulement.

Ce médicament convient surtout quand l'anémie provient d'un froid humide, qu'il y a de fréquents accès d'évanouissements, grande lassitude, faiblesse de la mémoire et absence d'idées, avec vertiges fréquents, somnolence, face pâle, avec yeux cernés de bleu, diarrhée et haleine très-courte.

Le *Cumin*, l'*Anis vert* ou l'*Anis étoilé*, sont les antidotes de *Nux moschata*.

Pour l'anémie provenant d'une frayeur ou d'une vive émotion, on prescrira; *Aconitum*, *Coffea*, *Opium* ou *Lycopodium*.

Aconitum, s'il y a congestion très-fréquente à la tête ou à la poitrine, avec palpitations; figure rouge ; pouls large et dur ; chaleur, soif, mal de tête pressif ou pulsatif (consistant en pressions ou pulsations); étourdissements et humeur colérique.

Convient surtout aux jeunes filles sédentaires.

Prescription.

Aconitum, 12me dilution, 6 globules.
Eau, 90 grammes.

Une cuillerée trois fois par jour ; le matin, deux heures après diner, et le soir.

Coffea, quand l'anémie s'accompagne de grande exaltation des idées et de l'imagination, avec aversion pour le grand air ; convulsions, grincements des dents, frissons avec froid, pleurs, cris et découragement.

Prescription.

Coffea, 12me dilution, 6 globules.
Eau, 90 grammes.

Une cuillerée à café, de deux heures en deux heures, dans les cas récents, et une cuillerée à bouche, matin et soir, dans ceux chroniques.

Tabacum (ou le tabac) est, selon M. le docteur Teste, le meilleur antidote de *Coffea cruda*.

Opium, s'il y a accès de convulsions avec état soporeux (sommeil profond), après chaque accès ou convulsions, avec cris, tremblement, secousses ou tressaillements des membres, avec froid du corps ; accès de suffocation, avec perte de connaissance ; face rouge foncé, bouffie, ou pâle, terreuse, avec yeux renfoncés ; règles supprimées. (Il est bien entendu que la plupart de ces symptômes ne concernent que l'état des malades au moment de l'accident, quoiqu'ils puissent tous se présenter également à l'état chronique, ce qui est rare ; néanmoins, en tenant compte de la cause de l'anémie et de l'état général du malade, l'un ou l'autre des médicaments désignés rempliront toujours le but qu'on se propose.)

Prescription.

Comme celle de *Coffea*, décrite ci-avant.

Les antidotes de l'*Opium* sont : le *Camphre* et le *Plomb*. (Ce dernier est signalé par **M.** le docteur Teste.)

Lycopodium. Manque de chaleur vitale (ou du corps), avec grande faiblesse et fatigue dans les jambes après la moindre marche ; accès de défaillance , avec perte des sens ; tristesse, mélancolie , avec disposition à pleurer ; maux de tête violents ; face et lèvres pâles ; maux de reins ; beaucoup de vents, avec douleur dans le ventre ; vomissements aigres ; pieds enflés le soir ; leucorrhée (fleurs blanches) ; digestions pénibles , avec oppression.

Prescription.

Lycopodium, 30me dilution,   6 globules.
Eau,   90 grammes.

Une cuillerée tous les matins seulement.

Ses antidotes sont *Coffea* ou *Causticum* ; mais **M.** le docteur Teste indique *Lachesis* comme le meilleur antidote de *Lycopodium.*

Si dans l'anémie l'écoulement menstruel n'était pas totalement supprimé, on donnerait *Pulsatille* ou *Graphites.* (Ce dernier médicament convient surtout aux personnes à peau maladive, dont les glandes sont engorgées, etc., etc.)

Prescription.

Pulsatille se prépare et se donne comme elle a déjà été ordonnée dans le cours de cette maladie. (*Voyez précédemment l'article* Pulsatille.)

Graphites, 30me dilution,   6 globules.
Eau,   90 grammes.

Une cuillerée tous les matins.

Arsenicum et *Nux vomica* sont ses antidotes.

Si la personne atteinte d'anémie était d'une faiblesse excessive, qu'il y ait face pâle et décolorée, yeux cernés, appétit pour le maigre, les acides et les alcooliques , avec accès de défaillance souvent réitérés , on donnerait :

Arsenicum album, 15me dilution, 6 globules.
Eau, 90 grammes.
Une cuillerée tous les matins.

CHLOROSE.

Il est une autre variété d'anémie que l'on désigne sous le nom de *Chlorose* (ou pâles couleurs.)

Cette maladie est propre au sexe féminin, et le traitement ne diffère pas de celui de l'anémie ; seulement on a pour habitude, dans la médecine officielle, de préconiser le fer ou ses préparations comme un spécifique, et d'en gorger le malade. Je n'ai que trop vu les déplorables résultats qui ont été le fruit de ce misérable traitement. Si les médecins de l'école allopathique avaient étudié un peu mieux les symptômes secondaires propres à ce médicament, ils auraient constaté que ces symptômes sont précisément dans le sens inverse de ses effets primitifs, et qu'en persévérant dans cette manière de traiter, ils marchent vers un but directement opposé à celui qu'ils veulent atteindre, tout en compromettant la vie du malade, ou en le gratifiant d'affections souvent incurables ; au reste, le fer n'est pas toujours le spécifique de la chlorose, et quand on ouvre le traitement par ce médicament, il convient de ne le donner qu'à la 30me dilution, et de n'en répéter les doses que de deux en deux jours ; de plus, il faudra en surveiller les effets, et le cesser de temps en temps, afin d'éviter que les symptômes secondaires de ce médicament ne viennent à se développer par suite d'une trop grande surabondance médicamenteuse, qui force le dynamisme vital à réagir contre elle.

Il m'est arrivé de commettre cette bévue lors de

mes débuts, et ce n'est qu'après beaucoup de peine et en étudiant minutieusement l'ensemble des symptômes, que je suis parvenu à détruire le mal que j'avais créé, et à procurer enfin la santé à la malade.

TRAITEMENT.

Voici la manière de prescrire le fer dans la chlorose simple et dégagée de complications :

Ferrum metallicum, 30me dilution,   5 globules.
Eau,   15 grammes.

A prendre en une seule fois, tous les quatre jours, le matin à jeun, dans les cas chroniques, et tous les deux jours, dans les cas aigus ou récents.

N. B. Ne pouvant traiter avec extension dans ce volume, pour des motifs particuliers, les maladies des femmes et des jeunes personnes, nous renvoyons les lecteurs qui désireraient en avoir des notions complètes, à l'excellent ouvrage des *maladies des femmes*, par M. le docteur Jahr. On le trouvera chez M. J.-B. Baillière, libraire de l'Académie impériale de médecine, rue Hautefeuille, 19, à Paris.

TROISIÈME CLASSE

DE MALADIES.

DES INFLAMMATIONS.

L'inflammation est localement caractérisée par trois ou quatre conditions qui affectent ou peuvent affecter presque tous les tissus de l'économie, et qui sont : rougeur, douleur, chaleur et tuméfaction (enflure.)

Le résultat de ce travail inflammatoire amène souvent une sécrétion anormale, qui se forme au sein même des tissus affectés ; de plus, il s'accompagne d'une fièvre plus ou moins vive.

L'inflammation peut être aiguë ou chronique, et se terminer de cinq manières différentes, qui sont : 1° par *résolution* (tous les symptômes s'éteignent graduellement, et la partie lésée revient à son état naturel ; c'est la terminaison heureuse qu'il ne faut pas confondre avec la *métastase*, car dans cette dernière le mal n'abandonne brusquement une partie que pour se rejeter sur une autre plus ou moins éloignée. Le mot *métastase* veut dire : *je change de place.*)

2° Par *suppuration*, lorsqu'il y a formation d'un liquide particulier appelé *pus*, qui tantôt se forme à la surface des tissus, tantôt, au contraire, est sécrété dans l'épaisseur ou l'interstice des muscles profonds où il forme des amas plus ou moins conséquents, qui ont reçu le nom d'*abcès*.

3° Par *gangrène*, quand les tissus qui ont été le siége d'une vive inflammation, sont, par cette raison, frappés de mort.

4° Par *ulcération*, lorsqu'il y a solution de continuité des tissus.

5° Par *induration*, quand le premier mode de terminaison n'est pas complet, que les tissus restent durs et engorgés, malgré que toute douleur et tout symptôme d'inflammation aient cessé. Le mot *induration* signifie *devenir dur*.

STOMATITE

(OU INFLAMMATION DE LA BOUCHE.)

La *Stomatite* est l'inflammation de la membrane muqueuse qui tapisse l'intérieur de la bouche. Il y a trois sortes de stomatites : l'*érithémateuse*, la *dypthéritique* et l'*ulcéreuse*.

1° L'*érythémateuse* consiste en une simple rougeur foncée de l'intérieur de la bouche, accompagnée d'un peu d'enflure, d'une cuisson et d'une douleur plus ou moins vive.

Elle se borne quelquefois à envahir ou les gencives, ou la voûte du palais, ou la surface interne des joues, et n'offre aucune gravité.

2° La *dypthéritique* (ou membraneuse) est caractérisée par des pellicules (ou plaques) grisâtres, ulcérées et saignantes, qui occupent divers points de l'intérieur de la bouche.

Lorsque ces plaques se détachent, elles se renouvellent presque instantanément et deviennent noirâtres quand il se trouve un léger épanchement de sang au-dessous d'elles ; l'haleine, et même la bouche, ont une odeur cadavéreuse ; les ganglions sous-maxillaires (glandes du cou et des mâchoires) sont enflés et très-douloureux ; la face est souvent bouffie et la salivation est excessive ; il y a du malaise et de la fièvre.

Cette maladie n'est grave que chez les individus souffreteux, d'une constitution affaiblie ou viciée, chez lesquels elle peut dégénérer en gangrène.

Une variété de cette stomatite a été désignée sous le nom de *muguet ;* elle consiste en l'apparition sur la muqueuse de la bouche de petites taches ou concrétions de couleur blanche, qui sont ou *éparpillées* ou *confluentes* (se touchant par leurs bords.) Il est, dans le premier cas, *discret* ou *simple ;* dans le second, il est désigné sous le nom de *malin.*

Cette affection s'accompagne de fièvre et de diarrhée, consistant en des selles jaunes ou vertes, accompagnées de vomissements. Ces selles contiennent souvent des débris blanchâtres, qui indiquent que le *muguet* s'est également développé dans l'estomac et dans l'intestin.

Dans ce cas, la diarrhée et la soif augmentent ; l'enfant tombe rapidement dans une maigreur telle, qu'on le prendrait pour un petit nain, arrivé à la période la plus avancée de la vieillesse, et il s'éteint lentement comme la mêche d'une lampe dans laquelle il n'y a plus d'huile.

Chez un enfant de bonne constitution, le muguet n'est pas une affection à craindre, surtout s'il y a peu de fièvre et de diarrhée, et qu'il est idiopathiquement spécial à la bouche.

Cette maladie commune à l'enfance, et qui règne souvent épidémiquement, se déclare quelquefois chez les adultes dans le cours de maladies aiguës ou chroniques, qu'elle vient compliquer par son apparition ; elle est alors presque toujours symptomatique de quelqu'autre grave affection.

3º La stomatite *ulcéreuse* ou *folliculeuse* (apthes), reconnaissable à l'éruption dans la bouche de petites vésicules semblables à la couleur d'une perle, qui, au bout de vingt-quatre ou trente-six heures se changent en petits ulcères douloureux, dont la cicatrisation est assez longue. L'apthe est *discret* ou *confluent ;* son étendue peut varier depuis celle d'une pièce de vingt centimes jusqu'à celle de un franc. Cette affection s'accompagne d'un peu de fièvre, de diarrhée, de fétidité de l'haleine et de l'engorgement des glandes [sous-maxillaires ; elle est sans gravité, et sa durée n'est que de quelques jours.

La forme confluente est plus grave, mais elle est très-rare dans nos pays. Les *aphtes* diffèrent du *muguet*, en ce qu'il existe toujours dans les *aphtes* des ulcérations que le *muguet* ne présente pas.

Il existe encore la stomatite produite par l'absorption du mercure, et qu'on appelle, pour cette raison, *stomatite mercurielle*. Nous n'en parlerons pas ici, cela nous entraînerait trop loin ; nous nous contenterons d'en donner le traitement. Au reste, ne se développant que chez les sujets soumis à un traitement mercuriel, les antécédents éclairent assez le diagnostic.

STOMATITE ÉRYTHÉMATEUSE.

TRAITEMENT.

Cette légère affection réclame *Belladonna* ou *Capsicum*, si le premier médicament ne suffisait pas à lui seul pour la détruire ; on pourra de plus, si l'on veut, faire des gargarismes composés avec la décoction de racine de guimauve ou d'autre plante émolliente, ce qui ne pourra faire que du bien.

Prescription.

Belladonna, 12me dilution,   4 globules.
Eau,   60 grammes.

Une cuillerée à café, trois fois par jour.

Belladonna convient surtout quand il y a forte inflammation, avec fièvre, et quelquefois délire chez les très-jeunes enfants.

Capsicum annum se préparera comme *Belladonna*, même dilution, même quantité d'eau et de globules ; seulement il se donnera à la dose d'une cuillerée à bouche, matin et soir, si *Belladonna* ne réussissait pas.

STOMATITE DYPTHÉRITIQUE ou MEMBRANEUSE.

TRAITEMENT.

J'employais ordinairement deux médicaments, desquels j'obtenais presque toujours un résultat des plus rapides et des plus satisfaisants ; ces deux médicaments sont : *Mercurius solubilis* pour les individus du sexe féminin, et *Mercurius corrosivus* pour ceux du sexe masculin.

Dans quelques cas cependant, l'amélioration se produisait peu, ou point, ou bien elle restait stationnaire, ce qui était assez embarrassant ; ce ne fut qu'après avoir lu l'ouvrage de M. Teste sur le traitement des maladies des enfants, que, sur ses indications, je me décidai à administrer *Cuprum metallicum*, ainsi qu'il le conseille, lorsque les deux médicaments précédents ne produisent pas de suite une amélioration notable.

Aussi dois-je le proclamer hautement à la louange de M. le docteur Teste, je m'en suis toujours bien trouvé, surtout lorsqu'il y avait diarrhée verdâtre et aqueuse chez l'enfant.

Ainsi donc, trois médicaments dominent la thérapeutique de la stomatite membraneuse ; ce sont : *Mercurius solubilis*, ou *Mercurius corrosivus*, et *Cuprum metallicum*.

Prescription.

(Pour les petites filles). **Mercurius solubilis**, 30me dilution   6 globules.
   Eau,   90 grammes.

Une cuillerée à café, de quatre en quatre heures.
(Pour les petits garçons.) **Mercurius corrosivus**, 30me dilution,   6 globules.
  Eau,   90 grammes.
Une cuillerée à café, de quatre en quatre heures.

Si l'un ou l'autre ne produisaient au bout de vingt-quatre heures aucune notable amélioration, on le cesserait pour donner *Cuprum*, de la même manière que *Mercurius*.

L'eau albumineuse est, dans ce cas, fort recommandée en boisson ; elle se compose en battant deux blancs d'œufs frais dans un litre d'eau, et on sucrera légèrement le tout.

MUGUET. — TRAITEMENT.

Il exige ordinairement l'emploi de deux ou trois médicaments, qui sont : *Mercurius solubilis, Sulfuris acidum, China.*

M. le docteur Teste préconise *Cinabaris* ; je ne l'ai jamais employé, et, par conséquent, je ne puis en constater l'efficacité ; mais je ne mets pas en doute qu'il puisse être d'une très-grande utilité. Voici comment on doit l'administrer :

Cinabaris, 30ᵐᵉ dilution, 6 globules.
Eau,   90 grammes.

Une cuillerée à café, de cinq en cinq heures.

Maintenant je vais me permettre de signaler un médicament que nul n'a encore employé (à ce que je sache) contre cette affection, et que le hasard m'a fait découvrir ; ce médicament est *Arum maculatum*, que l'on prescrira ainsi :

Arum maculatum, 15ᵐᵉ dilution, 6 globules.
Eau,   90 grammes.

Une cuillerée à café, de quatre en quatre heures.

Ce médicament, qui agit spécifiquement contre les *apthes*, guérit aussi très-bien le muguet ; du moins, il agit ainsi dans la localité que j'habite, et je ne sais si la circonstance des lieux peut influencer son action.

Mercurius solubilis s'administrera de la même manière que *Cinabaris*, si les selles indiquaient que le muguet eût envahi le tube digestif et les intestins ; puis, quelques jours après, on donnerait *China* pour relever les forces et combattre aussi les progrès du mal.

Prescription.

China, 15ᵐᵉ dilution , 6 globules.
Eau, 90 grammes.

Une cuillerée à bouche, matin et soir.

Sulfuris acidum s'emploiera comme *Mercurius* ou *Cinabaris*; cependant, malgré sa recommandation, il est quelquefois infidèle.

On commencera donc le traitement par *Cinabaris*; s'il n'amène pas la guérison, ce dont je serais surpris, on donnera *Arum maculatum*. Si les selles contenaient de petits débris blanchâtres semblables à du lait caillé, que la maigreur de l'enfant devienne considérable, malgré l'emploi des médicaments désignés plus haut, on donnera alors *Mercurius solubilis* pendant vingt-quatre ou trente-six heures, puis on cessera le médicament pendant un jour, pour redonner *China* le jour après.

Eau albumineuse pour boisson.

STOMATITE ULCÉREUSE ou APTHES.

TRAITEMENT.

Deux médicaments couvrent généralement les symptômes de cette affection; ce sont : *Borax* et *Acidum muriaticum* (ou *chlorhydricum*) ; *Arum maculatum* réussit aussi quelquefois, mais moins bien que dans le muguet ; on pourra toutefois l'employer, si l'on n'était pas satisfait du résultat des deux précédents, ce qui n'arrive pas une fois sur quatre.

Prescription.

Borax, 12ᵐᵉ dilution , 6 globules.
Eau, 90 grammes.

Une cuillerée à café, de quatre en quatre heures.

Si l'amélioration produite par *Borax* ne se soutenait pas, ou que même elle n'eût pas lieu, on le cesserait pour donner :

Acidum muriaticum (ou *chlorhydrique*),
         4me dilution ,   6 globules.
      Eau ,   90 grammes.

Une cuillerée à café, de quatre en quatre heures.

Arum maculatum se donnerait de la même manière et à la 15me dilution, si les deux autres ne suffisaient pas.

On peut aussi, d'après le conseil de M. Teste, toucher les apthes, matin et soir, avec un petit pinceau de charpie trempé dans la mixture suivante :

Miel blanc,   4 grammes.
Acide chlorhydrique ,   4 gouttes.

Mélangez bien pour vous en servir comme ci-dessus.

STOMATITE MERCURIELLE.

Elle survient chez les personnes qui ont fait ou qui font abus du mercure ; il y a sensation d'allongement des dents ; l'intérieur de la bouche est tuméfié ; l'intérieur des joues offre des ulcérations superficielles, irrégulières, et couvertes d'espèces de membranes ratatinées ; les gencives saignent , se ramollissent et offrent au niveau des dents une petite bande blanchâtre, couleur jaune sale, par où l'ulcération commence ; la langue est tuméfiée et souvent s'ulcère ; l'haleine est infecte et a une odeur métallique toute particulière ; la face acquiert un volume considérable, et dans certains cas, les dents, et même les os de la face, se nécrosent (se gangrènent) ; le ptyalisme (écoulement de salive) est excessivement abondant et presque continuel ; la mastication (broiement des aliments) est impossible ; il y a fièvre, mal de tête, etc., etc.

TRAITEMENT.

Deux médicaments peuvent combattre cette affection, savoir : *Sepia* et *Carbo vegetabilis*.

7

Prescription.

Sepia, 50me dilution, 6 globules.
Eau, 90 grammes.
Une cuillerée à café, de quatre en quatre heures.

Généralement, la *Sepia* amène une très-grande amélioration, d'après l'essai que j'en ai fait.

Carbo vegetabilis, 15me dilution, 6 globules.
Eau, 90 grammes.
Une cuillerée à café, de quatre en quatre heures.

China, 12me dilution, administré de la même manière que *Carbo vegetabilis*, combat ensuite les derniers restes de cette dégoûtante affection.

GLOSSITE,

OU INFLAMMATION DE LA LANGUE.

Elle peut être *superficielle* ou *profonde*. Lorsqu'elle est *superficielle*, il n'existe qu'une légère tuméfaction de la langue qui, dépouillée de son épithélium (épiderme ou peau très-mince qui recouvre les membranes muqueuses), montre ses papilles (ou petites éminences) saillantes ou dénudées, ce qui fait que les aliments les plus doux y excitent une douleur cuisante par leur contact ; on y ressent une vive chaleur, accompagnée de picottements insupportables.

Le goût est perverti, altéré ; on ne parle qu'avec une grande difficulté, et très-souvent on observe l'engorgement des ganglions (ou glandes) du cou, qui sont tuméfiés (enflés) et douloureux.

Il arrive aussi souvent par fois que la mastication des

aliments étant très-difficile, il s'en suit que les digestions sont très-pénibles.

Cette affection a toujours une heureuse terminaison, et il est très-rare qu'elle soit suivie de gangrène.

TRAITEMENT DE L'INFLAMMATION SUPERFICIELLE.

Deux médicaments combattent cette affection ; ce sont : *Aconitum* et *Belladonna*. On alternera leur emploi (un jour l'un, un jour l'autre), comme suit :

Aconitum, 12me dilution,   6 globules.
Eau,   90 grammes.

Une cuillerée trois fois par jour (le matin, à deux heures de l'après midi, et le soir) ; puis le lendemain on donnera :

Belladonna, 12me dilution,   6 globules.
Eau,   90 grammes.

Une cuillerée à café, trois fois par jour (comme *Aconitum*.)

La *Glossite profonde* est rarement *primitive* (c'est-à-dire sans cause connue) ; elle provient le plus ordinairement d'une blessure, d'une piqûre d'insecte vénimeux, de l'abus du mercure ; quelquefois elle se déclare comme affection secondaire dans quelques fièvres graves.

Lorsque la *Glossite* est *profonde* ou *parenchymateuse*, la langue acquiert un volume considérable, et remplit souvent toute la bouche, qui ne peut plus la contenir ; sa base ou racine obstrue le pharynx (orifice supérieur du tube alimentaire), repousse l'épiglotte, et peut produire l'asphyxie ; l'alimentation et la parole deviennent presque impossibles dans ce cas.

Cette affection, par suite de la compression des vaisseaux du col, donne lieu à des symptômes apoplectiques ; la face est rouge, bouffie ; la respiration difficile et précipitée, et, la portion de la langue, qui souvent fait saillie au-dehors est rouge ou violacée. Cette affection peut être *partielle*, c'est-à-dire limitée à une portion de la langue, ou *générale* ; dans ce dernier cas, elle envahit alors l'organe en entier.

Elle peut aussi se terminer par *résolution*, *induration*, *suppuration*, ou être suivie de *gangrène*.

(L'*induration* est souvent très-longue à se résoudre ; elle persiste quelquefois pendant des années.)

TRAITEMENT DE LA GLOSSITE PROFONDE.

Si elle provient d'une blessure ou d'une piqûre d'insecte, on donnera d'abord, pour combattre l'état inflammatoire, l'*Aconit* et la *Belladonne*, comme ils sont prescrits dans la *Glossite superficielle* ; puis ensuite on donnera, si c'est une blessure qui l'a causée, l'*Arnica* comme suit :

Arnica, 12ᵐᵉ dilution, 6 globules.
Eau, 90 grammes.

Une cuillerée, de quatre en quatre heures.
Si elle est la suite d'une piqûre d'insecte, on donnera :

Ledum palustre, 12ᵐᵉ dilution, 6 globules.
Eau, 90 grammes.

Une cuillerée, matin et soir, ou de quatre en quatre heures, selon la gravité du cas.
L'antidote du *Ledum* est *Rhus toxicodendron* ou le *Camphre*.
Si la *Glossite* passait à l'état de gangrène, on donnerait :

Arsenicum album 12ᵐᵉ dilution, 7 globules.
Eau, 90 grammes.

Lachesis, 12ᵐᵉ dilution, 7 globules.
Eau, 90 grammes.

Alterner ces deux médicaments à la dose d'une cuillerée, de quatre en quatre heures, un jour l'un, un jour l'autre.
Si la *Glossite* se terminait par suppuration, on prescrira *Hepar sulfur* et *Belladonne*.

Hepar sulfur, 12ᵐᵉ dilution, 7 globules.
Eau, 90 grammes.

Une cuillerée, matin et soir.

Si *Hepar sulfur* ne produisait pas d'amélioration , on donnera :

Belladonna, 12ᵐᵉ dilution ,   7 globules.
Eau,   90 grammes.

Une cuillerée , matin et soir.

Enfin, si la *Glossite* passait à l'état d'induration , on fera
prendre au malade :

Belladonna, 12ᵐᵉ dilution ,   7 globules.
Eau,   90 grammes.

Mercurius solubilis, 15ᵐᵉ dilution,   7 globules.
Eau,   90 grammes.

Alterner ces deux médicaments (un jour l'un , un jour
l'autre), à la dose d'une cuillerée, matin et soir , si l'affection
est récente.

Si l'affection était ancienne , on emploierait les deux médicaments désignés à la 30ᵐᵉ dilution, et même à la 100ᵐᵉ , et
on en ferait prendre tous les matins une cuillerée seulement
au malade.

ANGINE (SIGNIFIE J'ÉTRANGLE).

Vulgairement mal de gorge, esquinancie.

L'Angine est la phlegmasie ou l'inflammation des membranes muqueuses situées entre l'arrière-bouche (l'orifice supérieur de l'estomac) et la naissance des bronches.

On en distingue plusieurs variétés, dénommées selon leur siége, leur terminaison, et leur nature; ainsi l'on cite comme principales : l'*Angine gutturale, pharyngée, tonsillaire, pseudo-membraneuse, etc.*, *etc.*

Nous ne parlerons ici que de celles qui occupent le pharynx (arrière-bouche, gosier.)

ANGINE GUTTURALE.

Dans cette espèce d'angine, l'inflammation occupe l'isthme du gosier, le voile et les piliers du palais, la luette et les amygdales.

Ses syptômes sont : douleur, avec sécheresse dans la gorge; difficulté d'avaler; parole nasillarde; l'arrière-gorge offre une couleur rouge et luisante, sécrétant peu après un mucus filant, qui empâte les amygdales et le voile du palais; la luette se gonfle et s'allonge, ce qui produit chez le malade un besoin continuel d'avaler; le malade a un goût fade ou amer dans la bouche, et son haleine s'imprègne d'une odeur désagréable.

Il y a en outre, peu ou point d'appétit; soif vive; diarrhée ou constipation, avec fièvre plus ou moins intense.

Au bout de trois ou quatre jours d'intensité, ces accidents décroissent peu à peu, et la maladie se termine par résolution, celle par suppuration étant très-rare.

TRAITEMENT.

Une foule de médicaments ont été préconisés contre l'angine ; mais à part quelques cas rares et particuliers, trois médicaments, ou quatre au plus, peuvent s'appliquer aux cas d'angine franchement inflammatoire ; ces médicaments sont : *Aconitum*, *Belladonna*, *Mercurius solubilis* ou *Mercurius vivus*, et *Dulcamara*.

S'il y a fièvre ou vive phlogose (inflammation) des parties affectées, on donnera d'abord :

Aconitum, 12me dilution,　　6 globules.
Eau,　　　　　　　　　90 grammes.

Une cuillerée, de trois en trois heures.

Après quoi on administrera, surtout s'il y a difficulté ou impossibilité d'avaler des liquides, constriction spasmodique de la gorge :

Belladonna, 12me dilution,　6 globules.
Eau,　　　　　　　　　90 grammes.

Une cuillerée, de quatre en quatre heures. (Une cuillerée à café pour les enfants de un à six ans.)

Si l'arrière-gorge était tapissée de mucosités visqueuses et blanchâtres, avec écoulement d'une salive épaisse, claire et filant comme du blanc d'œuf cru, on alternera l'administration des deux médicaments suivants :

Belladonna, 12me dilution,　6 globules.
Eau,　　　　　　　　　90 grammes.

Mercurius solubilis (pour les femmes et les enfants), 12me dilution,
Mercurius vivus (pour les hommes), 12me dilution,　　　　　6 globules.
Eau,　　　　　　　　　90 grammes.

Alterner ces deux médicaments (une fois de l'un, une fois de l'autre), à la dose d'une cuillerée à café pour les enfants, et d'une cuillerée à bouche pour les adultes, de quatre en quatre heures.

Si l'angine provenait par suite d'un refroidissement, et

que ni l'un ni l'autre des médicaments précités n'amenât la
guérison complète, on donnera :

Dulcamara, 12me dilution, 7 globules.

Eau, 90 grammes.

Une cuillerée, de quatre en quatre heures.

ANGINE PHARYNGÉE.

Dans cette variété d'angine, l'inflammation occupe
la partie supérieure ou la partie inférieure de la muqueuse du pharynx.

Dans le premier cas, cette muqueuse présente à la
vue une couleur rouge, sèche, tapissée d'une sécrétion
grisâtre qui y adhère ; il y a ardeur, cuisson et sécheresse de la gorge ; la déglutition (action d'avaler) se fait
moins difficilement que dans l'angine gutturale, et il
n'y a pas de nasonnement ni de besoin continuel d'a-
valer.

Seulement, le malade est atteint d'une toux qui finit
par procurer l'expulsion de la sécrétion grisâtre qui ta-
pissait le fond de la partie supérieure du pharynx. Si
l'inflammation occupe la partie inférieure dudit pharynx, la douleur et la difficulté d'avaler se font sentir
au niveau de la partie supérieure du larynx (appelé
vulgairement pomme d'Adam) ; il semble au malade
que les aliments s'arrêtent un instant en cet endroit ; de
plus, une pression légère sur les parties latérales du cou,
ainsi que les oscillations de la tête et les mouvements
imprimés au larynx, augmentent les souffrances.

Comme l'inflammation est située très-profondément,
l'inspection de la gorge ne laisse point apercevoir les
parties affectées, quand bien même on déprimerait fortement la base de la langue.

Causée ordinairement par les perturbations de l'at-

mosphère et le refroidissement du corps, l'angine règne
très-souvent épidémiquement.

TRAITEMENT.

Le traitement de l'angine pharyngée est le même que celui
de l'angine gutturale. Si cependant il y avait une forte inflammation du pharynx, avec fièvre, agitation et toux
rauque (creuse), qui pût faire redouter le *croup* chez les
enfants, on donnerait :

Ipeca, 6me dilution, 6 globules.
Eau, 60 grammes.

Une cuillerée à café, d'heure en heure, ou de deux en
deux heures, selon la gravité du cas.

L'eau d'orge, coupée avec partie égale de lait, et sucrée,
sera administrée tiède au malade pour boisson.

ANGINES GUTTURALE ET PHARYNGÉE
CHRONIQUES.

Elles offrent pour caractères une couleur violette ou
bleuâtre de la muqueuse, ou un pointillé rougeâtre
avec un peu de gonflement.

Il y a, en outre, sensation d'ardeur et de sécheresse
dans la gorge ; la déglutition est douloureuse et difficile, surtout en commençant de manger ; le chant, la
parole, produisent de la fatigue, et des mucosités grisâtres agglomérées (réunies en boule) sont expulsées,
non sans de grands efforts par les malades.

Cet état peut se prolonger pendant des années entières.

TRAITEMENT.

Deux médicaments opèrent la résolution de ces affections ;
ce sont : *Hepar sulfur* et *Lachesis*. Il faudra les administrer

alternativement tous les quatre jours seulement, à la 30me dilution d'abord, puis ensuite à la 100me.

Prescription.

Hepar sulfur, 30me dilution, 6 globules.
Eau, 90 grammes.
Lachesis, 30me dilution, 6 globules,
Eau, 90 grammes.

Alterner ces deux médicaments, à la dose d'une cuillerée à bouche, de quatre en quatre jours, matin et soir.

Comme la préparation deviendrait trop vieille en la donnant selon la formule, au lieu de mettre dissoudre les 6 globules à la fois dans les 90 grammes d'eau, on se contentera de mettre tous les quatre jours deux globules dans un verre, avec deux cuillerées d'eau, afin de prendre cela à la dose d'une cuillerée, matin et soir ; de cette façon, on aura toujours le médicament à l'état frais.

Dès qu'on aura pris quatre fois de l'un et autant de l'autre (30me dilution), on les redonnera de la même manière, mais à la 100me dilution.

ANGINE TONSILLAIRE ou AMYGDALITE
(INFLAMMATION DES AMYGDALES.)

L'inflammation des amygdales est reconnaissable au gonflement, à la rougeur et à la dureté de ces glandes ; en outre, il y a chaleur et sécheresse de la gorge, avec difficulté plus ou moins grande d'avaler les aliments ou les boissons.

Elle peut être aiguë ou chronique.

SYMPTÔMES.

Au début, chaleur et sécheresse de la gorge ; sensation douloureuse en avalant ; salive abondante et besoin d'avaler fréquemment, provoqué par l'augmentation du volume des amygdales.

Un jour ou deux après, tous ces symptômes augmentent d'intensité ; la déglutition devient impossible, et les liquides même sont, par la contraction des muscles du larynx, expulsés au-dehors par la bouche ou les narines.

Il y a toux, avec rejet de mucosités visqueuses ; la bouche exhale une odeur putride ; la voix est sourde et enrouée ; les amygdales sont énormes, rouges, dures et enflammées ; elles sécrètent, ainsi que les parties environnantes, une matière jaunâtre qui y adhère assez fortement.

Quelquefois, et même assez souvent, l'inflammation n'atteint qu'une seule amygdale, et est semi-latérale. A tous ces symptômes, il s'ajoute chez la plupart des malades, une douleur d'oreille des plus vives ; les ganglions sous-maxillaires sont douloureux et engorgés ; il y a mal de tête, malaise, fièvre plus ou moins intense, avec soif et inappétence ; la bouche est pâteuse et la langue blanche.

Si le gonflement des amygdales devient tel, qu'elles arrivent à se toucher par leur bord interne, de manière à mettre obstacle à l'entrée de l'air, le malade éprouve alors une anxiété extrême ; sa respiration est courte, gênée et fréquente ; la face devient rouge, bouffie ou bleuâtre ; les yeux sont saillants, et la mort peut survenir par suite d'asphyxie ou de congestion cérébrale.

Cependant, une pareille terminaison est très-rare.

Cette maladie peut se terminer par *résolution*, par *suppuration*, par *gangrène* ou par *induration*. Quand elle se termine par suppuration, c'est toujours dans l'une ou dans l'autre des amygdales que le foyer de la suppuration s'établit ; alors la moindre pression, le moindre effort suffit pour rompre les tissus, et donner issue au pus, qui se vide dans la bouche.

La terminaison par gangrène se reconnaît à l'odeur cadavéreuse de la bouche, à la couleur brune, livide ou ardoisée de l'amygdale, qui se détache alors sous la forme d'une bouillie putride.

Si la maladie passe à l'état chronique (terminaison par induration), les amygdales conservent toujours une augmentation de volume et sont très-dures; la voix est sourde ou nasillarde; il y a une dureté de l'ouie plus ou moins grande, et l'haleine est fétide au réveil.

La durée de l'angine tonsillaire (nom des amygdales), ou amygdalite, est en moyenne, de huit à douze jours.

TRAITEMENT.

Au début, on donnera d'abord : *Aconitum* (voyez la formule et la manière de l'administrer, à l'article *Angine gutturale*); puis après en avoir fait usage pendant vingt-quatre heures, on administrera *Belladonna*, comme elle est prescrite à l'article *Angine*, en l'alternant avec *Mercurius vivus* ou *Mercurius solubilis*. (Voyez la formule.)

Si l'amygdale menaçait de passer à suppuration, ce qu'on reconnaîtra à un petit point blanchâtre qui se forme à sa surface, on donnera :

Baryta Carbonica, 12ᵐᵉ dilution, 6 globules.
Eau, 90 grammes.

Une cuillerée toutes les quatre heures.

Mercurius solubilis est l'antidote de *Baryta carbonica*.

Si l'angine ne se modifiait pas sous l'influence de *Baryta*, et que la suppuration menaçât de s'établir définitivement, on administrera :

Hepar sulfur, 12ᵐᵉ dilution, 6 globules.
Eau, 90 grammes.

Une cuillerée à café, toutes les trois heures.

La *Camomille* ou la *Belladonne*, sont les antidotes de *Hepar sulfur*.

Si la gangrène se déclarait, et que l'une, ou même les deux amygdales en fussent frappées, on fera prendre au malade deux médicaments, qui sont : *Lachesis* et *Arsenicum album*, un jour l'un, un jour l'autre, alternativement.

Prescription.

Lachesis, 30me dilution,   6 globules.
Eau,   90 grammes.
Arsenicum album, 30me dilution,   6 globules.
Eau,   90 grammes.

Alterner ces deux médicaments (un jour l'un, un jour l'autre), à la dose d'une forte cuillerée à café, de quatre en quatre heures.

Si l'angine se terminait par induration (état chronique), on donnera, savoir : *Baryta carbonica ;* puis, *Calcarea carbonica* et *Sulfur*, alternés.

Prescription.

Baryta carbonica, 30me dilution,   6 globules.
Eau,   90 grammes.

Une cuillerée, tous les matins et tous les soirs.

Répéter deux fois cette potion, afin de prendre, par ce moyen, *Baryta* pendant six jours, puis passer ensuite aux deux autres médicaments déjà désignés, qu'on prendra ainsi :

Calcarea carbonica, 30me dilution,   2 globules.
Eau,   une cuillerée.

A prendre en une seule fois, le matin, et rester trois jours sans prendre de remèdes.

Acidum nitri est l'antidote de *Calcarea*.

Le quatrième jour, on administrera :

Sulfur, 30me dilution,   2 globules.
Eau,   une cuillerée.

A prendre, en une seule fois, le matin.

Le *Camphre* et la *Pulsatille* sont les antidotes de *Sulfur*.

Le quatrième jour, on reprendra de même *Calcarea*, et on continuera ainsi de quatre en quatre jours, en les alternant.

Si, par suite de la tuméfaction des amygdales, il y avait face bleuâtre, respiration embarrassée, avec menace d'asphyxie, on donnerait *Arnica* et *Opium*, alternés, comme suit :

Arnica, 12ᵐᵉ dilution, 5 globules.

Mis à sec sur la langue, et un quart-d'heure ou une demi-heure après, si cela ne produisait pas d'effet, on donnera :

Opium, 12ᵐᵉ dilution, 5 globules.

Mis à sec sur la langue, pour, s'il est nécessaire, revenir à *Arnica*, qu'on alternera ou donnera seul, selon le cas.

Si *Arnica* produit du bien, on le donnera seul, et on le répétera tous les quarts-d'heures ou les demi-heures, selon que le cas est ou non pressant.

Si *Arnica* ne produit rien, on passera à *Opium*, qu'on donnera seul, s'il soulage, ou qu'on alternera avec *Arnica*, aux distances prescrites.

Cocculus est l'antidote d'*Arnica*, et *Plumbum metallicum* celui d'*Opium*.

Si l'asphyxie était tellement imminente, qu'on ne pût attendre l'administration des médicaments ou le résultat de leur effet, il faudrait faire appeler un chirurgien qui extirperait une des amygdales, ou donnerait passage à l'air, au moyen d'une sonde appropriée à cet effet.

ANGINE PSEUDO-MEMBRANEUSE ou DIPTHÉRITIQUE

(vulgairement appelée Angine couenneuse, gangreneuse.)

Cette angine, d'une nature toute spécifique, occupe ordinairement le pharynx, les amygdales, les piliers et le voile du palais.

Elle est caractérisée par la formation d'une fausse membrane (ou peau) grisâtre, qui tend sans cesse à envahir les parties environnantes.

Cette angine règne souvent épidémiquement.

SYMPTÔMES.

Ils sont au début ceux de l'angine ordinaire ; puis bientôt on aperçoit sur les amygdales, le voile du palais, les piliers et le pharynx, des concrétions ou plaques grisâtres ou jaunâtres, irrégulières, offrant un aspect vernissé (ou luisant.)

Les ganglions maxillaires sont engorgés, douloureux, et leur volume est plus ou moins augmenté.

Ces concrétions ou plaques s'accroissent souvent avec tant de rapidité, qu'elles peuvent envahir toute l'arrière-bouche en quelques heures, et même envahir les fosses nasales postérieures.

Ces concrétions ont leur circonférence bordée d'un liseré ou cercle rougeâtre ; quelques-unes se décollent et sont à demi-flottantes ; elles offrent quelquefois une couleur noire ou brune, par suite d'une exsudation (ou épanchement léger) de sang qui s'est formé au-dessous d'elles, ce qui donne à l'haleine une odeur fétide et cadavéreuse. Les plaques qui se détachent sont aussitôt remplacées par d'autres, qui se reproduisent presque immédiatement.

Si ces concrétions ou plaques se propagent dans les fosses nasales, il y a alors des épistaxis, et un suintement très-fétide, composé de pus et de sang, s'écoule par les narines.

Si elles obstruent les voies aëriennes (trachée-artère), on observe : toux convulsive, respiration sifflante, avec douleur vive à la hauteur du larynx ; puis après survient de l'aphonie (perte de la voix), de la suffocation et souvent l'asphyxie.

La face est, en outre, abattue et souffrante ; le pouls très-dépressible (disparaissant sous la pression du doigt), petit et fréquent ; les forces sont nulles ; il y a diarrhée infecte ou constipation, avec vomissements bilieux.

Il arrive souvent que des productions dipthéritiques (ou membraneuses) se forment dedans ou derrière l'oreille, à la marge de l'anus, autour du nez, aux lèvres, etc.

Cette angine a une marche très-rapide ; elle peut tuer du troisième au quatrième jour, par suite de l'envahissement du larynx par la fausse membrane.

Sa durée moyenne est de dix à douze jours. (Quelquefois, elle se prolonge jusqu'à trente jours.)

C'est toujours une affection très-grave, surtout lorsqu'elle règne épidémiquement.

TRAITEMENT.

Les médicaments à employer contre cette affection, sont : *Brómum, Mercurius corrosivus, Lycopodium, Ipeca* et *Bryonia.*

Dès le début de la maladie, on prescrira d'abord *Aconitum* et *Belladonna,* tels qu'ils sont formulés dans l'angine gutturale.

Si, malgré ce moyen, les plaques membraneuses envahissent la gorge, on donnera :

Brómum, 15me dilution, 7 globules.

Eau, 90 grammes.

Une cuillerée de deux en deux heures, ou de trois en trois heures, selon la gravité du cas.

Si, au bout de vingt-quatre heures de ce traitement, on ne remarque pas une grande amélioration, on cessera *Brómum*, et on fera respirer un peu d'ammoniaque liquide au malade, qui est l'antidote de *Brómum*. (L'ammoniaque est vulgairement appelé *alcali volatil*. Pour le faire respirer comme antidote au malade, il faut en mettre deux gouttes dans un petit flacon, et les lui présenter pendant deux ou trois secondes sous le nez, ou pendant le temps qu'on mettrait pour compter jusqu'à *cinq* ; autrement on pourrait causer des accidents graves.)

Une demi-heure après avoir fait respirer l'ammoniaque, on lui donnera :

Mercurius corrosivus, 12me dilution, 7 globules.
Eau ,   90 grammes.

Lycopodium, 12me dilution, 7 globules.
Eau ,   90 grammes.

Alterner ces deux médicaments (une fois de l'un, une fois de l'autre), à la dose d'une cuillerée à soupe, de trois en trois heures pour les adultes, et d'une cuillerée à café pour les enfants de six mois à quatre ans.

On aura soin de reculer l'intervalle des doses, au fur et à mesure que l'affection diminuera.

S'il se présentait des symptômes de *croup*, par suite de l'extension des fausses membranes au larynx, on cessera tout autre médicament pour donner le traitement que réclame le *croup*. (Voyez cette affection, troisième classe des maladies.)

Dans l'angine qui nous occupe, on donnera, s'il restait après la guérison quelques *apthes* ou ulcérations légères, le médicament suivant :

Acidum muriaticum, 15me dilution, 6 globules.
Eau ,   90 grammes.

Une cuillerée, matin et soir.

Pour boisson, de l'eau pure, édulcorée avec du sirop de cerises.

8

OESOPHAGITE.

On désigne sous ce nom l'inflammation de l'œsophage (œsophage signifie *porte-manger*. C'est un tube
cylindrique qui s'étend du pharynx à l'estomac et dans
lequel il conduit les aliments.)

SYMPTÔMES.

Ils sont assez vagues; cependant on observe chez
ceux qui en sont atteints, savoir : douleur assez vive,
qui siége tantôt à la partie inférieure du pharynx ou à
l'épigastre (creux de l'estomac), ou entre les deux
épaules.

Cette douleur s'augmente par l'action du boire et du
manger, et elle devient très-vive, lorsque les aliments
passent dans l'endroit enflammé ; il arrive même quelquefois que l'œsophage se contracte, et que les aliments ingérés sont rejetés par la bouche ou les narines,
souvent même des matières glaireuses et des fausses
membranes sont rejetées par les malades.

Un autre symptôme éprouvé aussi par ceux atteints de cette affection, est une difficulté d'avaler
causée par une diminution du calibre de l'œsophage,
laquelle diminution est produite par l'inflammation de
ce conduit alimentaire ; il leur semble alors que la nourriture s'arrête en chemin et ne descend pas librement.

Si ce rétrécissement est conséquent, les aliments qui
s'y trouvent arrêtés s'accumulent en cet endroit, et
sont rejetés presque aussitôt après avoir été avalés.

Quelques malades ressentent aussi comme une boule
qui, partant de l'épigastre, remonterait au larynx;
d'autres ont des renvois fréquents, un sentiment de
gêne à la partie inférieure du cou et des hoquets.

TRAITEMENT.

Arnica, *Belladonna* et *Arsenicum album* sont les trois médicaments à consulter de préférence contre l'œsophagite.

On commencera par donner :

Arnica, 12me ou 30me dilution, 6 globules.
Eau, 90 grammes.
(Si le cas est chronique, on choisira la 30me dilution.)

Une cuillerée tous les matins, si le cas est chronique, et une cuillerée, matin et soir, s'il est aigu.

Dans le cas où *Arnica* ne produirait pas tout le bien qu'on attend, on fera prendre au malade *Cocculus*, qui est l'antidote d'*Arnica*, et l'on administrera la *Belladonne* comme il sera décrit plus bas.

L'*Arnica* convient surtout aux sujets sanguins, pléthoriques (gras), au teint vif, et disposés aux congestions cérébrales; il convient peu ou agit très peu sur les sujets débiles, dont les chairs sont flasques et le sang appauvri.

Belladonna s'administrera comme suit :

Belladonna, 12me ou 30me dilution, 6 globules.
Eau, 90 grammes.

Une cuillerée, matin et soir, ou le matin seulement, selon le cas.

Ce médicament s'applique spécialement aux personnes dont le crâne présente un développement considérable, ou à celles dont la constitution est lymphatique ou pléthorique, dont le caractère est doux, le teint coloré, les yeux bleus et les cheveux blonds. (Son antidote est, comme on le sait, le café à l'eau.)

Si *Belladonna* ne suffit pas, on donnera :

Arsenicum album, 12me ou 30me dilution, 7 globules.
Eau, 90 grammes.

Une cuillerée tous les matins, ou une cuillerée matin et soir, selon le cas.

Ce médicament convient spécialement aux personnes épuisées par les excès ou par une mauvaise alimentation, disposées à la tristesse, à l'hydropisie ou aux éruptions dartreuses, avec chairs molles, bouffies et pâles, engorgement des glandes, etc, etc.

Le *China* ou le *Camphre* sont les antidotes d'*Arsenicum album.*

DE LA GASTRITE.

On donne le nom de *Gastrite* à l'inflammation de l'estomac ; elle peut être aiguë ou chronique.

GASTRITE AIGUE.

SYMPTÔMES.

Douleur parfois sourde, ou vive et lancinante au creux de l'estomac, augmentée par la pression et les mouvements du corps ; grande soif et perte d'appétit ; langue blanche ou jaunâtre, sèche, rouge à la pointe et aux bords ; nausées et vomissements de matières aqueuses (comme de l'eau), ou bilieuses et même sanguinolentes ; mal de tête, toux sèche, oppression, insomnie, constipation.

Dans des cas moins graves, la douleur est légère ; il y a peu de soif ; l'appétit existe, mais le malade se sent l'estomac embarrassé après les repas ; il y a des renvois nidoreux (goût d'œuf pourri), et des vomissements. Ces derniers symptômes dénotent la gastrite sub-aiguë légère.

GASTRITE CHRONIQUE.

SYMPTÔMES.

Digestions pénibles, avec malaise, douleurs à l'épigastre et mal de tête.

La douleur au creux de l'estomac augmente après les repas, et se présente sous la forme d'une crampe des plus pénibles, qui ne cesse que quand les malades ont vomi ; l'appétit est faible, la soif peu vive ; les vomissements ne se produisent presque toujours que pendant la digestion des aliments ; ils sont âcres, brûlants ou amers ; il y a renvois sans odeur ou fétides, avec un goût amer, acide ou poivré dans la bouche ; la langue conserve à peu près sa couleur naturelle ; il y a, ou diarrhée, ou constipation ; souvent même ces deux états alternent entre eux ; il n'y a pas de fièvre.

Cette maladie, qui peut amener l'*hypocondrie*, a une durée de plusieurs mois à plusieurs années, et elle peut causer la mort par suite du développement d'une maladie intercurrente, ou par suite de marasme.

TRAITEMENT DE LA GASTRITE AIGUE.

Il varie selon les causes qui ont produit la maladie ; ainsi, *si la gastrite se développe tout-à-coup*, on donnera :

Nux vomica, 12me dilution, 6 globules.
Eau,   90 grammes.

Une cuillerée trois heures après le dîner, et une cuillerée trois heures après souper, pendant trois jours de suite ; puis après deux ou trois jours d'intervalle, on donnera :

Bryonia, 12me dilution, 6 globules.
Eau,   90 grammes.

A prendre de la même manière que *Nux vomica*.

Si la gastrite aiguë est la suite d'une indigestion de pain trop frais ou peu cuit, de brioches ou gâteaux de pâte feuilletée, on donnera (d'après l'avis de M. le docteur Teste) :

Lycopodium, 18me dilution, 6 globules.
Eau,   120 grammes.

Une cuillerée à café de quart-d'heure en quart-d'heure, puis de demi-heure en demi-heure, en reculant au fur et à mesure les doses.

Si, chez les individus sanguins et irritables, l'état normal n'est pas revenu quelques jours après avoir administré *Lycopodium*, on donnera alors :

Bryonia, 12me dilution, 4 globules.
Eau, 60 grammes.

Une cuillerée, matin et soir.

Si la gastrite aiguë est produite par une indigestion de *grosses viandes* (ou viandes noires), de mets, ou autres hors-d'œuvres dans lesquels il entre des liqueurs alcooliques (plum-pudding ou omelette au rhum), on donnera :

Nux vomica, 12me dilution, 6 globules.
Eau, 90 grammes.

Une cuillerée trois heures après dîner, et une trois heures après souper.

Si l'indigestion est produite par de la viande, des choux, pommes de terre, truffes ou champignons, on donnera :

Bryonia, 12me dilution, 6 globules.
Eau, 90 grammes.

Une cuillerée toutes les trois heures, en reculant l'intervalle des doses au fur et à mesure que le mieux se produira.

Si la gastrite aiguë est la suite d'une indigestion causée par des aliments huileux ou trop gras (tels que la chair d'oie, de porc, le saindoux, pâtés de foie gras, etc.) ; si le malade a des *régurgitations* (aliments revenant au gosier) [aigres et *aqueuses* ; s'il y a sensation d'un poids à l'estomac, avec vomissements faciles ; s'il y a vertiges ou étourdissements, avec frissons ou froid général, on donnera :

Pulsatilla, 12me dilution, 6 globules.
Eau, 90 grammes.

Une cuillerée à café un peu forte, de demi-heure en demi-heure.

Si la gastrite aiguë est la suite d'une indigestion de fruits ou herbages quelconques, de racines crues ou cuites, ou de légumes secs, on donnera :

Arsenicum album, 12me dilution, 6 globules.
Eau, 90 grammes.

Une cuillerée à café, de demi-heure en demi-heure.

Si la gastrite aiguë est produite par une indigestion provoquée par un accès de colère, avec vomissement de bile et diarrhée, le seul et vrai médicament à opposer à cette affection, est :

Chamomilla, 6me ou 12me dilution, 6 globules.
Eau, 90 grammes.

Une cuillerée de quart-d'heure en quart-d'heure.

Si la gastrite aiguë était provoquée par une indigestion causée par une *humiliation* ou un accès d'*indignation*, on donnerait :

Colocynthis, 12me dilution, 4 globules.
Eau, 60 grammes.

Une cuillerée à café, de demi-heure en demi-heure.

P. S. Il est bien entendu que le traitement que nous venons de décrire, s'applique également aux *indigestions* dont les causes se trouvent ci-dessus énoncées.

TRAITEMENT DE LA GASTRITE CHRONIQUE.

Pour le traitement de la *Gastrite chronique*, il est quatre médicaments qui m'ont réussi quatre-vingt-dix-huit fois sur cent.

Ces médicaments sont : *Chamomilla*, *Bryonia*, *Nux vomica* et *Sulfur*.

On débutera par les deux premiers d'abord, de la manière qui suit :

Chamomilla, 30me dilution, 7 globules.
Eau, 90 grammes.

Une cuillerée, tous les matins et tous les soirs.

Quatre jours après la prise de *Chamomilla*, on donnera :

Bryonia, 30me dilution, 7 globules.
Eau, 90 grammes.

Une cuillerée, matin et soir.

Enfin, après encore quatre jours d'intervalle, on donnera ce qui suit :

Nux vomica, 50me dilution,   7 globules.
Eau,   90 grammes.

Sulfur, 50me dilution,   7 globules.
Eau,   90 grammes.

Alterner ces deux médicaments (un jour l'un, un jour l'autre), à la dose d'une cuillerée à bouche tous les soirs, trois heures après souper.

Si ce traitement ne guérissait pas complètement la gastrite chronique, on le recommencerait au bout de quinze jours ; mais on donnerait les médicaments à la 100me dilution, au lieu de les administrer à la 50me.

Il est rare que le traitement ci-dessus n'amène pas la guérison de la gastrite chronique, comme leur administration me l'a prouvé mainte et mainte fois, en des cas de gastrite datant de vingt années.

Si la gastrite amenait des *ulcérations* de l'estomac, ou même qu'il y eût *squirrhe*, ce qui se reconnaîtrait *à des vomissements imprégnés de pus ou de sang*, pour le premier cas ; ou *à des vomissements noirs et semblables à du marc de café*, dans le second cas ; on donnerait alors, pour tout traitement, *Arsenicum album* et *Lycopodium*, comme suit :

Arsenicum album, 50me dilution,   7 globules.
Eau,   120 grammes.

Une cuillerée, matin et soir.
Quatre jours après cette potion achevée, on donnera :

Lycopodium, 50me dilution,   7 globules.
Eau,   120 grammes.

Une cuillerée, matin et soir.
Quatre jours après la prise complète de *Lycopodium*, on reprendra *Arsenicum album*, pour continuer de même jusqu'à rétablissement.

DE L'ENTERITE SIMPLE,

OU INFLAMMATION DE L'INTESTIN GRÊLE.

SYMPTÔMES.

On observe rarement de la fièvre au début; les seuls phénomènes qu'on constate, sont du côté de l'abdomen (ou ventre), qui est un peu tendu et douloureux; l'appétit est nul ou diminué; le malade éprouve des coliques sourdes, aiguës ou lancinantes, tantôt semblables à des pincements, des torsions d'intestin ou à des contusions; elles se font généralement sentir aux alentours de l'ombilic (nombril), d'où elles semblent partir, pour s'étendre à toutes les autres parties du ventre.

La diarrhée, qui accompagne cet état et s'annonce toujours par un redoublement dans les coliques, consiste en des matières jaunes, mélangées de mucosités, et généralement peu ou point liées, qui sont rendues plus ou moins souvent par les malades. (Chez les enfants à la mamelle, les selles sont verdâtres et mélangées de grumeaux blancs, qui ne sont que le caséum du lait qu'ils ont pris.)

Si les selles sont fréquentes, l'anus devient brûlant, douloureux; et il est vrai, qu'après chaque évacuation les coliques se calment, mais il reste toujours des borborygmes ou du gargouillement dans le ventre, qui est douloureux à la pression.

La soif est assez vive, et les forces diminuent en proportion de la fréquence des selles, de la violence et de la durée des coliques.

Si la maladie redouble d'intensité, il se développe

alors un état fébrile plus ou moins intense, avec mal de tête, défaillances, nausées et vomissements.

Aussi, si l'inflammation atteint la muqueuse de l'estomac, tout en occupant en même temps celle des intestins, on dit qu'il y a *gastro-entérite*.

TRAITEMENT.

Trois médicaments combattent avantageusement cette maladie; ce sont: *Aconitum*, *Calcarea carbonica* et *Phosphori acidum*.

Cependant, dans quelques cas où des symptômes particuliers surgissent, on choisira de préférence *Chamomilla*, *Mercurius solubilis* ou *corrosivus*, et *Arsenicum album*.

Nous aurons soin d'indiquer les circonstances dans lesquelles il est urgent de faire le choix de l'un ou de l'autre.

On commencera donc le traitement comme suit :

Aconitum, 15me dilution, 7 globules.
Eau, 90 grammes.

Une cuillerée à bouche ou à café (selon l'âge), de quatre en quatre heures.

Une fois cette dose prise, si la diarrhée, malgré ce, prenait une forme inflammatoire grave, on administrera :

Calcarea carbonica, 12me dilution, 7 globules.
Eau, 90 grammes.

Une cuillerée à café, de trois en trois heures, pour les adultes, et une demi-cuillerée à café, de trois en trois heures, pour les enfants

Acidum nitri est l'antidote de *Calcarea carbonica*.

Si l'amélioration produite par *Calcarea* ne fait plus de progrès, ou même qu'elle ne se soutienne pas, on cessera complètement ce médicament, et on donnera :

Phosphori acidum, 12me dilution, 7 globules.
Eau, 90 grammes.

On l'administrera de la même manière que *Calcarea*.

Le *Camphre* ou *Coffea cruda* sont les antidotes do *Phosphori acidum*.

Du moment où la diarrhée sera ramenée à l'état simple, on administrera :

Chamomilla vulgaris, 12me dilution, 6 globules.
Eau, 90 grammes.

Une cuillerée à café, d'heure en heure, pour les adultes, et de deux en deux heures, pour les enfants.

Indications particulières.

Si, surtout chez les enfants atteints de *diarrhée simple* par suite d'*entérite*, il y a humeur maussade, insomnie, rougeur d'une joue, avec pâleur de l'autre ; coliques, avec évacuations de selles jaunâtres, muqueuses ou écumeuses, semblables à des œufs brouillés, on donnera de préférence : *Chamomilla*, de la façon qu'elle est prescrite plus haut.

Si, avec des *coliques atroces*, il y avait *ventre ballonné et extrémement douloureux à la moindre pression ou au plus léger contact;* douleurs intolérables dans les intestins, *avec besoin incessant d'aller à la selle sans résultat;* ou bien, s'il y a des selles noirâtres, verdâtres, rougeâtres, violacées ou sanguinolentes et en forme de bouillie, on donnera :

Mercurius corrosivus, 15me dilution, 6 globules.
Eau, 90 grammes.

Une cuillerée à bouche, de quatre en quatre heures, pour les adultes, et une demi-cuillerée à café, de trois en trois heures, pour les jeunes enfants (de un à sept ans.)

Mercurius solubilis ou *Sepia* sont l'antidote de *Mercurius corrosivus*.

P. S. A l'article *diarrhée catarrhale* (cinquième classe des maladies), nous traiterons des médicaments qui conviennent dans tous les cas qui peuvent se présenter dans telle ou telle condition ; nous y renvoyons donc le lecteur pour de plus amples détails, qui ne doivent et ne peuvent se classer dans l'*entérite* qui nous occupe en ce moment.

L'*entérite* peut passer, et même passe tres-souvent à l'état chronique.

Les médicaments à lui opposer sous cette forme, sont : *Lycopodium* et *sulfur*, qu'on prescrira comme suit :

Lycopodium, 50ᵐᵉ dilution, 6 globules.
Eau, 90 grammes.

Une cuillerée, tous les matins.

Le *Lachesis* est son antidote.

La potion achevée, on la laissera agir pendant une semaine; puis, au bout de ce temps, on prendra :

Sulfur, 50ᵐᵉ dilution, 6 globules.
Eau, 90 grammes.

Une cuillerée, tous les matins.

Le médicament étant pris, on en attendra l'effet pendant six jours pour reprendre ensuite *Lycopodium*, et on continuera de même, en éloignant les doses au fur et à mesure que l'amélioration se produira.

Le *Camphre* ou la *Pulsatille* sont ses antidotes.

Nous allons parler actuellement d'une complication de l'*entérite*, qu'on désigne sous le nom d'*entéro-colite* (inflammation de l'intestin grêle et du colon.)

Cette maladie est surtout redoutable chez les jeunes enfants qui, traités par les *méthodes* de l'ancienne médecine, succombent pour la plupart.

Nous sommes donc heureux de pouvoir donner ici un mode de traitement émanant de M. le docteur Teste, de Paris, qui est, pour ainsi dire, le spécifique certain de cette cruelle affection, ainsi que nous l'avons expérimenté bien des fois nous-même.

Voici quels sont les symptômes qu'on observe chez la plupart des jeunes malades qui en sont atteints.

SYMPTÔMES DU DÉBUT DE LA MALADIE CHEZ LES ENFANTS.

Agitation et inquiétude; sommeil léger, avec réveil fréquent; fléchissement des cuisses sur le bas-ventre, avec cris et mouvements continuels du tronc ; rejet par la bouche de bile mêlée à du caséum (lait non digéré); l'enfant tête moins bien , et prend mollement le sein ; légère diarrhée jaunâtre ; érythème (ou rougeur) aux fesses et aux cuisses produit par le contact des urines ou des excréments.

Au bout de quelques jours , maigreur excessive ; peau flétrie, flasque ou ridée ; yeux caves, cernés et éteints ; l'enfant ressemble à un petit vieillard décrépit ; la bouche est fraîche , mais l'haleine a une odeur aigre, et la langue est piquetée de points rouges ; l'enfant refuse le sein, ou s'il tête avec avidité, il vomit presque de suite le lait qu'il a pris.

Le plus souvent des apthes , et même des ulcérations , se développent sur la partie interne des lèvres et des joues, ou sur les gencives même.

Le ventre garde presque toujours son volume et sa souplesse habituels ; les jambes et les pieds, ainsi que les bras et les mains , sont froids ; les selles augmentent de fréquence ; de jaune vif et de demi-molles qu'elles étaient , elles deviennent verdâtres , liquides , et sont mélangées de fragments de caséum non digéré.

Les urines sont rares ou totalement supprimées ; le pouls offre en moyenne 120 pulsations par minute ; mais lorsque le malade, au bout d'un certain temps , est épuisé par la durée de la maladie, le pouls est si faible, qu'il est très-difficile d'en établir la fréquence.

On peut augurer un heureux résultat , lorsque les selles de l'enfant , de *vertes et séreuses* (ou liquides) qu'elles étaient, deviennent peu à peu *jaunes, plus liées,* et finissent enfin par *se mouler,* puis, que les urines *reparaissent* ou *augmentent en quantité.*

TRAITEMENT.

Il importe, avant tout, 1° que l'air soit renouvelé dans la chambre, et que cette dernière soit bien saine ; 2° que l'enfant soit changé aussi souvent qu'il se salit, et que ses langes ou drapeaux soient très-propres.

Ces indications remplies, on donnera pour commencer le traitement :

Calcarea carbonica, 12me dilution, 4 globules.
Eau, 60 grammes.

Une petite cuillerée à café, toutes les quatre heures.

Tant que *Calcarea carbonica* fera du bien, il faudra le continuer, ayant soin de reculer les doses au fur et à mesure que le mieux se produira, et, malgré la guérison établie, le continuer encore pendant cinq à six jours.

Si, malgré ce médicament, *l'amélioration obtenue cessait au bout de vingt-quatre ou trente-six heures*, il faudra alors cesser *Calcarea* et donner :

Phosphori acidum, 12me dilution, 4 globules.
Eau, 60 grammes.

Une petite cuillerée à café, toutes les quatre heures.

Si les selles, redevenues d'un *jaune vif*, *verdissent à l'air*, que l'enfant ait des *coliques*, et qu'il laisse échapper des *vents*, on lui donnera alors (mais après que *Phosphori acidum* aura été pris) :

Chamomilla, 12me dilution, 6 globules.
Eau, 60 grammes.

Une cuillerée à café, de quatre en quatre heures.

Si l'*entéro-colite* devenait *cholériforme* (ou prenait la forme du choléra), on donnerait, avant tout, le médicament suivant :

Cuprum metallicum, 12me dilution, 4 globules.
Eau, 60 grammes.

Une demi-cuillerée à café, de quart en quart-d'heure, ou bien quatre gouttes de cette potion, de cinq en cinq minutes.

Dès que l'on n'obtiendra plus d'amélioration de *Cuprum*,

on donnera *Calcarea* , *Phosphori acidum* et *Chamomilla* , comme il a été dit plus haut.

Cette maladie n'est grave que chez les jeunes enfants ou chez les vieillards ; chez ces derniers , elle présente absolument les symptômes de la *dyssenterie*. (Voyez cette maladie.)

DE LA DYSSENTERIE.

La dyssenterie est reconnaissable à des coliques plus ou moins violentes , à un besoin presque continuel d'aller à la selle , et à l'excrétion de mucosités teintes de sang ou d'une matière séreuse et rougeâtre , qu'on ne rend qu'en petite quantité à la fois.

On la divise en *bénigne,* en *grave,* en *sporadique* ou *épidémique,* et en *aiguë* ou *chronique.*

DYSSENTERIE BÉNIGNE OU SIMPLE.

SYMPTÔMES.

On éprouve le plus souvent, pendant vingt-quatre ou trente-six heures, du malaise et de la courbature ; les digestions sont mauvaises ; il y a des frissons dans le dos, avec faiblesse subite.

Bientôt des douleurs abdominales (dans le ventre) se font sentir ; elles s'étendent jusqu'au rectum (anus) ; le malade éprouve des épreintes très-pénibles , avec sensation d'un corps étranger qu'il cherche en vain à expulser au moyen d'efforts réitérés : il se produit, en outre, un prolapsus du rectum (chute du fondement.)

Quand les malades parviennent à satisfaire ce besoin incessant d'aller à la selle, ce sont d'abord des matières ordinaires, semi-liquides ou rubanées (étroites et minces comme un petit ruban), à la suite desquelles arrivent des mucosités épaisses, blanchâtres, teintes de sang et ressemblant à des morceaux de graisse. (Débris de la muqueuse intestinale, ou de fausses membranes détachées des parties ulcérées de l'intestin.)

Ces matières, en traversant l'orifice du rectum (ou anus), y produisent une cuisson ou un brûlement insupportable; les selles sont toujours en très-petite quantité et presque inodores; il y a en outre, chez quelques malades, un besoin incessant d'uriner, sans pouvoir le satisfaire.

L'appétit est presque nul; la bouche est pâteuse et la soif vive; le pouls est généralement accéléré, et la peau chaude et sèche.

DYSSENTERIE GRAVE ET ÉPIDÉMIQUE.

Cette maladie règne à l'état d'épidémie, surtout dans les pays chauds et parmi de grandes agglomérations d'individus, comme dans les prisons, les armées, les villes assiégées et à bord des navires.

SYMPTÔMES.

Coliques atroces; épreintes excessivement pénibles et presque continuelles; selles pouvant aller jusqu'au nombre de cent, et même cent cinquante dans les vingt-quatre heures, composées d'une matière rougeâtre, brunâtre, noirâtre, puriforme (comme du pus), ou bien, semblables à du frai de grenouille; quelquefois elles ressemblent à de l'eau dans laquelle on aurait lavé de la viande fraîche et crue; ces selles exhalent une odeur cadavéreuse des plus horribles; on y retrouve parfois des membranes (ou pellicules) minces et blanchâtres, plus ou moins larges et longues , qui ne sont que des lambeaux de la muqueuse intestinale ; d'autres malades rendent aussi du sang pur par les selles ; le prolapsus du rectum est permanent ; il y a un grand abattement ; la face est altérée, la soif extrême , et la moindre ingestion de liquides provoque à l'instant même des douleurs abdominales et le besoin d'aller à la selle ; la respiration est gênée et le pouls varie ; il est tantôt fort, ample , et tantôt petit et concentré ; la fièvre est vive, la peau sèche et rude , et la sécrétion urinaire presque nulle.

Si la dyssenterie prend un caractère *ataxique* (désordre , irrégularité), il y a alors délire plus ou moins violent ; soubresauts des tendons , avec tremblement des mains ; état de stupeur et d'hébétude.

Si la dyssenterie revêt la forme *adynamique* (privation ou abolition des forces) , et c'est le caractère qu'elle prend le plus souvent , on observe alors une perte des forces subite et considérable ; la langue devient noire et sèche ; les dents s'encroûtent d'une matière fuligineuse noirâtre ou grisâtre ; le ventre se ballonne et le malade s'éteint tout-à-coup. Cette forme *adynamique* se rencontre le plus communément dans les armées en campagne et les prisons ; elle se greffe souvent sur le typhus , si toutefois ce n'est pas une variété du typhus lui-même.

La *dyssenterie adynamique* peut succéder à la *dyssenterie inflammatoire*.

D'autres fois , au lieu des symptômes décrits plus haut , on constate ceux-ci : langue jaune , avec bouche amère ; nausées continuelles et vomissements verdâtres, qui procurent un peu de mieux. Cette forme est celle que *Stoll* nomme *dyssenterie bilieuse*.

Quand la dyssenterie doit se terminer par la mort,

les traits du visage s'altèrent de plus en plus ; le pouls devient irrégulier et à peine saisissable ; il y a hoquet ; le ventre se gonfle , et les selles , ainsi que le ténesme , redoublent ; ces dernières sont d'une fétidité insupportable ; l'amaigrissement est poussé à ses dernières limites, et le malade meurt par suite de la marche de la maladie , ou d'une hémorrhagie intestinale , ou par une péritonite sur-aiguë, consécutive à une perforation de l'intestin.

Une grave complication qui survient dans la maladie qui nous occupe , est l'*hépatite* (ou inflammation du foie). Heureusement que cette maladie ne sévit le plus souvent avec cet effrayant cortège de symptômes que dans les pays chauds, et parmi les grandes masses ou réunions d'hommes ; cependant, à l'état épidémique , elle est tout aussi redoutable.

La dyssenterie à l'état simple et sporadique (ou dispersée) , surtout lorsqu'elle existe sans fièvre , est généralement peu grave et a presque toujours la guérison pour issue.

Nous ne nous arrêterons point aux causes de la maladie, elles sont purement hypothétiques ; on a invoqué l'*air chaud et humide,* les *aliments avariés ou indigestes,* les *fruits verts,* la *chair de porc,* l'*eau malsaine,* les *drastiques* (purgatifs violents), les *émanations putrides,* etc.

Rien de tout cela n'est prouvé, et, souvent même, plusieurs de ces causes réunies sont impuissantes à développer la dyssenterie grave ; ma persuasion est que cette maladie, qui sévit surtout dans les pays situés sous et entre les tropiques, est due à un *miasme spécial et particulier.*

DYSSENTERIE CHRONIQUE.

Les symptômes sont les mêmes que ceux de l'état aigu ; seulement ils sont moins intenses , et offrent çà et là de la rémission (ils cessent un peu) ; mais bientôt il survient de l'amaigrissement , de l'infiltration dans les membres , et le malade meurt dans le marasme.

La durée de la *dyssenterie aiguë* est de neuf à vingt-quatre jours ; celle de la *dyssenterie chronique* est indéterminée.

Dans les *dyssenteries épidémiques graves* , la mort peut arriver du deuxième au troisième jour.

TRAITEMENT DE LA DYSSENTERIE.

Au début , et même dans la *première semaine* de la maladie, on donnera , surtout *dans les dyssenteries qui se manifestent pendant l'automne* , savoir :

Ipécacuhana , 12me dilution , 8 globules.
Eau , 120 grammes.

Une cuillerée à bouche , de deux en deux heures ; (une cuillerée à café pour les enfants.)

On continuera ce médicament tant qu'il fera du bien , en ayant soin d'éloigner graduellement les doses, au fur et à mesure que l'amélioration se produira.

Si , malgré l'usage d'*Ipeca* , pendant vingt-quatre ou quarante-huit heures , nulle amélioration n'arrive et que la maladie s'aggrave , on alternera *Ipécacuhana* avec *Petroleum* , comme suit :

Ipeca , 12me dilution , 7 globules.
Eau , 120 grammes.

Petroleum , 12me dilution , 7 globules.
Eau , 120 grammes.

Alterner ces deux médicaments , en donnant trois fois *Ipeça* , de six heures du matin à midi , c'est-à-dire, une cuillerée toutes les deux heures , et redonnant de la même manière *Petroleum* , dans l'après diner , à la même dose (une cuillerée à café pour les enfants.)

Si , au bout de vingt-quatre heures , il n'y a pas encore d'amélioration , si légère qu'elle puisse être (ce qui est rare), on cessera ces deux médicaments , et l'on donnera :

Capsicum annum, 12ᵐᵉ dilution ,   8 globules.
Eau ,   120 grammes.

Une forte cuillerée à café , d'heure en heure.

Si , malgré cette médication , l'amélioration n'a pas lieu , si la maladie suit son cours , et qu'il y ait : ténesme violent après les selles ; évacuation de sang pur ou mêlé de matières verdâtres , jaunâtres ou brunâtres et hachées , avec coliques; envies de vomir ; frissons ou tremblement , grande faiblesse et sueur froide, on donnera :

Mercurius corrosivus, 12ᵐᵉ dilution, 7 globules.
Eau,   90 grammes.

Une cuillerée à bouche , de deux en deux heures.

S'il y a coliques atroces, forçant à se replier sur soi-même, avec grande agitation ; évacuation de mucosités teintes de sang, avec pression et ballonnement du ventre et langue blanche , on donnera :

Colocynthis, 12ᵐˣ dilution , 7 globules.
Eau,   90 grammes.

Une cuillerée à café , d'heure en heure.

Si ce médicament produisait une aggravation trop vive des symptômes, on l'alternerait avec le *Café noir,* en donnant, une demi-heure après chaque cuillerée à café du médicament, une petite cuillerée de *café à l'eau.*

On ne donnerait cela qu'autant que le médicament agirait trop vivement et ferait augmenter les douleurs du malade.

Si la dyssenterie se manifeste pendant les chaleurs de l'été, et qu'il y ait : tranchées ou coliques violentes occupant la région ombilicale (du nombril) ; petites selles fréquentes , avec mucosités teintes de sang, et ténesme ; chaleur à la peau, avec forte soif et odeur putride des évacuations , dans ce cas on prescrira :

— 133 —

Nux vomica, 12ᵐᵉ ou 15ᵐᵉ dilution, 7 globules.
Eau, 90 grammes.

Une cuillerée, de deux en deux heures (une cuillerée à café pour les enfants.)

Si la dyssenterie était déjà à une période avancée, et qu'il y eût des symptômes ataxiques ou nerveux, on prescrira de prime abord :

Bryonia, 12ᵐᵉ dilution, 7 globules.
Eau, 90 grammes.

Une cuillerée à café d'heure en heure (de deux en deux heures pour les enfants.)

Une fois les symptômes *ataxiques* détruits, on reprendra l'un des traitements précédemment cités, en choisissant celui d'entre eux qui s'adaptera le mieux à l'ensemble de la maladie.

Si la dyssenterie présentait les symptômes suivants : évacuation involontaire (sans se sentir) de selles noirâtres, ou sanguinolentes et putrides ; grande faiblesse ; puanteur de la bouche, avec urines fétides ; état de stupeur, avec apparition de taches rougeâtres ou bleuâtres sur la peau ; sueurs froides ; pâleur excessive, ou face jaune avec yeux enfoncés et cernés ; sensation brûlante dans le ventre ou l'estomac, on donnera alors :

Arsenicum album, 10ᵐᵃ dilution, 7 globules.
Eau, 90 grammes.

Une forte cuillerée à café, d'heure en heure, et même de demi-heure en demi-heure, selon la gravité.

Si *Arsenicum album* ne suffisait pas à lui seul pour combattre complètement cet état de putridité, que l'haleine du malade soit froide, avec absence presque totale du pouls, douleurs brûlantes, on pourra donner :

Carbo vegetabilis, 30ᵐᵉ dilution, 8 globules.
Eau, 120 grammes.

Une cuillerée à café, de demi-heure en demi-heure ; (d'heure en heure pour les enfants.)

Si la dyssenterie revêt la forme *adynamique* dont nous

avons parlé plus haut , et qu'il y ait : tressaillement des muscles et des membres ; carphologie, pétéchies (taches rouges,
semblables à des morsures de puces) ; grande faiblesse, avec
prostration complète de toutes les forces ; langue noire et
sèche, ainsi que les lèvres ; pouls petit et accéléré ; face pâle ,
nez effilé, avec yeux enfoncés et bordés d'un cercle bleuâtre;
selles involontaires et très-fétides.

Ce grave état réclame alors le médicament suivant :

Rhus toxicodendron, 10me ou 15me
                    dilution ,   8 globules.

Eau,   120 grammes.

Une cuillerée à bouche, d'heure en heure ; (une cuillerée
à café pour les enfants.)

Voilà à quoi se borne le traitement de la dyssenterie *simple*
ou *sporadique*, et de la dyssenterie *épidémique* ou *grave*.

Comme la convalescence est longue, en raison de la chute
rapide des forces , suite de la déperdition d'humeurs et de
l'atteinte profonde portée à la force vitale, on en abrégera
beaucoup le temps , et on ramènera plus promptement les
forces en donnant, de semaine en semaine, le médicament suivant :

China, 30me dilution , 7 globules.
Eau,   90 grammes.

Une cuillerée , matin et soir.

Pour éviter une rechute, ne prendre que des aliments de
facile digestion ; craindre les écarts de régime , et surtout les
boissons alcooliques ; éviter le froid, l'humidité, et en outre,
se tenir le ventre et les pieds chauds.

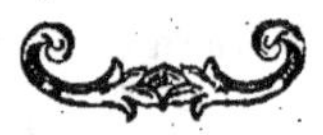

PAROTIDES.

Les *Parotides* sont l'engorgement aigu et inflammatoire d'une glande qui porte ce nom, et située en partie au-dessous de l'oreille; elle s'étend de haut en
bas, à partir de l'arcade zygomatique jusqu'à l'angle
de la mâchoire inférieure; en tirant une ligne horizon-
tale, à partir de la commissure des lèvres (au coin
de la bouche), l'extrémité de cette ligne viendrait toucher la partie inférieure de la *parotide* qui est la plus
considérable des glandes salivaires.

Les *parotides* s'enflamment ordinairement dans le
cours ou au déclin de maladies excessivement graves,
telles que : la *peste*, le *typhus*, et aussi dans des cas de
fièvres typhoïdes et pernicieuses.

SYMPTÔMES.

Cette affection débute par la formation d'une petite
tumeur de la grosseur d'une fève ou d'un noyau d'abri-
cot, qui se développe vers l'angle de la mâchoire ou le
voisinage du lobe de l'oreille; quelques jours, et même
quelques heures, suffisent pour que l'engorgement devienne considérable et envahisse une partie de la face
et du cou.

Ce noyau acquiert souvent la grosseur du poing, et
se présente sous la forme d'une tumeur rougeâtre, tantôt empâtée, tantôt dure ou élastique, offrant un caractère phlegmoneux. Cette tumeur très-douloureuse se
résout rarement; elle se termine presque toujours par
suppuration, ou, dans quelques cas, par gangrène, ce
qui peut amener une paralysie dans une partie de la
face, par suite de la destruction du nerf de la septième
paire.

L'ancienne école oppose à cette affection secondaire les cataplasmes, les sangsues, les frictions mercurielles, et enfin les incisions et les débridements.

Certes, d'après les principes inculqués, ce traitement est rationnel; mais la médecine homœopathique procède d'une autre façon, qui est bien plus simple et bien moins hasardeuse, pour ne pas dire empirique.

TRAITEMENT.

Deux médicaments suffisent dans la plupart des cas pour opérer la résolution des *parotides*; ce sont:

Belladonna, 12me dilution, 6 globules.
Eau, 90 grammes.
Calcarea carbonica, 12me dilution, 6 globules.
Eau, 90 grammes.

Alterner ces deux médicaments (une fois de l'un, une fois de l'autre), à la dose d'une cuillerée à bouche, de quatre en quatre heures.

Ce traitement n'empêche point l'application de simples cataplasmes d'*amidon* ou de *farine de lin*, afin de diminuer la tension et la douleur qui sont produites par l'inflammation, et surtout par la résistance des aponévroses à toute dilatation.

Si *Belladonna* et *Calcarea* alternés ne produisent pas d'amélioration (ce qui est rare), ou qu'au bout de vingt-quatre heures l'amélioration ne fasse plus de progrès et que le mal reprenne le dessus, on donnera alors:

Mercurius vivus, 12me dilution, 6 globules.
Eau, 90 grammes.

Une cuillerée, de quatre en quatre heures.

Si la tumeur disparaissait tout-à-coup, et qu'il survînt du délire, on cesserait tout autre médicament pour donner la potion suivante:

Belladonna, 12me dilution, 7 globules.
Eau, 90 grammes.

Une cuillerée à café (un peu forte), d'heure en heure.

P. S. Le même traitement s'applique à une variété de parotide aiguë, qu'on appelle vulgairement les *Oreillons.*

DE LA LARYNGITE.

On désigne ainsi l'inflammation de la muqueuse du larynx ; on la divise en *simple, striduleuse, pseudo-membraneuse, aiguë* et *chronique.*

Il en existe encore une autre variété, dite *sous-muqueuse* ou *œdémateuse ;* mais nous n'en parlerons pas.

LARYNGITE AIGUE SIMPLE.

SYMPTÔMES.

Voix altérée ; elle est rauque, criarde, sourde ou inégale dans son timbre ; quelquefois il y a aphonie (privé de la parole.)

Le malade éprouve un sentiment de brûlement dans le larynx, ainsi qu'un picottement qui provoque la toux. Si le malade presse le larynx (vulgairement pomme d'Adam), il y éprouve un sentiment de douleur et un besoin de tousser instantané ; les mouvements de déglutition (avaler) sont également douloureux.

Ordinairement, il n'y a ni fièvre ni malaise. *Quand les symptômes s'aggravent,* il y a alors : grande gêne vers le larynx, avec sensation d'un corps étranger qui empêche la libre entrée de l'air ; voix rauque, éteinte ou sifflante ; si l'embarras de la respiration se prolonge ou s'aggrave, le visage est anxieux, pâle et les traits sont tirés ; la peau devient très-chaude, le pouls fréquent, petit ; les yeux sont saillants, et les lèvres se cyanosent (bleuissent.)

Quelquefois ces symptômes vont en augmentant, et la mort survient, par suite d'asphyxie progressive, du huitième au neuvième jour.

D'autres fois, le rejet de quelques crachats opaques ou glaireux semblent les faire diminuer d'intensité, mais ce n'est qu'une courte trêve, et le mal reprend presque aussitôt sa marche inexorable.

La guérison est cependant la terminaison la plus ordinaire de la forme simple; mais la voix reste altérée pendant longtemps dans son timbre.

L'épiglotte (espèce de petite valve ou soupape de forme ovale, mince et élastique, qui ferme l'ouverture de la glotte, afin d'empêcher les aliments de pénétrer dans les voies aériennes pendant la déglutition; épiglotte signifie *sur la glotte*), peut aussi se trouver atteinte d'inflammation; on désigne alors cette affection par le nom d'*Épiglottite*. En général, il y a : douleur plus ou moins violente, qui se fait sentir au-dessus du larynx, avec sensation d'une petite boule qu'on cherche sans cesse à avaler; la voix n'a plus son timbre habituel; ses sons offrent une altération notable; il y a en outre de la dyspnée (difficulté plus ou moins grande de respirer); de la dysphagie (difficulté d'avaler), et de violentes quintes de toux.

En abaissant fortement la base de la langue, au moyen d'une spatule ou d'un manche de cuiller, on apercevra l'épiglotte, qui alors, semblable à une cerise rouge bien mûre, est très-enflammée et tendue.

Cette affection, qui souvent débute brusquement, est grave, surtout chez les enfants.

La laryngite simple a le plus souvent pour cause l'action du froid et de l'humidité, ou elle est produite par l'usage immodéré du chant, des discours, prônes, déclamations; les prêtres, les avocats, les professeurs y sont plus exposés que les autres.

TRAITEMENT.

Au début, on donnera *Aconitum* pendant vingt-quatre heures, puis après, si l'inflammation n'a pas cédé, on prescrira *Belladonna* et *Mercurius solubilis*, alternés.

Si ces deux médicaments n'amènent pas la résolution de la maladie au bout de quarante-huit heures, on fera prendre *Hepar sulfur* et *Brómum*, si toutefois *Hepar* ne suffisait pas à compléter la cure.

Il est bien entendu que si l'une des prescriptions précitées fait du bien, on s'en tiendra exclusivement à celle-là.

Première prescription.

Aconitum, 12me dilution,   7 globules.
Eau,   90 grammes.

Une cuillerée, de quatre en quatre heures.

Au bout de vingt-quatre heures, si nulle amélioration ne s'est produite, on cessera *Aconitum*, et on donnera :

Deuxième prescription.

Belladonna, 12me dilution,   6 globules.
Eau,   90 grammes.

Mercurius solubilis, 12me dilution,   6 globules.
Eau,   90 grammes.

Alterner ces deux médicaments (une fois de l'un, une fois de l'autre), à la dose d'une cuillerée à café, de deux en deux heures.

Si, ce qui arrive rarement, il ne se produit pas une amélioration au bout de vingt-quatre ou même quarante-huit heures, on préparera la potion suivante :

Hepar sulfur, 50me dilution,   5 globules.
Eau,   60 grammes.

Une cuillerée à café, de quatre en quatre heures.

Enfin, si, contre toute attente, *Hepar sulfur* ne produisait rien (ce qui est, pour ainsi dire, impossible), on donnerait :

Brómum, 30ᵐᵉ dilution ,   6 globules.
Eau,   120 grammes.

Une cuillerée à café , toutes les quatre heures.

Le même traitement s'applique à l'*épiglottite*. Si la tuméfaction des parties, ou toute autre cause, empêchait la déglutition des liquides, on donnerait les médicaments en globules, à sec sur la langue, aux dilutions prescrites.

LARYNGITE STRIDULEUSE ,

OU PSEUDO-CROUP (FAUX CROUP) ,

nommée aussi Asthme suffocant ou de Millar , Catarrhe suffocant.

Cette variété de laryngite est dite *striduleuse*, en raison du bruit que la gêne de la respiration produit dans la trachée-artère, bruit à peu près semblable à un chant de cigale doucement modulé, ou à celui qu'on produit en soufflant doucement sur la tranche d'une feuille de papier posée verticalement, et tendue à ses deux extrémités.

SYMPTÔMES.

Cette laryngite débute le plus souvent d'une façon très-brusque, et le plus ordinairement pendant la nuit. Le malade est saisi tout-à-coup d'une toux *sèche, sifflante*, et, pour ainsi dire, *aboyante ;* la respiration est précipitée, pénible, et fait entendre un *sifflement* ou le *chant de cigale adouci*, dont nous avons parlé plus haut.

La voix est enroué, la face est rougeâtre, les lèvres bleuissent ; les traits du malade expriment la terreur ou l'anxiété ; et quand une légère rémission des accès le lui permet, il pousse quelques cris ou des gémissements.

La durée des accidents dépasse rarement une heure ; alors tout se calme, et ce cortège de symptômes effrayants disparaît complètement; il ne reste plus qu'un peu de fièvre, avec de la douleur au larynx; puis la toux s'humecte, les malades expectorent, et tout se termine par un rhume ordinaire, qui dure une ou deux semaines.

Il peut se présenter plusieurs accès dans les vingt-quatre heures; mais généralement, ils sont de moins en moins violents.

Cette maladie n'attaque que les enfants, à partir de l'âge de deux à sept ans.

DIAGNOSTIC.

On reconnaîtra facilement la *laryngite striduleuse* de la *laryngite aiguë simple*, en ce que, dans la première, les accidents surviennent tout-à-coup, au milieu même d'une parfaite santé, que la fièvre, la toux et la douleur du larynx sont très-légères, tandis que la *laryngite aiguë simple* survient peu-à-peu, et que les accès de suffocation n'arrivent qu'après une certaine durée de la maladie; en outre, l'altération de la voix, la douleur éprouvée au larynx et la fièvre, sont beaucoup plus intenses que dans la *laryngite striduleuse* ou *faux croup*.

On la distinguera aussi du *croup* proprement dit, en ce que dans la *laryngite striduleuse* l'accès débute la nuit le plus souvent; la voix est enrouée, mais presque jamais éteinte; la toux est sonore, éclatante; le son en est, pour ainsi dire, *métallique;* en outre, il n'y a pas rejet de fausses membranes (peaux ou tuyaux blanchâtres); l'accès débute brusquement, et pendant la rémission (intervalle desdits accès), le malade reprend toute sa santé, peut se livrer à ses jeux ordinaires, et sa respiration est libre.

Dans le *croup*, la toux est semblable au chant d'un jeune coq; elle est *sourde* et *étouffée;* la voix est enrouée, puis ensuite *éteinte;* il y a souvent rejet par la bouche de fausses membranes ; malgré les rémissions du *croup*, la difficulté de respirer est toujours excessive ; enfin, il y a une forte fièvre et une sensation de douleur vive au larynx.

Il est rare que la *laryngite striduleuse* ou *faux croup* se termine par la mort ; cependant cela pourrait arriver dans certains cas graves.

TRAITEMENT.

D'après M. le docteur **Teste**, deux médicaments suffisent ordinairement pour la cure de cette affection ; je me plais à en témoigner ici toute ma satisfaction à mon honorable confrère de Paris. Cela est vrai ; plusieurs cas traités par cette médication m'ont parfaitement réussi. Ces deux médicaments sont : *Coralia rubra* et *Opium*, alternés.

Prescription.

Coralia rubra, 30me dilution, 7 globules.
Eau,   90 grammes.

Opium, 5me dilution, 7 globules.
Eau,   90 grammes.

Alterner ces deux médicaments (une fois de l'un, une fois de l'autre), à la dose d'une cuillerée à café, toutes les dix minutes, pendant les accès, puis de deux en deux heures, lorsqu'ils seront passés, et pendant *leur rémission* (ou cessation.)

Une fois la crise passée (ou que l'accès ne revient plus), on donnera *Opium* seul, de la manière suivante :

Opium, 5me dilution, 6 globules.
Eau,   90 grammes.

Une cuillerée à café un peu forte, matin et soir, pendant deux jours.

L'antidote de *Coralia rubra* est, d'après quelques expériences que j'ai faites, *Coffea cruda*, mais je ne puis l'affirmer positivement.

P. S. Si l'on ne pouvait faire avaler les potions, on mettrait un globule à sec sur la langue, ou dissout dans quelques gouttes d'eau.

LARYNGITE PSEUDO-MEMBRANEUSE,

OU DIPHTHÉRITE TRACHÉALE,

(*vulgairement appelée Croup.*)

La Laryngite *pseudo-membraneuse* ou *Croup*, est une maladie aiguë très-redoutable, dont les phases se développent avec une effrayante rapidité. Elle est caractérisée par la formation d'une *pellicule* ou *fausse membrane* dans la trachée-artère et le larynx.

On a divisé cette maladie en *trois périodes*, dont nous allons exposer séparément les symptômes.

PREMIÈRE PÉRIODE. — SYMPTÔMES.

Fièvre, malaise, frissons et courbature dans les membres, avec engorgement des ganglions sous-maxillaires (glandes situées sous la mâchoire inférieure), et douleur plus ou moins vive dans la gorge ; la muqueuse du pharynx, la luette et les amygdales sont rouges, tuméfiées ; elles se recouvrent au bout de quelques heures, ou de quelques jours, de plaques grisâtres, semblables à celles qu'on observe dans l'*angine couenneuse* (presque toujours, ou du moins quatre fois sur six, le croup est consécutif à l'angine pseudo-membraneuse ou couenneuse.)

Cette première période peut durer de six ou huit heures, à six ou sept jours.

DEUXIÈME PÉRIODE. — SYMPTÔMES.

C'est dans cette période que le larynx s'affecte ; la respiration produit un bruit presque *métallique*, ou semblable au cri d'un jeune coq, ou aux aboiements d'un jeune chien, ou encore au bruit amorti d'une scie qu'on lime; il y a sensation d'un corps étranger dans la gorge, qui intercepte le passage de l'air; la toux qui arrive par quintes, est rauque, sourde, étouffée; puis, un peu plus tard, n'offre plus qu'un son insaisissable; l'inspiration est sifflante, courte, précipitée, et donne naissance à un son semblable à celui qu'on produirait en soufflant dans un tuyau de plume qui serait fermé d'un bout; la respiration est haletante, précipitée et incomplète; il y a aussi une fièvre assez intense; la face est enflée, rougeâtre ou bleuâtre; les yeux saillants, hagards et terrifiés; le pouls est petit, irrégulier; les jugulaires (veines du cou), saillantes et gorgées; quelquefois la toux amène un saignement du nez, des vomissements, le rejet de mucosités semblables au blanc d'un œuf cru, ou des débris de membranes; il y a alors douleur dans la trachée-artère et le larynx; abattement et somnolence; si une assez grande quantité de fausses membranes a été rejetée par les vomissements, ou par suite des efforts de la toux, la respiration devient un peu meilleure pendant la rémission des accès, mais ce mieux est d'une courte durée.

TROISIÈME PÉRIODE. — SYMPTÔMES.

Les accès ci-dessus rapportés se rapprochent et s'aggravent; l'asphyxie poursuit sa marche envahissante, et les malades meurent suffoqués brusquement, ou s'éteignent doucement, comme ceux asphyxiés par la vapeur du charbon (acide carbonique.)

Le *Croup* est une maladie aiguë excessivement grave et rapide; quelques heures seulement séparent quelquefois son invasion de la mort qui en est le couronnement, et qui est inévitable à la troisième période, d'après le pronostic de l'ancienne école.

TRAITEMENT.

Comme pour obtenir un résultat certain il s'agit de savoir bien différencier la *laryngite striduleuse* ou *pseudo-croup*, de la *laryngite pseudo-membraneuse* ou *croup*, si l'on ne veut pas éprouver un échec, je ne me contente pas de renvoyer le lecteur à l'article *laryngite striduleuse*, afin qu'il y trouve les symptômes différentiels du *faux croup* avec le *vrai croup*, je joins encore ici un petit tableau extrait de l'ouvrage de M. le docteur Teste, qui facilitera cette distinction.

DIAGNOSTIC.

LARYNGITE STRIDULEUSE, *ou faux croup, asthme de Millar.*	LARYNGITE PSEUDO-MEMBRANEUSE *ou croup.*
SYMPTÔMES.	SYMPTÔMES.
1° Il survient *subitement*, et la première attaque a ordinairement lieu la nuit.	1° Il survient *lentement et peu-à-peu ;* le premier accès paraît ordinairement le jour.
2° Il est toujours *sporadique* (n'attaque qu'un individu isolé, ou quelques individus isolément.)	2° Il est rarement *sporadique*, et règne le plus souvent *épidémiquement.*
3° La toux, quand elle existe, est *sèche*, *éclatante*, *sonore*, et *sans aucune expectoration.*	3° La toux est *sourde*, *rauque* et *étouffée* ; des *débris de membranes* ou des *concrétions cylindriques* sont expulsées par la toux et le vomissement.
4° *La douleur du larynx manque ou est très-légère ;* elle est remplacée par une constriction (resserrement) de toute la capacité de la poitrine.	4° *La douleur du larynx et de l'arrière-gorge est assez vive ;* une légère tuméfaction est perçue non par la vue, mais par le toucher, au niveau de l'endroit douloureux.
5° La voix est *rauque, creuse* ou *enrouée*, mais elle est *distincte* ; il y a rarement *aphonie* (perte de la voix.)	5° La voix a un *timbre métallique spécial ;* elle est *sifflante*, et le plus souvent il y a *aphonie*.
6° Il y a *très peu*, ou *pas* de fièvre.	6° La *fièvre* existe assez vivement dans la plupart des cas ; *jamais il n'y a absence de fièvre.*

<table>
<tr><td>

7° Les accès *alternent avec des intermittences*, pendant lesquelles les malades présentent *l'aspect d'une santé parfaite.*

8° La maladie est de *nature convulsive*, et veut un traitement anti-spasmodique.

</td><td>

7° Les accidents *continuent sans interruption*, aucune intermission évidente *n'a lieu.*

8° La maladie est de *nature inflammatoire*, et réclame un traitement particulier différent.

</td></tr>
</table>

Dès qu'à l'aide de ce tableau on aura reconnu que l'on a bien affaire au *croup*, et non à l'asthme de Millar ou *faux croup*, l'on donnera les deux médicaments suivants, de la manière qui va être indiquée :

Ipeca, 12me dilution, 7 globules.
Eau, 90 grammes.

Bryonia, 12me dilution, 7 globules.
Eau, 90 grammes.

Alterner ces deux médicaments (une fois de l'un , une fois de l'autre), à la dose d'une cuillerée à café , toutes les deux heures , pendant la période du début ou d'invasion , et de dix minutes en dix minutes , au moment des accès.

Dès que les accès seront passés, on donnera graduellement, à des intervalles de plus en plus éloignés, pour revenir à en donner de deux en deux heures ; puis, si le mieux se continue, de quatre en quatre heures.

P. S. Si la déglutition était devenue impossible (si le malade ne pouvait avaler), on lui donnerait les globules sur la langue ; un globule toutes les dix minutes dans les accès, en les alternant, et ensuite à de plus longs intervalles.

LARYNGITE CHRONIQUE.

Elle comprend deux divisions, qui sont : la *laryngite chronique non ulcéreuse*, et la *laryngite chronique ulcéreuse.*

LARYNGITE CHRONIQUE NON ULCÉREUSE

(ou sans ulcération du larynx.)

SYMPTÔMES.

Voix altérée ; elle est rauque , enrouée , sourde , dure , presque éteinte ou seulement voilée.

Cette inégalité dans la voix est plus remarquable le matin que le soir ; elle augmente par l'exposition du sujet au froid ou à l'humidité , et diminue au contraire au milieu d'une température élevée.

La toux est plus ou moins vive et fréquente ; il y a en outre, à la partie moyenne du larynx , un sentiment de cuisson , d'ardeur , de gêne , ou encore un chatouillement désagréable , qui excite le malade à tousser; en outre , l'haleine est plus ou moins courte.

Quant à l'expectoration , elle est assez peu abondante ; elle ne se fait qu'au matin , et consiste en crachats d'un blanc jaune , ramassés sur eux-mêmes (ou globulaires.)

La pression sur les côtés du larynx est un peu douloureuse; la parole , le chant , la respiration accélérée ; la déglutition des aliments , produisent une sensation des plus pénibles sur l'organe malade.

LARYNGITE CHRONIQUE ULCÉREUSE ,

(ou avec ulcération du larynx.)

SYMPTÔMES.

Aux symptômes qui précèdent , se joignent de plus ceux ci-après : crachats puriformes (contenant du pus), ou mélangés de sang; haleine infecte; *toux croassante,* c'est-à-dire semblable à un rot qu'on cherche à étouffer;

dépérissement ou maigreur qui va sans cesse en augmentant ; petite fièvre le soir , avec sueurs nocturnes ; perte d'appétit.

Cet état indique presque toujours une affection tuberculeuse des poumons (phthisie pulmonaire), qui existe concurremment avec celle du larynx.

P. S. L'ulcération du larynx peut être aussi produite par l'infection syphilitique ; mais comme nous ne parlons pas des maladies produites par l'inoculation de ce virus, nous nous abstiendrons de la décrire.

TRAITEMENT DE LA LARYNGITE CHRONIQUE NON ULCÉREUSE.

On prescrira trois médicaments, qui sont d'un puissant secours contre cette affection ; ces médicaments sont : *Argentum*, *Manganum* et *Sulfur*.

Prescription.

Argentum, 30me dilution ,   7 globules.
Eau ,   120 grammes.

Une cuillerée à bouche, tous les matins.
Huit jours après avoir achevé cette potion, on donnera, si le malade ne va pas mieux :

Manganum, 30me dilution ,   7 globules.
Eau,   120 grammes.

Une cuillerée, tous les matins.
Si *Manganum* produit du bien , on le répétera , mais à des doses plus éloignées (tous les deux jours seulement) , et qu'il guérisse ou non le malade , on n'en donnera pas moins le médicament suivant :

Sulfur, 30me dilution ,   6 globules.
Eau,   120 grammes.

Une cuillerée, tous les matins.

TRAITEMENT DE LA LARYNGITE CHRONIQUE AVEC ULCÉRATIONS.

Quatre médicaments combattent cette affection ; ce sont : *Hepar sulfur*, *Spongia tosta*, *Calcarea carbonica* et *Sulfur*.

Prescription.

Hepar sulfur, 30me dilution, 7 globules.
Eau, 120 grammes.

Une cuillerée à bouche, tous les matins.
Deux jours après avoir achevé cette potion, on prendra :

Spongia tosta, 30me dilution, 7 globules.
Eau, 120 grammes.

Une cuillerée, tous les matins.
Huit jours après avoir achevé *Spongia tosta*, on prendra :

Calcarea carbonica, 30me dilution, 6 globules.
Eau, 120 grammes.

Sulfur, 30me dilution, 6 globules.
Eau, 120 grammes.

Alterner ces deux médicaments (un jour l'un, un jour l'autre), à la dose d'une cuillerée à bouche, tous les matins.

Si, ce traitement achevé, on se trouve beaucoup mieux, on le recommencera, *mais en reculant du double* l'intervalle des doses.

Si, le traitement achevé, l'on ne se trouve pas mieux, on le recommencera avec des médicaments à la 100me dilution au lieu de lc 30me.

L'antidote d'*Argentum* est *Mercurius solubilis*.
L'antidote de *Manganum* est *Coffea cruda*.
L'antidote de *Hepar sulfur* est *Belladonna*.
L'antidote de *Spongia tosta* est le *Camphre* (ou *Camphora*.)

PRÉCAUTIONS HYGIÉNIQUES.

Eviter les longs discours, la déclamation, la lecture à haute voix trop longtemps prolongée, les cris, les chants, etc., surtout les acides et les boissons alcooliques (liqueurs, punch, etc.); se garantir du froid et de l'humidité.

P. S. L'*argent* (argentum) convient surtout à ceux que leur profession oblige à parler beaucoup, tels que les avocats, les prédicateurs, professeurs, etc.; toutes les fois qu'ils éprouveront de la gêne ou de l'irritation au larynx, ce médicament, pris selon la formule ci-dessus, leur fera un grand bien.

DE LA BRONCHITE

(*vulgairemémt Rhume, Catarrhe, Fièvre catarrhale.*)

La Bronchite est l'inflammation de la membrane muqueuse des bronches.

On la divise en *aiguë* et *chronique*, en *capillaire* et *pseudo-membraneuse*.

BRONCHITE AIGUE.

SYMPTÔMES.

Malaise, frissons, manque d'appétit, mal de tête, douleurs contusives dans les membres, coryza (rhume de cerveau); gêne et pression dans la poitrine, avec douleur au sternum (entre les deux seins); toux provoquée par le froid, la parole, le mouvement, etc., et arrivant par quintes, surtout le soir et la nuit; pendant ces accès, la face devient rouge et les yeux larmoyants; il y a malaise et céphalalgie; il arrive souvent que les quintes amènent des vomissements bilieux, glaireux, ou même d'aliments; puis, au bout de quelques jours, survient une expectoration formée de crachats muqueux ou aqueux (comme de l'écume ou comme de l'eau), d'une saveur salée et souvent sanguinolents ; peau chaude , un peu humide , avec pouls accéléré ; perte d'appétit , avec langue blanche et soif vive. Quand la bronchite tire sur son déclin , les crachats deviennent blanchâtres , épais , ou même verdâtres.

Si la bronchite consiste en une toux sèche , spasmodique, revenant par quintes , ou une petite toux incessante provoquée par un chatouillement au larynx , sans vomissements, sans troubles du côté des organes digestifs (pesanteur à l'estomac , renvois, nausées), et surtout *sans fièvre*, on donnera :

Coffea cruda, 6me dilution , 6 globules.

Eau, 90 grammes.

Une cuillerée, de trois en trois heures.

Si *Coffea cruda* n'amène pas d'amélioration au bout de vingt-quatre heures , on le cessera pour donner :

Coralia rubra, 30me dilution , 6 globules.

Eau, 90 grammes.

Une cuillerée, de trois en trois heures.

Si le sujet est d'un tempérament *maladif* ou *lymphatique*, ou s'il est atteint de *diathèse scrofuleuse* ou *psorique*, on ouvrira le traitement par les deux médicaments suivants :

Calcarea carbonica, 30me dilution , 6 globules.

Eau, 90 grammes.

Sulfur, 30me dilution , 6 globules.

Eau, 90 grammes.

Alterner ces ceux médicaments (un jour l'un , un jour l'autre), à la dose d'une cuillérée , toutes les quatre heures.

On continuera ces deux médicaments tant qu'ils feront du bien ; mais si l'amélioration n'avance plus, on donnera alors *Coffea cruda*, puis *Coralia rubra* (si cela est nécessaire), comme il a été recommandé plus haut.

Si le sujet est brun, d'un tempérament irritable et colérique, et qu'en outre il soit sujet à la constipation , on donnera au début :

Bryonia, 12me dilution, 6 globules.
Eau, 90 grammes.

Une cuillerée, toutes les quatre heures.

Dès que l'amélioration produite par *Bryonia* cessera, on reviendra à *Coffea* et à *Coralia*.

Si le sujet est d'une constitution frèle, délicate et élancée, aux yeux bleus et aux cheveux blonds, on donnera de prime abord :

Phosphorus, 12me dilution, 6 globules.
Eau, 90 grammes.

Une cuillerée, toutes les quatre heures.

L'antidote du *Phosphore* est le *Camphre* ou la *Camomille*.

Si *Phosphorus* n'amenait pas d'amélioration, ou qu'elle ne fût pas durable, on cessera ce médicament pour donner :

Pulsatilla, 12me dilution, 6 globules.
Eau, 90 grammes.

Une cuillerée, de quatre en quatre heures.

Ces deux médicaments conviennent surtout aux femmes.

Si la bronchite passait à l'état *chronique*, on donnerait d'abord :

Silicea, 50me dilution, 6 globules.
Eau, 90 grammes.

Une cuillerée, tous les matins.

L'antidote de la *Silice* est *Hepar sulfur.*

Si *Silicea* ne produisait pas l'effet desiré, on donnera :

Allium sativum, 50me dilution, 6 globules.
Eau, 90 grammes.

Une cuillerée, tous les matins.

J'ai eu infiniment à me louer de ce médicament dans son emploi contre les bronchites ou catarrhes chroniques.

Des expériences répétées m'ont convaincu que le *Lycopode* était le meilleur antidote d'*Allium sativum*, ainsi que l'annonce M. le docteur Teste.

BRONCHITE CAPILLAIRE.

SYMPTÔMES.

Oppression excessive, avec inspiration pénible et sifflante ; respiration très-accélérée, surtout chez les enfants ; toux fréquente, excitant une douleur atroce dans la poitrine, derrière le sternum (entre les deux seins) ; expectoration de mucosités filantes, écumantes ou jaunes et épaisses, dont le rejet ne soulage point ; parole brève, saccadée ; peau chaude, aride, avec pouls accéléré (quelquefois la peau se couvre de sueur) ; la face exprime la douleur et l'anxiété ; elle est pâle, défaite et vergétée (marbrée de taches rouges) ; les lèvres, et surtout les joues, sont presque violettes ; les malades sont continuellement assis sur leur lit, afin d'éviter une suffocation qui leur semble imminente ; si la maladie augmente, on perçoit un bruit de gargouillement ou de râle dans la trachée-artère ; la face, les pieds et les mains prennent nne teinte violacée plus intense ; la respiration s'embarrasse de plus en plus ; enfin, après un affaissement considérable, le malade tombe dans une somnolence continuelle, et succombe lentement par asphyxie progressive. Si la respiration devient plus libre et moins précipitée, si la peau offre une diminution dans sa teinte violacée, que l'anxiété et les râles diminuent, on peut espérer que l'issue de la maladie sera heureuse.

Cette maladie, très grave et sujette à récidiver, peut durer de cinq à quinze jours ; on doit, quand on en a été atteint, éviter soigneusement les brusques variations atmosphériques et le froid aux pieds.

Trois médicaments combattent cette affection, ce sont : *Aconitum*, *Ipeca* et *Hepar sulfur*.

Prescription.

Aconitum, 12me dilution, 6 globules.
Eau, 90 grammes.

Une cuillerée, de trois en trois heures.

Après la potion d'*Aconitum* prise, on donnera :

Ipeca, 6me dilution, 6 globules.
Eau, 60 grammes.

Une cuillerée à bouche, de trois en trois heures (une cuillerée à café pour les enfants.)

Presque toujours ce médicament est suivi de succès ; il peut arriver qu'à la suite de son emploi une hémorrhagie nasale se déclare ; si cela arrivait, on donnerait :

Arnica 12me dilution, 5 globules.
Eau, 60 grammes.

Une cuillerée, matin et soir.

Si *Ipeca* n'arrêtait pas les progrès de la bronchite capillaire (ce qui est rare), on donnerait :

Hepar sulfur, 12me dilution, 6 globules.
Eau, 60 grammes.

Une cuillerée à café, de trois en trois heures.

Si la bronchite capillaire se transformait par suite du traitement en une *bronchite simple* ou *aiguë*, on en continuerait le traitement tel qu'il est détaillé à la suite de cet article.

BRONCHITE CHRONIQUE.

Les symptômes sont à peu près les mêmes que ceux déjà décrits ; seulement il n'existe ordinairement *aucune douleur à la poitrine* ; la respiration n'est *accélérée que par la marche* ou *l'ascension d'un lieu élevé;* l'expectoration est, ou comme du *blanc d'œuf,* ou *jaunâtre, verdâtre, purulente* et *opaque;* s'il survient tout-à-coup une *dyspnée* (grande difficulté de respirer), elle n'est que *passagère,* et *l'expectoration la soulage;* de plus, la toux est ou *rare* ou *fréquente,* et *l'oppression n'augmente* que par les *efforts corporels* ou la *marche.*

TRAITEMENT.

Calcarea carbonica et *Sulfur,* alternés, comme nous l'avons déjà recommandé à l'article *Bronchite aiguë,* puis, après leur emploi, on prescrira :

Carbo vegetabilis, 50me dilution, 6 globules.
Eau,   90 grammes.

Une cuillerée, tous les matins.
Ferrum metallicum est l'antidote de *Carbo vegetabilis.*
Si *Carbo vegetabilis* ne procure pas la guérison, on donnera :

Arsenicum album, 50me dilution, 6 globules.
Eau,   90 grammes.

Une cuillerée, tous les matins.
Si *Arsenicum album* fait du bien, on le répétera, mais au bout de *huit jours seulement,* et à la 100me dilution.

Il est excessivement rare que ce traitement ne détruise pas la *bronchite chronique;* j'ai à peu près une quarantaine d'observations qui militent en sa faveur.

BRONCHITE PSEUDO-MEMBRANEUSE.

Cette forme, très-rare à observer, n'offre de particulier que le *rejet par la toux de fausses membranes tubulées* (en forme de tuyaux); mais comme son traitement est peu ou point différent de celui de la *bronchite capillaire,* nous y renvoyons le lecteur pour le cas où il se trouverait à même d'observer cette maladie, ce dont je doute.

DE LA GRIPPE

(vulgairement appelée Catarrhe épidémique.)

On observe dans cette maladie les symptômes propres à ceux d'une *bronchite aiguë légère*, du *coryza* (rhume de cerveau); de la fièvre, avec mal de tête; une forte courbature des membres et un affaissement (ou faiblesse) parfois considérable.

SYMPTÔMES.

Malaise et courbature, avec douleur de contusion dans les membres et la poitrine; violent mal de tête, surtout au front; étourdissements, épistaxis et bourdonnements dans les oreilles; chute des forces; le plus souvent fièvre plus ou moins vive, avec exacerbation (redoublement) le soir; sommeil nul ou agité, avec rêvasseries; coryza, avec flux par les narines; yeux rouges et larmoyants; chatouillement au larynx; mal de gorge, avec chaleur brûlante derrière le sternum; toux pénible, douloureuse, provoquant, après avoir été primitivement sèche, une expectoration muqueuse plus ou moins abondante; il y a perte d'appétit, et souvent de la diarrhée ou des vomissements. Il peut arriver quelquefois que, selon le caractère de l'épidémie, selon les prédispositions, ou selon le tempérament des individus atteints de la grippe, on voie se développer chez eux des symptômes nerveux, tels que : délire, soubresauts des tendons, faiblesse excessive, etc.

La durée de cette maladie, dont l'envahissement est continu et rapide, est de six à douze jours, lorsqu'elle est simple et dégagée de toute complication, car chez les *vieillards*, les *enfants* ou les *sujets débiles*, elle peut se compliquer de *pneumonie*.

Il varie selon les formes que la maladie peut revêtir; nous allons les passer rapidement en revue, et donner les indications nécessaires pour les combattre.

Si la grippe revêt une forme *franchement inflammatoire bien tranchée*, telle que : toux sèche, douleurs rhumatismales générales, avec élancement dans la poitrine; oppression, fièvre vive, soif ardente, frissons, yeux rouges et douloureux, on donnera :

Aconitum, 12me dilution, 7 globules.
Eau, 90 grammes.

Une cuillerée, de quatre en quatre heures.

Si la grippe revêtait la forme *ataxique*, c'est-à-dire s'il y avait : agitation continuelle, délire ou convulsions, rêves effrayants d'incendie, de meurtre ou visions imaginaires; si, en outre, la toux était *spasmodique* ou *convulsive* (par quintes jusqu'à faire vomir), avec mal de tête atroce; que la parole, la lumière et le mouvement augmentent; sensation comme si le cerveau était en ébullition, avec yeux rouges, étincelants; rougeur foncée de la face et chaleur brûlante; si enfin, l'on avait à redouter la *méningite* (Voyez ce mot), on donnerait :

Belladonna, 12me dilution, 7 globules.
Eau, 90 grammes.

Une cuillerée à café, de deux en deux heures.

Si avec la grippe il y avait de violentes douleurs dans la tête, les oreilles et les mâchoires; qu'il y eût, en outre, des élancements dans les dents, avec engorgement des glandes du cou; coryza sec, ou flux abondant d'une humeur aqueuse et corrosive, avec diarrhée, coliques, frissons ou chaleur et forte sueur, on prescrirait :

Pour les enfants et les femmes,

Mercurius solubilis, 12me dilution, 7 globules.
Eau, 90 grammes.

Une cuillerée à café, de quatre en quatre heures pour les premiers, et une cuillerée à soupe pour les dernières.

Pour les hommes,

Mercurius vivus, 12ᵐᵉ dilution, 7 globules.
Eau, 90 grammes.

Une cuillerée, de quatre en quatre heures.

Si la grippe offrait une prédominance de symptômes *gastriques*, c'est-à-dire qu'il y eût : maux de cœur, nausées, avec envie de vomir, ou vomissements bilieux ; perte d'appétit, avec langue chargée d'un enduit épais, blanchâtre ou jaunâtre ; céphalalgie, comme si le cerveau était meurtri, avec vertiges, pesanteur de tête et yeux brûlants ; bouche pâteuse, avec haleine fétide ; douleur de rongement dans la poitrine, avec élancements; toux creuse, avec enrouement; expectoration difficile de mucosités épaisses et tenaces ; douleurs d'érosion dans le larynx, ou sensation d'âpreté qui excite la toux; maux de reins, avec constipation ou diarrhée bilieuse ; insomnie, ou sommeil agité et non réparateur ; caractère irrascible et emportements, on ferait alors prendre au malade :

Nux vomica, 12ᵐᵉ ou 15ᵐᵉ dilution, 6 globules.
Eau, 90 grammes.

Une cuillerée le matin, une cuillerée à deux heures après midi, et une cuillerée le soir.

Si, aux symptômes ordinaires de la grippe, il se joint de violentes quintes de toux, avec vomissements de glaires, hémorrhagies nasales, diarrhée semblable à de la levure de bière en fermentation, on prescrira :

Ipeca, 12ᵐᵉ dilution, 7 globules.
Eau, 90 grammes.

Une cuillerée, de quatre en quatre heures.

Si, aux symptômes ordinaires de la grippe, il se joint : toux incessante qui ne laisse reposer ni jour ni nuit, et qui s'aggrave étant couché ; expectoration blanchâtre, écumeuse, ou complètement aqueuse, avec douleurs de pression à l'estomac et sensibilité douloureuse de cette partie, en appuyant légèrement dessus ; mucosités tenaces et blanchâtres dans la gorge et sur la langue; goût punais ou putride dans la bouche; frissons et frilosité ; humeur sombre ou pleureuse, on fera prendre dans ce cas au malade :

Pulsatilla, 12me dilution,   7 globules.
Eau,   90 grammes.

Une cuillerée, de quatre en quatre heures.

Ce médicament convient surtout aux tempéraments *lymphatico-nerveux*.

Si, outre les symptômes de la grippe, le malade éprouve des douleurs rhumatismales dans les membres et la poitrine, que le moindre mouvement aggrave ; si ces douleurs s'accompagnent ou non de rougeur et de gonflement, et que les genoux en fussent surtout atteints, on lui donnera :

Bryonia, 12me dilution,   6 globules.
Eau,   90 grammes.

Une cuillerée, toutes les quatre heures.

Si la grippe se compliquait de *pleurodynie* (douleur rhumatismale des muscles intercostaux, ou muscles qui sont situés entre chaque côte), de douleurs dans les membres, ou bien d'hémorrhagies par la bouche ou les narines, on donnera :

Arnica, 12me dilution,   6 globules.
Eau,   90 grammes.

Une cuillerée à café, de quatre en quatre heures.

Si la grippe amenait une complication du côté des organes pulmonaires, c'est-à-dire si l'on avait à redouter une pneumonie ou fluxion de poitrine, on donnerait de suite un médicament encore peu usité, que j'ai prescrit avec succès dans ce cas. Ce médicament est :

Ranonculus glacialis, 15me dilution,   7 globules.
Eau,   90 grammes.

Une cuillerée à café, de trois en trois heures.

Si, au bout de douze heures, ce médicament n'amène pas d'amélioration (ce qui n'est pas encore arrivé), on donnera :

Aconitum, 12me dilution,   7 globules.
Eau,   90 grammes.

Bryonia, 12ᵐᵉ dilution , 6 globules.
Eau ,   90 grammes.

Alterner ces deux médicaments (une fois de l'un , une fois de l'autre), à la dose d'une cuillerée à café un peu forte , de quatre en quatre heures.

DE LA PNEUMONIE,

NOMMÉE AUSSI

PÉRIPNEUMONIE , FLUXION DE POITRINE.

On désigne sous le nom de *Pneumonie*, l'inflammation du parenchyme pulmonaire (ou tissu du poumon.)

Elle débute quelquefois subitement , est consécutive à une *bronchite* , ou se développe progressivement.

PRODRÔMES ,

ou symptômes avant-coureurs.

Malaise , perte d'appétit , engourdissement , frisson plus ou moins intense , avec toux et oppression ; douleur lancinante dans un des côtés de la poitrine , avec fièvre dont l'intensité varie.

SYMPTÔMES.

Douleur de côté qui survient ordinairement au bout de douze ou de vingt-quatre heures après le début ; cette douleur est poignante , vive et lancinante ; elle se fait sentir presque toujours *au niveau et près de l'aréole du sein*, et se limite en cet endroit ou s'étend au loin ; la pression , la toux , et la respiration augmentent son intensité. (Cette douleur ordinairement ne se présente pas dans la pneumonie des enfants et des vieillards.)

Il y a , en outre, une *dyspnée* (difficulté de respirer) plus ou moins vive ; respiration courte et accélérée ; toux, avec expectoration de crachats visqueux, transparents , s'attachant fortement au fond du vase qui les reçoit , et offrant une teinte rougeâtre analogue à de la *brique pilée* ou de la *rouille ;* quelquefois les crachats sont d'une teinte jaunâtre , semblable à du *sucre d'orge*, du *safran , de l'écorce de citron ,* de la *marmelade d'abricots ;* quelquefois (mais c'est plus rare) , ils offrent une teinte *vert clair* ou *vert foncé,* ou sont couleur de *jus de réglisse* ou de *pruneaux ;* d'autres fois les crachats ressemblent à la *colle de Flandre claire,* ou à la *gomme arabique dissoute.* Cependant , dans quelques cas exceptionnels , les crachats peuvent être blancs comme dans un simple rhume , et même manquer complètement.

La fièvre est intense , la langue blanche , la soif vive, la céphalalgie plus ou moins forte ; les urines sont rares, et quelquefois il y a des vomissements.

Dans la majeure partie des cas , la face est colorée, et le malade se couche de préférence sur le dos ou sur le côté affecté.

P. S. Il est divers autres moyens plus sûrs de reconnaître la pneumonie , ainsi que son siége et son étendue ; ces moyens appartiennent à l'auscultation, qui révèle à l'oreille exercée divers bruits morbides, qui sont autant de révélations précises pour l'homme de l'art habitué à se servir du stéthoscope ; mais comme la majeure partie de nos lecteurs y sont étrangers , et qu'ils ne sauraient pratiquer cette science toute d'observation , nous n'en parlerons pas ici , et par conséquent nous ne pouvons entrer dans d'amples détails sur les divers degrés de la pneumonie, comprenant depuis le simple *engouement* du poumon jusqu'à l'*hépatisation rouge* et *grise,* parce que , pour pouvoir traiter *sûrement* et *méthodiquement* la pneumonie dans ses diverses manières d'être, il faut être au fait de la signification des divers bruits stéthoscopiques qui révèlent les ravages du mal.

Nous nous bornerons donc à donner ici le traitement de la *Pneumonie* ou *Fluxion de poitrine* à son début, et présentant les symptômes désignés plus haut.

TRAITEMENT.

Je puis affirmer que pas un cas de *Pneumonie* ou *Fluxion de poitrine franche* ne résiste aux trois médicaments ci-dessous désignés ; plus de *deux cents cas* traités par moi, et dont *pas un seul* ne m'a fait défaut, me permettent de soutenir mon dire.

Ces médicaments sont : *Aconitum*, *Bryonia*, puis, s'il le faut, *Ranonculus glacialis*.

Prescription.

Aconitum, 12ᵐᵉ dilution, 7 globules.
Eau, 90 grammes
Bryonia, 12ᵐᵉ dilution, 7 globules.
Eau, 90 grammes.

Alterner ces deux médicaments (une fois de l'un, une fois de l'autre), à la dose d'une cuillerée à café un peu forte, de trois en trois heures, ayant soin de reculer les doses au fur et à mesure que l'amélioration se produira.

Au bout de cinq ou six jours, si le malade se ressent encore de quelques douleurs, on lui donnera :

Sulfur, 12ᵐᵉ dilution, 6 globules.
Eau, 90 grammes.

Une cuillerée, matin et soir.

Le traitement de la fluxion de poitrine ne demande pas plus de quatre à six jours pour être détruite, quand on la traite homœopathiquement.

Il est un autre médicament qui se donne isolément contre la pneumonie ; en voici la prescription :

Ranonculus glacialis, 12ᵐᵉ dilution, 7 globules.
Eau, 90 grammes.

Une cuillerée, de quatre en quatre heures.

Ce médicament guérit à lui seul la fluxion de poitrine ; mais n'ayant encore que deux observations de guérison par son emploi, je ne puis le donner, je ne dirai pas comme spécifique, mais comme sûr dans tous les cas.

PNEUMONIE DES ENFANTS EN BAS AGE.

Il est excessivement rare que cette maladie soit primitive chez eux ; elle survient presque toujours comme complication d'une *bronchite*, d'une *coqueluche* ou d'une *fièvre typhoïde*.

Il est difficile, pour tout autre qu'un homme de l'art, de reconnaître la *Pneumonie* ou *Fluxion de poitrine* chez les enfants. D'abord, la douleur et les crachats font défaut, et souvent l'auscultation est nulle à cause de leurs cris ou gémissements presque continuels ; un *léger râle crépitant*, entremêlé *de râles sibilants* ; *l'absence du bruit respiratoire* dans certains points de la poitrine, voilà les seuls indices que l'auscultation peut fournir ; quant à la *percussion*, elle donne un *son mat* dans toute l'étendue qui correspond aux parties du poumon *engouées* ou *imperméables* ; à ces signes il se joint une forte fièvre, de l'agitation et une grande accélération des mouvements respiratoires.

TRAITEMENT.

Je n'ai traité jusqu'ici que quelques cas de pneumonie des enfants à la mamelle, et me suis conformé aux prescriptions recommandées par M. le docteur Teste, dans son ouvrage intitulé : *Traitement homœopathique des maladies aiguës et chroniques des enfants*. Ce traitement m'a généralement bien réussi, aussi je m'empresse de le mentionner ici.

On donnera dès le début :

Ipeca, 6me dilution, 7 globules.

Eau, 90 grammes.

Une cuillerée à café , de trois en trois heures.

Si le siége de l'inflammation occupe spécialement le poumon droit, on donnera :

Chelidonium majus, 12me dilution 6 globules.

Eau, 90 grammes.

Une cuillerée à café , de quart d'heure en quart d'heure (pendant quatre heures de temps) ; puis de demi-heure en demi-heure , et ensuite d'heure en heure.

S'il y avait *pneumonie double* ou *pleuro-pneumonie* (inflammation de la plèvre et du poumon), avec épanchement, respiration excessivement pénible et accélérée , sueur abondante , diarrhée avec chute des forces, on donnera de suite :

Phosphorus, 50me dilution, 5 globules.

Eau, 60 grammes.

Une cuillerée à café d'heure en heure, ou de demi-heure en demi-heure, selon le cas.

Ce médicament convient surtout aux enfants blonds, yeux bleus, d'un caractère doux et tranquille; dans le cas de *pneumonie ordinaire*, on peut le donner après *Ipeca* ou *Chelidonium*. (Maladies des enfants , par M. le docteur Teste.)

Si la pneumonie était arrivée à sa *dernière période* , on donnerait :

Spongia marina tosta, 12me ou 24me
dilution , 6 globules.

Eau, 90 grammes.

Une cuillerée à café d'heure en heure, pour en obtenir la résolution.

DE LA PLEURÉSIE.

La *Pleurésie*, que le vulgaire confond avec la *Fluxion de poitrine*, n'est autre que l'*inflammation de la plèvre;* elle peut être *aiguë* ou *chronique*.

(On appelle *plèvre* les deux membranes séreuses qui, après avoir tapissé chacun des côtés internes de la poitrine, se réfléchissent ensuite sur les poumons, en formant chacune une espèce de sac sans ouverture.)

SYMPTÔMES.

Ils sont les mêmes, à peu de choses près, que ceux de la *Pneumonie* ou *Fluxion de poitrine;* la seule indication qui, pour le vulgaire, peut servir à les lui faire distinguer l'une de l'autre, est que dans la *pleurésie* il n'y a pas de crachats rouillés ou jaunes comme dans la *pneumonie;* de plus, on ne trouve pas la *crépitation fine et stridente* qui s'observe dans la fluxion de poitrine, lorsqu'on ausculte le malade.

Il existe encore d'autres signes servant à différencier ces deux maladies; mais comme cela nous entraînerait trop loin, nous nous en tiendrons aux deux signes caractéristiques que nous avons relatés ci-dessus.

TRAITEMENT.

On fera bien de débuter par l'*Aconit;* ce médicament suffit quelquefois à lui seul pour détruire la maladie, ou du moins la modifier d'une heureuse manière. Voici la formule à employer :

Aconitum, 12me dilution ,   7 globules.
Eau,   120 grammes.

Une cuillerée , de trois en trois heures.

Dès que la fièvre, la soif et la toux auront de beaucoup diminuées sous l'influence de l'*Aconit*, s'il reste encore de la douleur au côté, on cessera ce médicament, et on donnera :

Bryonia, 12me dilution, 4 globules.
Eau,   60 grammes.

Une cuillerée à café, d'heure en heure.

Ordinairement ces deux médicaments suffisent ; mais si cependant il restait un peu d'oppression, et que la marche ou des mouvements modérés réveillassent encore de la douleur dans le côté affecté, on prescrirait :

Sulfur, 50me dilution, 4 globules.
Eau,   60 grammes.

Une cuillerée, tous les matins.

PLEURÉSIE CHEZ LES ENFANTS.

La pleurésie primitive et isolée est rare chez les jeunes enfants ; elle coexiste presque toujours avec la pneumonie, et n'exige d'autre traitement que celui de cette dernière affection.

Cependant, quand la pleurésie existe seule, on remarque chez eux : toux, avec fièvre variable dans son intensité ; point douloureux dans un des côtés de la poitrine (cette douleur est difficile à reconnaître chez les très-jeunes enfants ; on ne s'en assure que par la *pression extérieure*, qui alors l'exaspère, et fait pousser des cris au jeune patient ; cette pression doit se faire auprès du sein dans l'espace intercostal (entre les deux côtes situés au-dessous ; elle doit être légère ou se faire graduellement) ; le bruit respiratoire est obscurci ; la percussion donne de la matité qui s'accroît en espace dans la même proportion que les progrès de l'épanchement ; lorsque ce dernier est considérable, il y a bombement ou voussure de tout le côté affecté de la poitrine ; la respiration de l'enfant est presque devenue

impossible , et elle est excessivement précipitée ; il y a
de l'anxiété ; la face est pâle et comme ratatinée ; la
prostration est extrême , et le pouls ne se fait presque
plus sentir. Dans ce cas seulement, voici le traitement
recommandé par M. le docteur Teste :

Phosphorus, 12ᵐᵉ dilution, 6 globules.
Eau, 90 grammes.

Une cuillerée à café , de dix en dix minutes, pendant toute
la matinée, et donner dans l'après midi :

Spongia tosta, 50ᵐᵉ dilution, 6 globules.
Eau, 90 grammes.

Une cuillerée à café, de demi-heure en demi-heure.
P. S. Il est bien entendu que si les symptômes s'amendent (deviennent meilleurs), on reculera l'intervalle des doses
dans la même proportion.

L'antidote de *Spongia* est le *Camphre*.

Chez les enfants débiles, maladifs, maigres, pâles, souffreteux et très-irritables, on donnera comme médicament
complémentaire, après l'usage de *Spongia :*

Arsenicum album, 50ᵐᵉ dilution, 4 globules.
Eau, 60 grammes.

Une cuillerée à café, tous les matins.

PLEURÉSIE CHRONIQUE.

La douleur et la fièvre manquent généralement; on
ne constate qu'une augmentation de volume de la poitrine, qui se produit aux dépens de son diamètre trans-
versal; il y a de l'oppression et de l'essouflement, que
les moindres mouvements augmentent ; le malade a une
petite toux sèche; il ne peut se coucher que sur le dos,
ou sur le côté affecté, le décubitus sur le côté sain
étant impossible pour lui, à moins que ce ne soit que
pendant quelques minutes seulement.

Si la pleurésie se lie à une *diathèse tuberculeuse*, il y

a amaigrissement, fièvre hectique (ou fièvre continue, qui augmente le soir et peut revêtir plusieurs types); sueurs pendant le sommeil, et diarrhée colliquative (qui fait, pour ainsi dire, fondre le malade.)

P. S. Pour le traitement de la *pleurésie chronique*, il est de toute nécessité de consulter un médecin homœopathe; on pourra cependant ordonner provisoirement le médicament suivant :

Spongia tosta, 50me dilution,   7 globules.
Eau,   120 grammes.
Une cuillerée, tous les matins et tous les soirs.

DE LA MÉNINGITE CÉRÉBRALE SIMPLE.

Le mot *Méningite* sert à désigner l'inflammation de *l'arachnoïde* (semblable à de la toile d'araignée), et de la *pie-mère*, deux des membranes les plus internes qui enveloppent le cerveau.

SYMPTÔMES.

Elle peut débuter brusquement, mais le plus souvent ses avant-coureurs sont: malaise général, lourdeur de la tête, vertiges, absence d'idées et difficulté à les coordonner; épistaxis; au bout d'un temps qui peut être de quelques heures, ou de quelques jours, survient la période d'agitation et d'effervescence qui suit :

Céphalalgie (mal de tête) atroce; insomnie, agitation, fièvre intense; souvent vomissements et constipation; la douleur de tête est lancinante, sourde ou obtuse; le mouvement, la lumière, le bruit, en augmentent l'intensité ; elle occupe ou le front, ou le sinciput (sommet de la tête), ou l'occiput (derrière de la tête); il s'y joint bientôt de l'agitation et un délire furieux , qui exige qu'on lie le malade , ou un délire calme, qui consiste en un marmottement continuel de mots sans suite ; ce délire est presque constant., et il s'y joint des soubresauts dans les tendons , du tremblement des bras et des mains , des mouvements convulsifs, du strabisme (ce qu'on appelle vulgairement *loucher*); puis, par intervalles , un sommeil cômateux (profond); au bout de quelques jours , arrive une nouvelle période dite *colapsus* (ou chute), qui présente les symptômes suivants , savoir :

Au délire précédent succède un assoupissement, dont on peut au début tirer un peu le malade par des questions plusieurs fois répétées , ou en le secouant, mais qui finit ensuite par devenir permanent ; viennent ensuite des paralysies partielles , passagères ou permanentes , qui alternent avec contracture ou des mouvements convulsifs ; les selles sont involontaires, et l'on observe assez souvent une abolition complète de la sécrétion urinaire ; la sensibilité semble éteinte ; la face est pâle, et son expression est hébêtée ; le moribond semble insensible à tout ce qui l'environne ; on dirait qu'il ne voit et n'entend rien ; le pouls devient fréquent , irrégulier, ou lent ; la respiration précipitée, stertoreuse et difficile ; la chaleur vitale diminue , et la mort s'empare du malade.

La durée de cette maladie est de sept , quatorze ou vingt-trois jours.

Les causes les plus probables sont : les contusions ou blessures du crâne , l'insolation (coup de soleil), l'abus des boissons alcooliques (surtout l'absynthe), et de violentes émotions morales.

Les maladies dans lesquelles cette affection peut survenir aussi , sont : la pneumonie, la péritonite , le rhumatisme articulaire, et surtout l'érysipèle de la face ; la phthisie pulmonaire peut y prédisposer aussi.

TRAITEMENT.

Les médicaments propres à combattre cette redoutable affection, sont : *Belladonna, Agaricus muscarius, Opium, Bryonia, Rhus toxicodendron.*

Le médicament de fond, celui auquel on doit donner de prime-abord la préférence, est *Belladonna,* que l'on prescrira ainsi :

Belladonna, 6me ou 12me dilution,   7 globules.
Eau,   120 grammes.

Une cuillerée à café (pour les enfants), ou une demi-cuillerée à bouche (pour les adultes), d'heure en heure, ou de deux en deux heures (selon la violence et la permanence des symptômes.)

Si *Belladonna* ne produit pas l'effet désiré, on lui substituera le médicament suivant, mais on le donnera seulement pendant un jour ou deux jours au plus, pour revenir ensuite à l'emploi de *Belladonna,* comme nous venons de la prescrire. Donnez donc pendant douze ou vingt-quatre heures, savoir :

Agaricus muscarius, 6me ou 12me dilution,   7 globules.
Eau,   120 grammes.

Le donner aux mêmes doses que *Belladonna,* et faire reprendre cette dernière au bout de douze ou vingt-quatre heures.

Si la *méningite* provenait d'un *coup,* d'une *blessure* ou d'une *chute sur la tête,* on donnerait *Arnica* pendant le jour, et *Belladonna* pendant la nuit, comme suit :

Arnica montana, 12me dilution, 7 globules.
Eau,   120 grammes.

Une cuillerée à café ou une demi-cuillerée à bouche (selon l'âge), toutes les heures, pendant le jour.

Belladonna se donnera comme elle vient d'être déjà prescrite, pendant la nuit.

Si la *méningite* provenait d'*insolation* (ou coup de soleil),

on alternera *Rhus toxicodendron* et *Belladonna*, *Rhus* le jour
et *Belladonna* la nuit. (Comme *Belladonna* se donne comme
nous l'avons déjà recommandé plus haut, au commencement
du traitement, nous ne donnerons ici que la formule de *Rhus*.

Rhus toxicodendron, 12me dilution,   7 globules.
Eau,   120 grammes.

Une cuillerée à café ou une demi-cuillerée à bouche, selon
l'âge, d'heure en heure pendant le jour, et donner *Belladonna* la nuit.

Si le malade tombait dans le *côma* (ou profond assoupissement), on donnerait cette seule prescription :

Opium, 6me ou 12me dilution,   7 globules.
Eau,   90 grammes.

Une demi-cuillerée, d'heure en heure, jusqu'à cessation
du *côma*.

Si, pendant le jour, le malade avait un air hébété, que
ses réponses soient lentes, qu'il y eût des soubresauts dans
les tendons, qu'enfin il y eût des symptômes typhoïques semblables à ceux décrits dans la deuxième période de la fièvre
typhoïde, on donnera :

Bryonia, 12me dilution,   7 globules.
Eau,   120 grammes.

Une cuillerée à bouche, de deux en deux heures pendant
le jour, et *Belladonna* pendant la nuit, comme elle a déjà
été prescrite.

Il faut le calme le plus profond dans la chambre du malade, une demi-obscurité et un air frais (sans être froid.)

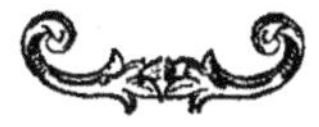

DE L'ENCEPHALITE,

inflammation de l'encéphale, appelé vulgairement cerveau.

Les symptômes de l'*Encéphalite* sont, à peu de choses près, ceux de la méningite. Ainsi il y a : pesanteur de tête, vertiges et éblouissements , bourdonnements d'oreilles, agitation, insomnie ou somnolence , crampes, picottements ou roideur dans les membres ; puis , délire, ou demi-côma ; yeux rouges ; le bras et la jambe d'un des côtés du corps éprouvent de la raideur et de la contracture (impossibilité d'allonger ou de ployer le membre) ; il y a *trismus* (serrement convulsif des mâchoires) ; perte de la sensibilité , tressaillements convulsifs , paralysie plus ou moins complète ; puis, côma , déglutition de plus en plus difficile , et mort.

TRAITEMENT.

Le même que celui de la *méningite*, en se guidant également ment sur les causes qui ont pu occasionner la maladie. (*Voyez méningite.*)

DU CORYZA,

vulgairement dit Rhume de cerveau, Enchifrènement, etc.

Cette maladie n'est autre que l'inflammation de la membrane muqueuse qui recouvre les fosses nasales (tout l'intérieur du nez.)

Le *Coryza* peut se présenter à l'état *simple*, ou se compliquer d'*ulcération* ; dans ce dernier cas, il prend le nom d'*Ozène* (sentir mauvais.)

Les symptômes du coryza simple, ou rhume de cerveau, étant généralement connus, nous nous abstiendrons de les décrire ; nous nous bornerons à détailler le traitement à suivre, selon les diverses formes sous lesquelles il peut se présenter.

TRAITEMENT.

Au début du rhume de cerveau, lorsqu'il y a enchifrènement, yeux rouges, mal de tête, peau chaude, on donnera :

Aconitum, 12me dilution, 7 globules.

Eau, 90 grammes.

Une cuillerée à café, de deux en deux heures.

Si le nez est obstrué (bouché), *surtout la nuit*, avec sécheresse du nez, narines gonflées, bouche sèche, yeux pleins de larmes, mouchement de quelques filaments de sang, et qu'*Aconitum* fût resté sans effet contre cet état, on donnera :

Ammonium carbonicum, 30me dilution, 6 globules.

Eau, 90 grammes.

Une cuillerée à café, de deux en deux heures.

Si, avec l'*obturation du nez*, il y a : écoulement abondant de mucosités séreuses (comme de l'eau) et corrosives, brûlement dans les narines avec excoriation de leurs bords, insomnie, mal de tête, amélioration de cet état par la chaleur, on donnera :

Arsenicum album, 12me dilution, 6 globules.

Eau, 90 grammes.

Une cuillerée à café, de deux en deux heures.

Si *Arsenicum* ne suffisait pas pour guérir, on donnerait *Ipeca*, comme suit :

Ipeca, 12me dilution, 7 globules.

Eau, 90 grammes.

Une cuillerée, de trois en trois heures.

Il convient dans le cas où *Arsenicum* ne suffit pas, et surtout quand il y a faiblesse assez grande, avec perte d'appétit, dégoût, nausées, vomissements.

Si le malade éprouve : éternuement très fréquent, avec écoulement abondant de mucosités séreuses, rougeur, excoriation et gonflement du nez, soif vive, chaleur ou frissons, douleur dans les membres, et que le froid ou la chaleur augmentent les souffrances, on prescrira :

Mercurius vivus, 12me dilution, 7 globules.

Eau,   90 grammes.

Une cuillerée à café, de deux en deux heures.

Ce médicament s'applique avec succès à presque tous les cas de coryza simple.

Si le coryza se produit après avoir été mouillé par la pluie, ou qu'un brouillard humide lui ait donné naissance, on prescrira :

Pulsatilla, 12me dilution, 7 globules.

Eau,   90 grammes.

Une cuillerée à café, de deux en deux heures.

Ce médicament convient aussi quand il y a perte du goût et de l'odorat ; qu'il s'écoule une matière jaunâtre et épaisse des narines, ou qu'il y a tête lourde, étourdissement, obturation du nez, aggravée à la chaleur de la chambre et améliorée au grand air ; frissons, absence de soif, humeur mélancolique ou pleureuse.

Si le rhume de cerveau est *sec*, avec obturation du nez (nez bouché), ou s'il est *fluent* (s'il coule) le matin, et *sec* le soir ou la nuit, avec pesanteur au front et mal de tête ; courbature dans les membres, humeur colérique, sécheresse de la bouche et de la poitrine, constipation et selles difficiles et dures, on donnera au malade :

Nux vomica, 12me dilution, 6 globules.

Eau,   90 grammes.

Une cuillerée à café, de deux en deux heures.

Si *Nux vomica* n'améliore pas l'état au bout de vingt-quatre heures, on prescrira alors :

Lachesis, 30me dilution, 6 globules.

Eau,   90 grammes.

Une cuillerée à café, de deux en deux heures.

Si le rhume de cerveau provient d'un refroidissement par suite d'un courant d'air, ou par suite de s'être exposé à l'ombre en ayant très-chaud, et même encore par suite de la brusque suppression d'une transpiration abondante, on prendra :

Dulcamara, 12me dilution, 7 globules.
Eau, 90 grammes.

Une cuillerée à bouche, de quatre en quatre heures.

Si le rhume de cerveau produisait de l'agitation ou du délire (chez les enfants), que la face soit enflée et rouge, avec yeux brillants, on donnerait.:

Belladonna, 12me dilution, 6 globules.
Eau, 90 grammes.

Une cuillerée à café, de quatre en quatre heures.

Le *Coryza* qui se manifeste chez les enfants à la mamelle, se combat par *Nux vomica* s'il y a constipation, ou par *Sambucus nigra*, si quelques cuillerées à café de *Nux vomica*, n'amènent pas la cessation de cette obturation du nez.

Si, chez ces jeunes enfants, l'obturation du nez est en outre accompagnée de l'écoulement d'une *eau claire* par les narines, ou leur donnera *Chamomilla* on *Dulcamara*, si le grand air aggrave cet état.

Prescription pour les enfants.

S'il y a constipation, avec obturation du nez :

Nux vomica, 12me dilution, 4 globules.
Eau, 60 grammes.

Une cuillerée à café, de quatre en quatre heures.

Si *Nux* n'amène pas de l'amélioration à la fin de la journée, ou au bout de la prise de quatre cuillerées à café de ce médicament, on donnera :

Sambucus nigra, 10me dilution, 4 globules,
Eau, 60 grammes.

Une cuillerée à café, de quatre en quatre heures.

Si l'obturation du nez est accompagnée de l'écoulement

par les narines d'un mucus semblable à de *l'eau claire*, on prescrira :

Chamomilla, 6me dilution, 4 globules.
Eau, - - - - - - - - - - -60 grammes. - - -

Une cuillerée à café, de quatre en quatre heures.

Si l'obturation du nez et l'écoulement de ce mucus augmentent en portant l'enfant au grand air, ce sera *Dulcamara* qu'il faudra donner ainsi :

Dulcamara, 12me dilution, 4 globules.
Eau, 60 grammes.

Une cuillerée à café, de quatre en quatre heures.

Si la face devenait rouge et tuméfiée, qu'il y eût du délire, on donnerait *Belladonna* de la manière qui suit :

Belladonna, 12me dilution, 6 globules.
Eau, 90 grammes.

Une cuillerée à café, de quatre en quatre heures.

On peut aussi *enduire de suif* le nez des enfants ; c'est une méthode empirique qui souvent réussit.

AVIS ESSENTIEL.

Si le rhume de cerveau amenait chez un enfant à la mamelle une obturation du nez qui l'empêchât de respirer librement, il serait de *toute nécessité* de cesser de lui donner le sein, pour lui faire prendre le lait dans une petite cuiller à café, si l'on ne veut pas le voir tomber dans le dépérissement ; comme le bout du mamelon remplit exactement la bouche de l'enfant, et qu'il est obligé de faire le vide au moyen d'une succion continuelle pour obtenir le lait qui est sa nourriture ; l'obturation complète des narines, causée par le boursoufflement de la muqueuse nasale, qui est le résultat du rhume de cerveau, l'empêche d'opérer cette succion du lait, sous peine d'une suffocation certaine ; et en admettant qu'elle pût se faire quelque peu, la quantité de lait amenée par ce moyen dans la bouche de l'enfant étant insuffisante pour le nourrir, il en résulte un dépérissement rapide qui met sa vie en péril, tant par cause d'insuffisance de nourriture que par danger de suffocation ; on lui donnera donc le lait, au moyen d'une cuiller à café.

Si le coryza devenait ou était déjà passé à l'*état chronique*, on prescrirait :

Silicea, 30me dilution,   6 globules.
Eau,   90 grammes.

Une cuillerée, tous les matins.

Si *Silicea* ne remplit pas le but qu'on s'était proposé, on prendra *Graphites* à la même dilution et de la même manière que *Silicea*.

CORYZA AVEC ULCÉRATION, OU OZÈNE.

SYMPTÔMES.

Enchifrènement continuel ; gêne, et quelquefois douleur dans les narines ; ces dernières sont remplies par des *croûtes* ; lorsqu'on les arrache, il s'écoule alors ou du sang ou du pus ; le malade mouche une *humeur* ou *mucus* jaune, vert, ou semblable à du pus, et ordinairement *épais* ; quelquefois cette humeur ou ce mucus est ichoreux, fétide, et l'air expiré des fosses nasales a une odeur de *fromage pourri*, de *cadavre en putréfaction*, ou de *punaise écrasée*. Si l'ulcération se communique aux os et aux cartilages du nez, le nez s'enfle, devient violacé, et la pression sur ce point fait entendre de la crépitation, ce qui annonce une destruction des os qui se détachent, et qui, en se mouchant, s'échappent par l'ouverture des fosses nasales, ou bien par celle d'un ulcère qui s'ouvre au voisinage des parties frappées de nécrose ou d'ulcération ; alors le nez se déforme, s'affaisse, et donne à la face une physionomie ridicule ou ignoble.

TRAITEMENT.

Quatre médicaments m'ont seuls réussi dans deux cas d'Ozène; ce sont : *Aurum foliatum* , *Mercurius vivus* , *Calcarea carbonica* et *Sulfur*. On commencera par donner :

Aurum foliatum , 30me dilution, 6 globules.
Eau ,   90 grammes.

Une cuillerée, tous les matins.

On continuera ce médicament tant qu'il fera du bien ; souvent il peut suffire à lui seul, pour procurer la guérison.

L'antidote de *Aurum* est la *Belladonne* ou le *China*.

Si l'amélioration produite par lui s'arrête, on prescrira :

Mercurius vivus , 30me dilution, 6 globules.
Eau ,   90 grammes.

Une cuillerée, tous les matins.

Dès que *Mercurius* n'amènera plus d'amélioration, on donnera :

Calcarea carbonica , 30me dilution, 6 globules.
Eau ,   90 grammes.

Sulfur , 30me dilution, 6 globules.
Eau ,   90 grammes.

Alterner ces deux médicaments, à la dose d'une cuillerée, tous les matins.

On pourra reprendre ce traitement à la 100me dilution, si cette série de la 30me ne suffit pas pour opérer la guérison.

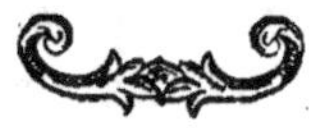

DE L'OTITE,

vulgairement inflammation de l'oreille, douleurs d'oreille.

Elle peut être *externe* ou *interne*, *aiguë* ou *chronique*.

OTITE AIGUE ET EXTERNE.

SYMPTÔMES.

Rougeur du conduit auditif, avec chaleur et prurit (demangeaison); élancements qui semblent s'irradier dans tout le cerveau, et céphalalgie; bourdonnements ou bruits divers dans les oreilles, ou dans l'oreille affectée seulement; surdité permanente ou avec intermittence (cessant par intervalles.)

Si l'*otite* augmente d'intensité, le conduit auditif (tuyau de l'oreille) est le siége d'une chaleur brûlante; des élancements déchirants et réitérés s'y font sentir; puis survient un écoulement d'une humeur séro-purulente, qui peut persister pendant fort longtemps.

Si l'inflammation prend un caractère *phlegmoneux* (si elle se propage au tissu cellulaire), le malade ressent alors des douleurs lancinantes et atroces; le chaud, le froid, l'action du manger, et en général, tout mouvement quelconque, les exaspère; il y a surdité plus ou moins complète, ou bien sifflements, bourdonnements et bruits divers dans les oreilles; la fièvre est intense, ainsi que la céphalalgie, qui peut être générale ou partielle; quelquefois, lorsque la douleur d'oreille est vive, et qu'elle survient chez des individus nerveux et irritables ou chez les enfants, elle peut amener un délire plus ou moins violent.

Enfin, au bout d'un temps plus ou moins variable

(depuis quatre jours, jusqu'à un mois environ), les symptômes diminuent d'intensité, et il se produit par l'ouverture de l'oreille un écoulement de pus inodore ou infect, dont la quantité est plus ou moins abondante.

OTITE INTERNE OU OTORRHÉE PURULENTE,

inflammation du tissu cellulaire et du périoste de la caisse du tympan.

SYMPTÔMES.

Douleur atroce dans l'oreille, avec agitation, anxiété, cris, et même hurlements; nausées ou vomissements; fièvre violente, mal de tête intolérable, perte d'appétit, insomnie, convulsions et délire, ou côma (chez les personnes nerveuses ou les enfants); enfin la maladie se termine par suppuration, et le pus s'échappe soit par l'ouverture externe de l'oreille, soit par la trompe d'Eustache; dans ce dernier cas, c'est par la bouche que les malades expectorent alors la matière.

OTITE CHRONIQUE.

Souvent les seuls symptômes sont une demangeaison plus ou moins vive, ressentie au fond du conduit auditif, avec une altération du cérumen (cire de l'oreille), et l'écoulement plus ou moins abondant d'un pus dont la couleur est variable; il peut être jaunâtre, grisâtre, verdâtre ou sanguinolent.

Si l'affection était assez grave pour, qu'après une durée plus ou moins grande il y ait carie des osselets de l'ouïe ou altération du rocher (nom d'un des os de la base du crâne), on aurait alors les plus graves accidents à redouter pour le malade. (*Pour ce cas, voyez le traitement de l'otorrhée purulente.*)

P. S. Très souvent l'angine (ou mal de gorge) s'accompagne d'une douleur d'oreille assez intense ; mais cette espèce d'*otite* ne réclame nul autre traitement que celui de l'*angine* même, avec laquelle elle disparaît.

TRAITEMENT.

Les médicaments les plus en usages contre l'otite sont : *Belladonna, Dulcamara, Hepar sulfur, Mercurius vivus, Nux vomica, Pulsatilla, Sulfur* et *Silicea.*

Contre l'otite aiguë et externe, on prescrira :

Pulsatilla, 12me dilution,   7 globules.

Eau,   120 grammes.

Une cuillerée à café, d'heure en heure.

Si *Pulsatilla* ne produisait pas d'amélioration, on donnerait :

Mercurius vivus, 12me dilution,   7 globules.

Eau,   120 grammes.

Une cuillerée à café, d'heure en heure.

Si un refroidissement était la cause de l'otite, on prescrirait :

Dulcamara, 15me dilution,   7 globules.

Eau,   120 grammes.

Mercurius vivus, 12me dilution,   7 globules.

Eau,   120 grammes.

Alterner ces deux médicaments (un jour l'un, un jour l'autre), à la dose d'une cuillerée, toutes les quatre heures.

Si l'otite amenait pendant la nuit, ou le délire, ou des convulsions, ou une grande agitation, on donnerait :

Pendant le jour,

Pulsatilla, 12me dilution,   7 globules.

Eau,   120 grammes.

Une cuillerée à café, d'heure en heure.

Et pendant la nuit (à moins que l'état du malade ne le réclamât de suite) :

Belladonna, 12me dilution,   7 globules.

Eau,   120 grammes.

Une cuillerée à café, de deux en deux heures.

Si l'oreille était tuméfiée à l'intérieur, et qu'il y eût in-

flammation phlegmoneuse, avec formation de pus, on donnerait :

Hepar sulfur, 50me dilution, 6 globules.
Eau, 90 grammes.

Une cuillerée, de quatre en quatre heures.

Si, quelque temps après la guérison de l'otite aiguë, l'é-
coulement du pus persistait encore, et que le malade ressen-
tît dans l'oreille un *prurit incommode*, on lui ferait prendre :

Sulfur, 50me dilution, 6 globules.
Eau, 90 grammes.

Une cuillerée, matin et soir.

Si, au bout de sept à huit jours, *Sulfur* n'amenait pas la
cessation de l'écoulement, on donnerait :

Silicea, 50me dilution, 7 globules.
Eau, 120 grammes.

Une cuillerée, matin et soir.

Si le sujet présentait des indices de scrofule, et que la sécrétion purulente n'ait subi aucune amélioration sous l'influence des médicaments désignés plus haut, on lui ferait
prendre :

Sulfur, 50me dilution, 7 globules.
Eau, 120 grammes.
Calcarea carbonica, 50me dilution, 7 globules.
Eau, 120 grammes.

Alterner ces deux médicaments (un jour l'un, un jour
l'autre), à la dose d'une cuillerée à bouche, matin et soir.

TRAITEMENT DE L'OTORRHÉE PURULENTE.

On ouvrira le traitement par la prescription suivante :

Pulsatilla, 12me ou 30me dilution, 7 globules.
(selon l'ancienneté de l'affection.)
Eau, 120 grammes.
Sulfur, 50me dilution, 7 globules.
Eau, 120 grammes.

Alterner ces deux médicaments (un jour l'un, un jour

l'autre), à la dose d'une cuillerée à bouche , matin et soir.

Si *Pulsatilla* et *Sulfur* n'amènent pas une amélioration bien marquée au bout d'une semaine de leur emploi , on les cessera pour donner :

Mercurius vivus, 12ᵐᵉ ou 30ᵐᵉ dilution, 7 globules.
Eau, 120 grammes.

Hepar sulfur, 30ᵐᵉ dilution, 7 globules.
Eau, 120 grammes.

A prendre aux mêmes doses et de la même manière que *Pulsatilla* et *Sulfur*.

P. S. Il arrive quelquefois qu'une inflammation de l'oreille a pour cause une irritation produite et entretenue par un tampon de cérumen durci , qui , par son contact contre la membrane du tympan , y développe une irritation permanente , surtout quand par suite d'une altération des bulbes pilifères , un amas de poils détachés se trouvent comme pétris et feutrés avec ledit cérumen.

Il suffit, dans ce cas, qu'on reconnaîtra toujours à l'aide d'un *speculum ori*, d'extraire la matière sébacée durcie, qui entretient la maladie et cause une surdité plus ou moins complète; pour cela, on ramolliera le cérumen au moyen d'injections faites avec l'huile d'amandes douces , ou même tout simplement avec de l'eau tiède , et on aidera à sa sortie dès que sa masse délayée permettra de la fractionner en plusieurs parties, qu'on extraira partiellement.

Si , dans l'otorrhée purulente , il se présentait dans le pus qui s'écoule des *fragments osseux* ou *cartilagineux*, qui fissent augurer une carie des osselets, ou de toute autre partie solide de l'oreille interne , on prescrirait d'abord :

Aurum foliatum, 12ᵐᵉ dilution , 7 globules.
Eau, 120 grammes.
Une cuillerée, matin et soir.

Si, après quinze jours d'usage de ce médicament, la carie n'avait pas cédé , ou du moins n'avait pas diminué, ce qu'on reconnaîtrait en examinant minutieusement le contenu de la sécrétion purulente de l'oreille, on donnera :

Silicea, 50ᵐᵉ dilution,   7 globules.
Eau,   120 grammes.

Une cuillerée, matin et soir.

On pourra, si l'on veut, pousser dans l'oreille, au moyen d'une seringue de verre neuf, des injections d'une solution du même médicament pris alors à l'intérieur. Ce mode de traitement accélère la guérison : ainsi, si l'on prend *Aurum* à l'intérieur, on l'administrera aussi en injections matin et soir ; si l'on prend *Silicea*, on injectera aussi *Silicea*. La formule pour l'emploi *externe* ou pour l'emploi *interne*, est la même.

DE LA CYSTITE.

La *Cystite* est l'inflammation de la vessie ; elle peut être *aiguë* ou *chronique*.

SYMPTÔMES.

Douleur plus ou moins vive dans le bas-ventre, que la pression, les mouvements, et surtout les efforts pour aller à la selle exaspèrent ; le bas-ventre est tendu, et la vessie y forme souvent une boule saillante plus ou moins volumineuse ; le besoin d'uriner est fréquent, et le malade, après des efforts inouis et des douleurs intolérables, ne rend que quelques cuillerées ou quelques gouttes d'une urine rouge ou brûlante, trouble et sanguinolente, qui, a son passage dans l'urêtre (canal de la vessie), produit la sensation d'un fer rouge ; souvent même, malgré tous leurs efforts, et malgré un besoin presque incessant d'uriner, ils ne peuvent en expulser une seule goutte.

D'autres malades éprouvent une demangeaison, une titillation ou un sentiment de brûlure dans le méat (ou canal urinaire); il s'y joint de l'anorexie (perte d'appétit), de la soif, des nausées ou des vomissements; de la constipation , de la fièvre et un état de malaise indéfinissable.

Dans des cas graves, lorsque, par suite de l'inflammation, le boursoufflement ou l'épaississement des tissus de la vessie oblitère (bouche) tellement l'orifice de l'un, ou même des deux uretères, que l'urine, ne pouvant plus arriver dans la vessie, s'accumule dans les uretères, les bassinets et les calices (parties anatomiques des reins), alors, les symptômes prennent une gravité effrayante; la fièvre redouble; le délire et la prostration surviennent; les selles et les sueurs du malade exhalent une odeur d'urine, et la mort s'ensuit.

Ces accidents peuvent se présenter aussi quand l'urine dont la vessie est pleine, ne peut plus être excrétée (rendue), mais leur marche est plus lente.

La maladie se termine ordinairement par résolution; plus rarement par suppuration et par gangrène.

Il peut arriver aussi que par suite de la distention considérable de la vessie, et le ramollissement de ses parois, ces dernières viennent à se rompre, surtout quand il y a impossibilité de la vider au moyen du cathétérisme; dans ces cas, l'urine peut s'épancher dans le péritoine et amener une péritonite aiguë, ou s'infiltrer dans le tissu cellulaire du bassin, et en amener la gangrène ; dans l'un ou l'autre cas, la mort est presque certaine.

Quelquefois une ulcération provoquant la rupture de la vessie dans sa paroi recto-vésicale, ou vésico-vaginale, l'urine peut, dans le premier cas, s'échapper par le rectum , et dans le second, par le vagin.

CYSTITE CHRONIQUE

SYMPTÔMES.

Douleur continue, plus au moins vive, au bas-ventre ou au périnée (espace compris entre l'anus et les parties sexuelles); envies fréquentes d'uriner, avec dysurie (difficulté d'uriner); urines troubles, floconneuses, ou semblables à une solution de gomme arabique; ou bien purulentes et glaireuses; malaise ou fièvre, avec digestion difficile.

Chez quelques malades, la cystite chronique se transforme en catarrhe vésical.

L'application ou l'usage des préparations cantharidées (contenant des cantharides, ou la teinture de ce coléoptère), peuvent occasionner aussi une cystite; mais elle est passagère, ne dure que deux ou trois jours, et n'offre pas de danger, si les doses prises n'excèdent pas celles des prescriptions ordinaires.

CAUSES.

La *Cystite* peut être produite par une chute sur les reins ou les fesses, une plaie pénétrante, une contusion du bas-ventre, la rétention trop longue de l'urine, l'application des sondes et leur séjour dans le canal; un accouchement pénible, un calcul (ou pierre, gravelle); souvent aussi, l'inflammation de l'urètre qui se propage à la vessie, en est la cause primitive.

TRAITEMENT.

Les médicaments à opposer à la cystite, sont: *Aconitum, Cannabis, Camphora, Cantharis, Nux vomica, Pulsatilla* et *Digitalis.*

Si il y a forte fièvre, avec soif; envie fréquente d'uriner, avec urine presque nulle, sanguinolente, et douleurs vives en urinant, on donnera :

Aconitum, 12me dilution, 7 globules.
Eau, 90 grammes.

Une cuillerée à café, d'heure en heure.

Si il y a envie pressante d'uriner, avec douleurs brûlantes et difficulté de le faire ; rétention opiniâtre de l'urine, ou émission d'une urine rare, sanguinolente, ou trouble et mélangée de pus, on donnera ;

Cannabis sativa, 12me dilution, 7 globules.
Eau, 90 grammes.

Une cuillerée, toutes les deux heures.

Si la cystite était produite par suite d'applications ou d'abus des cantharides, on prescrira :

Camphora, 3me dilution, 7 globules.
Eau, 90 grammes.

Une cuillerée, d'heure en heure.

Si il y avait besoin irrésistible d'uriner, avec impossibilité d'y satisfaire ; ou bien émission, goutte à goutte, d'une urine brûlante ; douleurs atroces, avant et après l'émission des urines, qui arrachent des cris au malade ; sensation comme si un fer rouge traversait le canal de l'urètre dans toute sa longueur, avec brûlement et élancements dans les reins ; érections douloureuses, avec rougeur et gonflement des parties ; écoulement de mucosités sanguinolentes ou purulentes de la vessie ; pissement de sang goutte à goutte, avec brûlement et violentes lancinations dans l'urètre ; urines rouges, foncées, purulentes, ou urines sanguinolentes contenant un sédiment briqueté et sablonneux ; agitation, inquiétude ; accès de colère ou pusillanimité.

L'ensemble de ces symptômes exige alors le médicament suivant :

Cantharis, 12me dilution, 7 globules.
Eau, 120 grammes.

Une cuillerée à café, d'heure en heure.

On peut alterner ce médicament avec *Cannabis ;* un jour l'un, un jour l'autre.

L'antidote de *Cantharis* est le *Camphre.*

L'antidote de *Cannabis* est le *Camphre* ou la *Belladonne.*

On donnera *Nux vomica,* si le malade éprouvait : douleurs vives au col de la vessie, avec envie d'uriner inutile ; émission douloureuse des urines qui ne sortent que goutte à goutte, avec douleur brûlante, et évacuation d'urines pâles ou rougeâtres ; sortie de mucosités épaisses ou même de pus par l'urètre ; douleurs dans les reins, avec coliques, vomissements et constipation ; rétrécissement de l'urètre. Ce médicament convient surtout aux personnes adonnées à la boisson des spiritueux, ou qui ont en outre des symptômes ci-dessus, des affections hémorrhoïdales.

Prescription.

Nux vomica, 50ᵐᵉ dilution,   7 globules.
Eau ,   90 grammes.

Une cuillerée, toutes les quatre heures.

Si il y avait besoin d'uriner, avec douleur de pression sur la vessie ou douleur tiraillante dans le bas-ventre, avec rougeur et chaleur de cette partie ; urines teintes de sang, déposant un sédiment purulent, ou rouge, ou semblable à de la gélatine ; gonflement du col de la vessie, ou de la région vésicale, avec douleur au toucher ; élancements dans le périnée et les parties, on donnerait alors :

Pulsatilla, 15ᵐᵉ dilution,   7 globules.
Eau ,   90 grammes.

Une cuillerée, de quatre en quatre heures.

Si l'inflammation occupe particulièrement le *col de la vessie,* avec rétention d'urine, douleur dans le bas-ventre, émission pénible et fréquente de quelques gouttes d'une urine rouge-brun et trouble, on prescrira :

Digitalis, 15ᵐᵉ dilution,   7 globules.
Eau ,   120 grammes.

Une cuillerée, de quatre en quatre heures.

Si , malgré la guérison , il restait toujours quelques douleurs passagères qui se fissent sentir en urinant , et que l'on craigne leur passage à l'état chronique , on pourra prendre :

Sulfur , 50me dilution , 6 globules.
Eau ,   90 grammes.

Une cuillerée , matin et soir.

DE LA PÉRITONITE,

ou inflammation de la membrane séreuse , nommée PÉRITOINE, *qui tapisse la cavité de l'abdomen* (ou ventre), *et recouvre les organes qui y sont contenus.*

Elle peut être *aiguë* ou *chronique.*

SYMPTÔMES.

Douleur vive, poignante, ou lancinante, dans un des points du ventre (au nombril, au bas-ventre ou dans les flancs); cette douleur s'accompagne souvent d'un violent frisson , et le moindre mouvement, la moindre secousse, la moindre pression sur l'abdomen , quelque légère qu'elle puisse être, l'aggrave de façon à arracher des cris au malade.

En outre, on observe de la constipation et des vomissements, soit de matières aqueuses , de mucosités, ou d'un liquide semblable à de la bile; la respiration du malade est courte et gênée , car les mouvements d'inspiration augmentent ses douleurs; le ventre est quelquefois rétracté (applati), ou à l'état normal , mais le plus ordinairement, il est tendu et ballonné; il y a chez le malade de l'agitation et de l'inquiétude; le pouls est ample et fréquent , et si l'état s'aggrave, il peut offrir de 115 à 125 pulsations qui deviennent de plus en plus faibles et misérables ; enfin la face se ratatine (se ramoindrit), les vomissements se rapprochent de plus en plus, le ventre augmente de volume, les traits s'altèrent, les bras et les jambes se refroidissent, le pouls n'offre plus qu'une légère ondulation irrégulière et d'une fréquence excessive, et le délire ou le côma précède, chez quelques-uns, la mort qui arrive presque toujours sans agonie, du cinquième au septième jour.

La *péritonite* peut se compliquer, savoir : de symptômes *ataxiques*, tels que délire calme ou furieux, carphologie, soubresauts des tendons, etc.

De symptômes *adynamiques* : chute subite des forces ou prostration ; langue noire et sèche ; demi-sommeil presque continuel ; selles et urines involontaires.

De symptômes *bilieux*, tels que : teint jaune ou safrané, avec bouffissure de la face ; bouche amère, vomissements de bile.

DIAGNOSTIC.

Toutes les fois qu'un malade accusera une forte douleur du ventre, qui s'augmentera par la pression ; qu'il aura des vomissements, de la fièvre, un pouls fréquent, petit et concentré ; une grande altération des traits du visage ; on pourra être, pour ainsi dire certain qu'on a une péritonite à combattre.

TRAITEMENT.

D'après la plupart des médecins, le médicament principal à administrer au début du mal, est *Aconitum* ; il suffit le plus souvent sinon à la guérison, mais du moins à enrayer complètement le mal. En voici la formule :

Aconitum, 12me dilution,   8 globules.
Eau,   120 grammes.

Une cuillerée à café, de deux en deux heures, jusqu'à cessation de la fièvre.

Mais une médication qui offre encore plus d'avantages pour combattre la maladie, est l'association de la *Bryone* à l'*Aconit*; ainsi, dès le début, on prescrira :

Aconitum, 12me dilution,   8 globules.
Eau,   120 grammes.

Bryonia, 12me dilution,   8 globules.
Eau,   120 grammes.

Alterner ces deux médicaments (une fois de l'un, une fois de l'autre), à la dose d'une cuillerée à café, de deux en deux heures.

Si la péritonite se compliquait de *délire*, on prescrirait :

Aconitum, 12me dilution,   8 globules.
Eau,   120 grammes.

Belladonna, 12me dilution,   7 globules.
Eau,   120 grammes.

Alterner ces deux médicaments à la dose d'une cuillerée à café, de deux en deux heures, pendant vingt-quatre heures; puis, si le délire n'avait pas cessé, on donnerait au malade :

Bryonia, 12me dilution,   7 globules.
Eau,   90 grammes.

Belladonna, 12me dilution,   7 globules.
Eau,   90 grammes.

Donner ces deux médicaments à la dose d'une cuillerée à café, de deux en deux heures, savoir : *Bryonia* le jour, et *Belladonna* la nuit.

Cette prescription se donnera aussi, si la péritonite revêtait la forme *typhoïque* ou *ataxique*.

Si la péritonite était dégagée de tout symptôme cérébral, soit primitivement, soit à la suite du traitement déjà désigné dans ce cas, et qu'elle revêtît la forme *bilieuse*, ou bien, qu'il y eût douleurs vives et atroces dans le ventre, avec sensibilité excessive au plus léger contact; épanchement dans la cavité péritonéale; soif ardente, que rien ne peut éteindre;

ténesme et selles sanguinolentes ; sueur abondante ; urines troubles et infectes ; face altérée et jaune ; plaintes continuelles, avec aggravation de tous les symptômes pendant la nuit ; dans cas, on prescrira :

Mercurius vivus, 12ᵐᵉ dilution, 7 globules.
Eau, 90 grammes.

Une cuillerée à café, de deux en deux heures.

Si la péritonite se compliquait de symptômes *adynamiques*, on prescrirait :

Rhus toxicodendron, 12ᵐᵉ dilution, 7 globules.
Eau, 90 grammes.

Une cuillerée à café, de deux en deux heures.

On donnera pour boisson de l'eau sucrée tiède au malade, et on le tiendra à la diète.

Nous n'avons point parlé ici de la *Métrite*, ou inflammation de la matrice ; cette maladie particulière aux femmes, exige le *toucher vaginal* et *anal*, ce que nos lecteurs ne sauraient faire pour la plupart. Il faudra donc laisser à un médecin le soin de traiter cette maladie ; nous dirons seulement que, dans la *métrite puerpérale* (maladie qui atteint les femmes en couches ou nouvellement accouchées), les premiers médicaments à donner, en attendant l'arrivée du médecin (en admettant que l'on fût fixé sur la maladie), sont :

Belladonna, 12ᵐᵉ dilution, 7 globules.
Eau, 90 grammes.
Mercurius solubilis ou **vivus**,
12ᵐᵉ dilution, 7 globules.
Eau, 90 grammes.

Alterner ces deux médicaments (une fois de l'un, une fois de l'autre), à la dose d'une cuillerée à café, de trois en trois heures, et, pendant ce temps, faire appeler un médecin.

PÉRITONITE CHRONIQUE.

Douleurs sourdes et profondes dans le ventre, ou vives et incisives, apparaissant à des intervalles plus ou moins éloignés, et durant quelquefois de un à quatre jours; digestions pénibles; constipation alternant avec la diarrhée; tension continuelle et rénitence (dureté) du ventre, qui est douloureux à la pression, avec épanchement plus ou moins considérable de sérosité; chute des forces et maigreur excessive du malade; diarrhée composée d'aliments non digérés; vomissements d'une teinte verdâtre, se reproduisant à des époques plus ou moins éloignées; fièvre lente, surtout le soir.

Dans cette maladie, dont la durée peut se prolonger de quelques mois à un ou deux ans, la mort arrive par suite de consomption, de pneumonie, ou de perforation intestinale.

TRAITEMENT.

On peut opposer à cette maladie excessivement grave et difficile à guérir, savoir : *Calcarea carbonica* et *China* alternés à de longs intervalles, comme suit :

Calcarea carbonica, 100me dilution,   5 globules.
Sucre de lait purifié,   plein un cure-oreilles.

Faites dissoudre dans une cuillerée à bouche d'eau, et donnez le tout au malade le matin, à jeûn.

La même dose se donnera le lendemain matin qui suit la prise de la première dose, et quatre jours après on donnera :

China, 100me dilution,   5 globules.
Sucre de lait purifié, plein un cure-oreilles.

Faites dissoudre le tout dans une cuillerée d'eau, et faites prendre le tout au malade, le matin, à jeûn; renouveler la même dose le lendemain matin, et quatre jours après redonner *Calcarea*, comme il est prescrit; puis, quatre jours après, *China*, de la même manière.

On alternera ainsi ces deux médicaments tous les quatre jours, tant que le besoin l'exigera.

Si l'amélioration n'arrive pas au bout d'un mois, voir un médecin.

DE L'INFLAMMATION PHLEGMONEUSE

DU TISSU CELLULAIRE.

Cette inflammation comprend, savoir : les *Abcès*, le *Furoncle* ou *Clou*, l'*Antrax*, le *Panaris*, et l'*Orgelet*.

Avant d'entrer en matière, il est bon de dire que l'inflammation *phlegmoneuse* du tissu cellulaire est caractérisée par une *tuméfaction parfaitement limitée* (phlegmon circonscrit), ou *très-étendue* (phlegmon diffus); il y a en outre : tension douloureuse de la peau ; chaleur, douleur, et rougeur qui disparaît momentanément sous la pression du doigt ; bientôt la douleur augmente d'intensité ; chaque pulsation du pouls l'aggrave (ce qui fait qu'on l'a désignée sous le nom de *pulsative*); elle devient ensuite *lancinante*, puis, douze ou vingt-quatre heures après, elle s'appaise ; alors le sommet de la tumeur prend une teinte blanchâtre, la peau amincie s'entr'ouvre, et donne issue à une quantité de pus, qui varie selon l'étendue de la maladie.

La terminaison la plus ordinaire du phlegmon se fait par *résolution* ou par *suppuration;* plus rarement il se termine par *gangrène*.

Le phlegmon *sous-cutané* ou *superficiel* n'est pas une grave affection; il n'est à redouter qu'en raison des parties qui en sont le siége ; le phlegmon *profond*, situé dans les muscles profonds ou dans les tissus aponévrotiques, est infiniment plus à redouter.

Le phlegmon *diffus* est toujours une grave affection,

en raison de la rapidité avec laquelle il envahit le tissu cellulaire, et la facilité avec laquelle il le mortifie, ainsi que la peau. Ce phlegmon, désigné sous le nom vague d'*érysipèle phlegmoneux*, peut envahir tout un membre, en faire un vaste réservoir de pus, y opérer la destruction des muscles, des tendons et des aponévroses, le décollement du périoste des os et la gangrène. La mort arrive alors rapidement, soit par suite d'une résorption purulente, d'une diarrhée colliquative, d'abcès métastatiques au poumon ou au foie, de gangrène, d'hémorrhagie causée par la destruction de vaisseaux sphacélés ou d'épuisement.

DES ABCÈS.

L'*Abcès* n'est qu'un épanchement purulent, formé dans une cavité contre nature.

On en connaît quatre variétés, savoir :

L'*Abcès chaud* ou *phlegmoneux* : si l'abcès succède à une inflammation aiguë.

Abcès froid ou *symptômatique* : s'il est survenu sans travail inflammatoire, ou s'il a succédé à une inflammation chronique.

Abcès par congestion : si sa cause provient d'une lésion des os, et qu'il soit situé loin de l'organe ou de l'os lésé, qui lui a donné naissance, et qui l'entretient.

Abcès métastatiques : ceux qui se développent dans les organes internes, à la suite de l'infection ou résorption purulente causée par de vastes plaies ou phlegmons gorgés de pus.

Nous ne donnerons que la description et le traitement des trois premières espèces d'abcès.

ABCÈS CHAUDS OU PHLEGMONEUX.

Ces abcès succèdent toujours à une vive inflammation, dans laquelle, comme dans le phlegmon, on observe de la tuméfaction, de la chaleur, de la rougeur et de la douleur dans la partie affectée ; le malade, au début, éprouve des frissons, de la fièvre, de l'agitation et une soif plus ou moins vive ; leur pus est *épais, crémeux,* d'un *jaune verdâtre ;* il constitue ce qu'on est convenu de désigner sous le nom de *pus phlegmoneux* ou de *bonne nature.*

La cavité de ces abcès est tapissée par une membrane de formation récente (dans les abcès à marche très-rapide, sa formation n'existe pas), destinée à sécréter le pus, d'où lui vient le nom de *pyogénique* (formant le pus.)

Ces abcès, qui peuvent siéger indistinctement sur toutes les parties du corps, sont ou *superficiels,* ou *profonds,* selon qu'ils existent à la surface de la peau ou dans la profondeur des tissus.

TRAITEMENT.

Dès que l'abcès commencera à se manifester, on débutera toujours par le médicament suivant, qui en opère souvent la résorption :

Mercurius vivus, 12ᵐᵉ dilution   7 globules.
Eau,   120 grammes.
Une cuillerée à café, de quatre en quatre heures.

Si le malade éprouvait des douleurs brûlantes dans l'abcès, avec une forte fièvre, ou que l'on eût à redouter la gangrène, et que le malade fût très-faible, on prescrira :

Arsenicum album, 10ᵐᵉ dilution,   7 globules.
Eau,   120 grammes.
Une cuillerée à café, de quatre en quatre heures.

Si la tumeur formée par l'abcès était d'un rouge vif ou très-pâle, qu'elle soit dure, tendue, luisante, avec douleurs vives et insupportables à chaque mouvement, on fera prendre:

Bryonia, 12ᵐᵉ dilution,   7 globules.
Eau,   120 grammes.

Une cuillerée à café, de trois en trois heures.

Si, lors de l'ouverture naturelle ou artificielle de l'abcès, le pus est *aqueux*, décoloré, d'un vert clair ou de couleur brune ; que la partie affectée soit très-douloureuse au toucher, et que cette douleur s'*irradie* (s'étende) *au loin*, on prescrira :

Assa fœtida, 9ᵐᵉ dilution,   7 globules.
Eau,   120 grammes.

Une cuillerée à bouche, toutes les quatre heures.

L'antidote d'*Assa fœtida* est *Causticum* ou *China*.

Si le malade ressent de la chaleur, des élancements et des douleurs pressives dans l'intérieur de l'abcès ; si la rougeur de la tumeur s'étend autour de son voisinage, jusque sur les parties saines, ou que le pus qu'elle donne soit *caséeux* (semblable à du fromage blanc), et *floconneux* (se présentant sous la forme de petits flocons), on donnera :

Belladonna, 12ᵐᵉ dilution,   7 globules.
Eau,   120 grammes.

Une cuillerée à café, de quatre en quatre heures.

Si la tumeur était *très-chaude et très-douloureuse*, avec pus presque clair comme de l'eau, on donnera :

Chamomilla, 12ᵐᵉ dilution,   7 globules.
Eau,   120 grammes.

Une cuillerée à café, de trois en trois heures.

Si l'abcès s'était formé dans une partie du corps atteinte de *varices*, qu'il y eût des douleurs d'élancements ou des douleurs *incisives* (comme si on coupait la chair); ou bien, demangeaison ou élancements dans les parties voisines, et que l'abcès saignât facilement, on prescrira :

Pulsatilla, 12ᵐᵉ dilution,   7 globules.
Eau,   120 grammes.
Une cuillerée à café, de trois en trois heures.

Si, en touchant la tumeur, on y déterminait des douleurs lancinantes, que le pus qui en découle soit *sanieux* (liquide, sale et fétide), et sanguinolent (mêlé d'un sang noirâtre), on donnera :

Rhus toxicodendron, 12me dilution,   7 globules.
Eau,   120 grammes.

Une cuillerée à café, de quatre en quatre heures.

Si la guérison se faisait attendre, ou que quelques-uns des médicaments ci-dessus n'aient produit qu'une amélioration presque nulle ou de peu de durée, on ordonnera :

Sulfur, 30me dilution,   6 globules.
Eau,   90 grammes.

Une cuillerée, matin et soir.

Cette potion de 90 grammes achevée, on reprendra le lendemain l'administration du médicament le plus convenable, indiqué par les symptômes.

Si la suppuration de l'abcès se prolongeait trop longtemps, qu'il y ait une petite fièvre lente, ou que l'ouverture restât *fistuleuse* (que l'abcès ne se referme pas), on prescrira :

Phosphorus, 12me dilution,   7 globules.
Eau,   120 grammes.

Une cuillerée, matin et soir.

Si, outre cette suppuration trop prolongée, l'abcès avait son siége dans les glandes ou dans des parties membraneuses ou tendineuses, on donnera :

Silicea, 30me dilution,   7 globules.
Eau,   120 grammes.

Une cuillerée, matin et soir.

P. S. On peut donner *Silicea* après *Phosphorus*, quand ce dernier n'a pas produit toute l'amélioration voulue.

Hepar sulfur est l'antidote de *Silicea*.

Si la période d'inflammation se prolongeait trop longtemps, et que le pus tardât à s'établir, on prescrirait :

Hepar sulfur, 12me dilution,   6 globules.
Eau,   90 grammes.

Une cuillerée, matin et soir.

DES ABCÈS FROIDS.

Nous avons dit que dans les *abcès chauds* ou *aigus* il y avait toujours tuméfaction, rougeur, douleur et chaleur.

Les *abcès froids*, au contraire, se développent lentement, et leur début n'a été précédé ou suivi d'aucun travail inflammatoire apparent ; seulement il se produit un peu d'engorgement, et la tumeur passe à l'état de ramollissement et de fluctuation (formation du pus), sans que le malade y ait ressenti de la douleur.

Enfin, la peau qui recouvre la tumeur s'amincit, prend une teinte violacée, luisante ; il survient une légère inflammation, puis une ouverture à travers laquelle le pus s'échappe.

La cicatrisation de ces abcès est difficile à obtenir ; si quelquefois ils se referment, c'est pour se rouvrir plus tard, soit au même lieu, soit sur un autre point ; le plus souvent l'abcès se transforme en un ulcère fistuleux, qui n'a nulle propension à se cicatriser.

Le pus de ces abcès est ordinairement aqueux, mal lié (très-liquide) ; il contient des grumeaux blanchâtres, semblables à du caséum (fromage blanc.)

Les tempéraments lymphatiques semblent prédisposés à ces affections.

TRAITEMENT.

On doit, de prime-abord, modifier l'état constitutionnel du malade ; on y parviendra par la formule ci-après, qui, de plus, suffira presque toujours pour obtenir en outre la guérison des abcès froids, *quelque soit leur chronicité.*

Prescription.

Calcarea carbonica, 50me dilution, 7 globules.
Eau,   120 grammes

Sulfur, 50me dilution,   7 globules.
Eau,   120 grammes.

Alterner ces deux médicaments, à la dose d'une cuillerée, matin et soir, si le cas est aigu ou récent.

Si l'affection était très-ancienne, on donnerait *Sulfur* et *Calcarea* à la 100me dilution, et le malade les alternerait à la dose d'une cuillerée le matin, tous les deux jours seulement.

Si le pus sécrété par l'abcès était décoloré, sanieux, verdâtre, infect, on suspendrait *Calcarea* et *Sulfur*, pour prescrire :

Assa fœtida, 9me dilution,   7 globules.
Eau,   120 grammes.

Une cuillerée, matin et soir.

Si l'on avait à redouter la gangrène, on fera bien de prescrire de suite :

Arsenicum album, 50me dilution,   7 globules.
Eau,   120 grammes.
Lachesis, 50me dilution,   7 globules.
Eau,   120 grammes.

Alterner ces deux médicaments (un jour l'un, un jour l'autre), à la dose d'une cuillerée, matin et soir.

Si l'ouverture de l'abcès restait fistuleuse (qu'elle ne voulût pas se fermer et se cicatriser), on ordonnera :

Silicea, 50me dilution,   7 globules.
Eau,   120 grammes.

Une cuillerée, tous les matins.

Si l'on avait à redouter la carie d'un ou de plusieurs os, on ferait prendre *Silicea* de la même manière que nous venons de le prescrire pour les abcès fistuleux; seulement, après l'avoir donné à la 50me dilution, on fera bien, si nulle amélioration ne se produit, ou si se produisant elle ne se soutient pas, de l'administrer à la 100me dilution, de la même manière.

ABCÈS PAR CONGESTION.

Ces abcès sont *symptômatiques*, c'est-à-dire qu'ils sont l'indice d'une tuberculisation, ou d'une carie de la colonne vertébrale, des os du bassin, ou autres, à l'égard desquels ils servent, pour ainsi dire, d'égoût; c'est un canal fistuleux qui, partant du siége même du mal, communique avec le dehors, et y verse la sécrétion anormale produite par la cause première; aussi *tant que la maladie osseuse ne sera point guérie, la cicatrisation de ces abcès n'aura pas lieu.*

Ces abcès se développent toujours loin du siége primitif de l'affection; leur douleur est fixe et ne s'augmente point par la pression; leur pus ressemble à celui des abcès froids; il est séreux, semi-liquide, et devient infect par suite de son contact avec l'air.

L'abcès par congestion ne reste pas stationnaire comme l'abcès froid; loin de là, il *augmente de volume* plus ou moins rapidement, jusqu'à ce que la peau se perfore.

Lorsque le malade éprouve de la douleur avant son apparition, cette douleur est fixe, et elle se fait sentir vers le point dont l'affection est la cause génératrice de l'abcès qu'elle entretient.

TRAITEMENT.

Le même que celui des abcès froids; seulement, après avoir achevé les deux potions de *Calcarea* et *Sulfur*, on prescrira *Silicea*; lorsque *Silicea* sera achevé, on reprendra *Calcarea* et *Sulfur*; puis on continuera de même. (Voyez l'article *abcès froids*, pour trouver la formule des médicaments désignés ici.)

DU PANARIS ,

dit vulgairement, Tourniole, Mal d'aventure.

Le *Panaris* n'est autre que l'inflammation phlegmoneuse des doigts.

Le nom de *Panaris* (paronychia) dérive de deux
mots grecs signifiant *autour de l'ongle;* car c'est ordinairement en cet endroit que la maladie fixe son siége.

D'après le plus ou moins de profondeur de l'inflammation , on distingue quatre espèces de panaris , savoir :

L'*érysipélateux*, dont le siége de l'inflammation est
sous-épidermique (sous l'épiderme.)

Le *phlegmoneux*, dont le siége inflammatoire est situé dans le *tissu cellulaire sous-cutané.*

Celui dont l'inflammation envahit la *gaine des tendons.*

Et enfin *celui* caractérisé par une *périostite*, ou inflammation du *périoste* (membrane fibreuse qui entoure
les os.)

Mais toutes ces variétés ne sont que les différents degrés de la seule et même affection , désignés sous le nom
de *Panaris.*

SYMPTÔMES.

Léger prurit, avec tuméfaction du doigt ; rougeur
de la peau, et légère douleur qui bientôt augmente
d'intensité d'une manière effrayante ; il y a alors douleurs térébrantes atroces ; il semble au malade que tantôt des broches de fer rougies au feu lui traversent le
doigt et même la main ; tantôt, que des vrilles de fer
s'implantent et se frayent un chemin dans les tissus ;
tantôt enfin , que des tenailles lui arrachent les chairs,
les tendons , et même les phalanges du doigt ; c'est sur-

tout lorsque l'inflammation réside *dans la gaine des tendons,* que les douleurs sont les plus atroces, à cause de la résistance et de l'étranglement des gaines fibreuses qui les entourent ; le malade pousse alors des cris et des gémissements continuels ; il y a fièvre, perte d'appétit, soif vive, pouls dur et fréquent, constipation, insomnie, mal de tête, grande agitation, souvent du délire.

Le panaris se termine le plus ordinairement par suppuration, rarement par résolution.

Sa terminaison la plus à craindre, est celle par gangrène.

Dans la troisième et la quatrième espèce de panaris, la suppuration peut amener de grands ravages ; ils peuvent être tels, que l'on soit obligé de procéder à l'amputation du membre. Souvent il arrive que le malade perd l'usage du doigt affecté, ou même de plusieurs autres, par suite de la destruction des tendons fléchisseurs profonds des doigts, ou par celle des articulations, ou encore par la nécrose de l'os d'une ou de plusieurs phalanges, ce qui arrive surtout lorsque l'inflammation a atteint le périoste de l'os qui les constitue.

Le panaris *érysipélateux* est le plus bénin de tous ; la chute de l'ongle en est la conséquence la plus fâcheuse ; mais il repousse bientôt, à moins que sa matrice n'ait été complètement altérée ou détruite.

CAUSES.

Les plus connues sont la présence ou l'introduction de corps étrangers dans nos tissus (échardes, épines, piqûres, etc.), les contusions un peu considérables, etc., etc.

TRAITEMENT.

Quand on compare le traitement allopathique de cette affection avec le **traitement homœopathique**, on est saisi d'une profonde pitié et d'un réel sentiment de tristesse.

Le traitement allopathique est une torture barbare, que la plupart du temps rien ne motive ; ainsi, règle générale, il est arrêté que : tout *panaris*, ou toute apparence de *panaris*, méritait l'honneur inévitable de *profondes incisions*, voir même celles des *gaines tendineuses*, et qui plus est, la *section d'un ou de plusieurs tendons*.

Direz-vous que ces incisions sont faites afin d'empêcher à l'inflammation de se propager aux gaines des tendons, ou même au périoste? Vous savez fort bien que ce moyen n'a jamais atteint ce but, ni empêché l'affection de parcourir ses périodes; de plus, vous avez souvent aggravé l'état du malade, et l'avez gratifié, sans le vouloir, de la privation d'un, sinon de plusieurs doigts.

O routine ! combien tu as d'adorateurs et de grands-prêtres ici-bas ! que tu es un trésor et une ressource précieuse pour quelques-uns, et qu'ils ont grande peur de te perdre.

L'homœopathie procède autrement ; elle combat l'état inflammatoire par des moyens à elle connus, et l'état inflammatoire cède ; elle ne porte pas la *lame matérielle d'un bistouri dans la profondeur des tissus affectés*, greffant ainsi une douleur sur une autre ; mais elle *fait circuler dans ces mêmes tissus les mystérieuses effluves médicales* tirées de son vaste laboratoire, sous l'influence desquelles l'affection cède et se dissipe, en abandonnant intact le lieu où elle s'était localisée.

Que celui qui a la bonne foi, et le bon sens en partage, choisisse.

Prescription.

Pour tous les *panaris*, et quel que soit le siége de l'inflammation, trois médicaments suffisent ; ce sont, au début : *Mercurius vivus*, puis, *Hepar sulfur* et *Silicea*, alternés.

Dans le cas où des symptômes de gangrène seraient à

craindre ; que le phlegmon deviendrait bleuâtre ou d'un rouge pourpre , on donnerait *Lachesis* et *Hepar sulfur* , alternés ; si, au bout de vingt-quatre heures, le mal ne cédait pas , et que l'aspect de la tumeur ou du phlegmon soit le même, on donnerait : *Arsenicum album* et *Carbo vegetabilis* , alternés.

PRESCRIPTION AU DÉBUT DU PANARIS.

Mercurius vivus, 12me dilution, 7 globules.
Eau, 120 grammes.

Une demi-cuillerée à bouche, de quatre en quatre heures.

Si, sous l'influence de *Mercurius,* la résolution du panaris ne s'opérait pas, et qu'au bout de trente-six ou quarante-huit heures, les souffrances loin d'avoir diminué, fussent toujours les mêmes, on prescrira :

Hepar sulfur, 12me dilution , 7 globules.
Eau, 120 grammes.
Silicea, 30me dilution, 7 globules.
Eau, 120 grammes.

Alterner ces deux médicaments, *Hépar* le matin, et *Silicea* l'après midi, à la dose d'une demi-cuillerée à bouche (ou deux petites cuillerées à café), de quatre en quatre heures.

Si des symtômes de gangrène se présentaient, on ordonnera:

Lachesis, 30me dilution , 6 globules.
Eau, 90 grammes.
Hepar sulfur, 30me dilution , 6 globules.
Eau, 90 grammes.

Alterner ces deux médicaments , *Lachesis* pendant la matinée, et l'autre l'après midi, à la dose d'une cuillerée à café, de trois en trois heures.

Si, au bout de vingt-quatre heures de ce traitement, la couleur de la peau du phlegmon n'avait pas changé, qu'il n'y eût enfin nulle amélioration , on prescrira :

Arsenicum album, 30me dilution , 7 globules.
Eau, 120 grammes.
Carbo vegetabilis, 30me dilution , 7 globules.
Eau, 120 grammes.

Alterner ces deux médicaments à la dose d'une demi-cuillerée à bouche ; *Arsenicum* dans la matinée , et *Carbo vegetabilis* dans l'après-midi.

Au moyen de ce traitement, la cure du panaris devient on ne peut plus facile ; elle rentre, pour ainsi dire, dans la catégorie d'un simple furoncle, et rien de désastreux dans les suites n'est à redouter pour le malade.

Nous ne vous dirons pas de croire aveuglément ; mais nous vous dirons : Essayez, et la croyance vous viendra comme elle nous est venue.

DU FURONCLE ,

vulgairement appelé Clou.

Le *Furoncle* ou *Clou* n'est qu'un léger phlegmon ou une inflammation circonscrite, ayant son siége dans les prolongements du tissu cellulaire, qui pénètrent dans les mailles du *derme*. (Ce tissu forme l'épaisseur de la peau ; il en est la partie inférieure.)

Cette affection se termine par résolution ou par suppuration ; dans ce dernier cas, elle donne naissance à la production d'un corps blanchâtre ayant ordinairement la forme grossière d'un *clou* (ce qui probablement a donné lieu au nom vulgaire), et qu'on désigne sous le nom de *Bourbillon*. Ce corps est sans doute une formation pseudo-membraneuse particulière, si elle n'est pas une transformation spéciale d'un des paquets graisseux remplissant les aréoles du derme.

SYMPTÔMES.

Les symptômes du *furoncle* ou *clou* sont trop connus pour qu'on les décrive ici ; aussi nous nous contenterons d'en donner le traitement.

TRAITEMENT.

Souvent on fera avorter les furoncles, si l'on s'y prend dès le début avec :

Calcarea carbonica, 15me dilution, 7 globules.
Eau, 120 grammes.

Arnica, 12me dilution, 7 globules.
Eau, 120 grammes.

Alterner ces deux médicaments (un jour l'un, un jour l'autre), à la dose d'une cuillerée, toutes les quatre heures.

Si le furoncle se compliquait d'érysipèle, il faudrait prendre :

Rhus, 12me dilution, 6 globules.
Eau, 90 grammes.

Une cuillerée à café, de trois en trois heures.

Si les douleurs et l'inflammation étaient très-vives, on prendrait :

Mercurius vivus, 12me dilution, 7 globules.
Eau, 120 grammes.

Belladonna, 12mo dilution, 7 globules.
Eau, 120 grammes.

Alterner ces deux médicaments à la dose d'une cuillerée à café, de trois en trois heures, savoir : *Mercurius* pendant la matinée, et *Belladonna* dans l'après midi.

Si le furoncle était très-gros, on prescrirait :

Nux vomica, 30me dilution, 6 globules.
Eau, 90 grammes.

Silicea, 30me dilution, 6 globules.
Eau, 90 grammes.

Alterner ces deux médicaments (un jour l'un, un jour l'autre), à la dose d'une cuillerée à café, de quatre en quatre heures.

Si, après l'administration de *Calcarea* et d'*Arnica*, la résolution du furoncle n'avait pas eu lieu et qu'il tardât à entrer en maturité, on ordonnera :

Hepar sulfur, 15ᵐᵉ dilution, 6 globules.
Eau, 90 grammes.

Une cuillerée, matin et soir.

Si le furoncle prenait un aspect de mauvaise nature, et qu'il menaçât de devenir *gangreneux*, on prendrait :

Arsenicum album, 30ᵐᵉ dilution, 7 globules.
Eau, 120 grammes.

Belladonna, 30ᵐᵉ dilution, 7 globules.
Eau, 120 grammes.

Alterner ces deux médicaments (un jour l'un, un jour l'autre), à la dose d'une cuillerée à café, de trois en trois heures.

Si, par hasard, le furoncle avait son siége aux doigts ou aux orteils, aucun des médicaments ci-dessus ne lui conviendrait parfaitement; ce serait *Ledum palustre* qu'il faudrait donner comme suit :

Ledum palustre, 15ᵐᵉ dilution, 7 globules.
Eau, 120 grammes.

Une cuillerée à café, de quatre en quatre heures.

Si, par suite d'une diathèse particulière, on était atteint de furoncles presque *périodiquement*, il faudrait pour la détruire et pour en empécher la reproduction, prendre ce qui suit :

Dulcamara, 30ᵐᵉ dilution, 6 globules.
Eau, 90 grammes.

Sulfur, 30ᵐᵉ dilution, 6 globules.
Eau, 90 grammes.

Alterner ces deux médicaments (un jour l'un, un jour l'autre), à la dose d'une cuillerée, matin et soir.

P. S. Arnica peut souvent suffire à lui seul pour la cure de cette prédisposition aux furoncles.

ANTHRAX BENIN.

L'*Anthrax bénin* n'est que l'inflammation furonculeuse de plusieurs des prolongements du tissu cellulaire, tandis que le furoncle simple ne comprend que l'inflammation d'un seul de ces prolongements.

SYMPTÔMES.

Au début : tuméfaction, douleur et chaleur dans la partie destinée à être le siége de l'affection ; bientôt la tumeur augmente, se circonscrit, devient très-dure, excessivement douloureuse, acquiert une couleur rouge foncé, et devient plus ou moins saillante au-dessus du niveau de la peau.

Il y a fièvre plus ou moins forte, frissons, soif vive, agitation, perte d'appétit, diarrhée ou constipation, nausées, et quelquefois vomissements.

TRAITEMENT.

Donner de suite :

Nux vomica, 15ᵐᵉ dilution,　7 globules.
Eau,　　　　　　　120 grammes.

Une cuillerée à café, de quatre en quatre heures.

Donner ce médicament un jour entier ; le lendemain le continuer encore ; puis, le troisième jour, on donnera :

Silicea, 30ᵐᵉ dilution,　7 globules.
Eau,　　　　　　　120 grammes,

Une cuillerée à café, de quatre en quatre heures.

Si des douleurs atroces se manifestaient dans la tumeur, et que cette dernière prît une teinte bleuâtre ou ouge foncé, on prescrira :

Arsenicum album, 30ᵐᵉ dilution,　7 globules.
Eau,　　　　　　　120 grammes.

14

Belladonna, 50me dilution,   7 globules.
Eau,   120 grammes.

Alterner ces deux médicaments (un jour l'un, un jour l'autre), à la dose d'une demi-cuillerée à bouche, de quatre en quatre heures.

DE L'ORGELET.

L'*Orgelet* n'est qu'un petit furoncle qui se développe sur la face interne ou externe du bord libre des paupières.

Chez les personnes blondes, ou celles d'un tempérament lymphatique, on prescrira :

Pulsatilla, 12me dilution,   6 globules.
Eau,   90 grammes.
Sulfur, 15me dilution,   6 globules.
Eau,   90 grammes.

Alterner ces deux médicaments, à la dose d'une cuillerée, matin et soir (un jour l'un, un jour l'autre.)

Si *Pulsatilla et Sulfur* ne font pas disparaître l'affection (ce qui est rare), on prescrira :

Staphis agria, 15me dilution,   6 globules.
Eau,   90 grammes.

Une cuillerée à café, de quatre en quatre heures.

On peut, pour les personnes brunes, d'un tempérament irritable et nerveux, ouvrir le traitement de l'orgelet par *Staphys*, pour, s'il est nécessaire, faire prendre ensuite *Pulsatilla* et *Sulfur*.

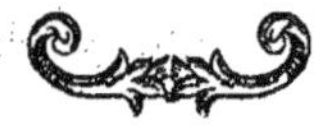

DE LA FLUXION.

On appelle *Fluxion* l'afflux anormal d'un liquide (sang ou sérosité) vers un point quelconque du corps, sous l'influence d'une cause excitante ; en un mot, c'est un engorgement phlegmoneux du tissu cellulaire , qui se termine le plus ordinairement par résolution ou par suppuration.

Son siége le plus ordinaire est aux joues ou aux gencives ; elle s'annonce par de la rougeur ; il y a chaleur, tuméfaction (enflûre), et douleur plus ou moins vive, lorsqu'elle revêt le caractère *phlegmoneux* ou *inflammatoire* ; si la fluxion est *œdémateuse*, elle est indolente (sans douleur) , sans rougeur et sans chaleur , et se termine toujours par résolution.

Elles reconnaissent ordinairement pour causes, l'action d'un air froid et humide (coup d'air), la carie des dents (mal de dents), l'application sur la peau de substances irritantes , les piqûres d'insectes , tels que cousins , abeilles , etc.

TRAITEMENT.

Si la fluxion provenait d'une contusion ou d'un mal de dents , mais sans qu'il y eût carie, avec gonflement rouge et chaud de la joue , fourmillement dans les gencives , on prescrira :

Arnica, 12me dilution , 6 globules.
Eau, 90 grammes.

Une cuillerée à café , de quatre en quatre heures.

Si *Arnica* ne produisait que peu ou pas d'amélioration , on prescrira :

Belladonna, 12me dilution , 6 globules.
Eau, 90 grammes.

Une cuillerée à café , de quatre en quatre heures.

Si, outre la fluxion, il y a : carie des dents, et, par suite, mal de dents du côté affecté augmentant à la chaleur du lit, avec douleurs atroces portant au désespoir ; rougeur de la joue malade, avec pâleur de l'autre ; brûlement et gonflement des gencives, avec tuméfaction et douleur des glandes sous-maxillaires (du cou).

Dans ce cas, on fera prendre :

Chamomilla vulgaris, 12me dilution,   7 globules.
Eau,   120 grammes.

Une cuillerée, toutes les quatre heures.

Ce médicament convient surtout aux jeunes enfants.

Si la tumeur était dure, très-rouge et brûlante, et que l'on craigne qu'elle vienne à se terminer par suppuration, on ordonnera :

Belladonna, 12me dilution,   6 globules.
Eau,   90 grammes.

Mercurius vivus, 30me dilution,   6 globules.
Eau,   90 grammes.

Alterner ces deux médicaments, *Belladonna* dans la matinée, et *Mercurius* dans l'après midi, à la dose d'une cuillerée à café, de trois en trois heures.

Si la suppuration venait à s'établir ou était établie, on prendra :

Hepar sulfur, 15me dilution,   6 globules.
Eau,   90 grammes.

Une cuillerée, matin et soir.

Si, chez les personnes d'un tempérament lymphatique, aux yeux bleus et aux cheveux blonds, à la taille élancée, d'une humeur douce et facile, la fluxion provenait d'un refroidissement causé par l'eau (s'être mis les pieds dans l'eau, ou avoir été mouillées), on leur prescrira :

Pulsatilla, 12me dilution,   6 globules.
Eau,   90 grammes.

Une cuillerée à café, de quatre en quatre heures.

Si la fluxion était *pâle*, et peu ou point douloureuse (fluxion œdémateuse), on prescrirait, chez les personnes aux cheveux bruns ou noirs, à la constitution sèche et nerveuse, d'un caractère emporté et colérique, et au tempérament bilieux, savoir :

Bryonia, 12me dilution, 6 globules.
Eau,   90 grammes.

Une cuillerée à café, de quatre en quatre heures.
Si *Bryonia* ne suffisait pas contre cet état, on ferait prendre:

Nux vomica, 30me dilution, 6 globules.
Eau,   90 grammes.

Une cuillerée, tous les soirs seulement.
Si la fluxion était *pâle*, et peu ou point douloureuse (fluxion œdémateuse), on prescrirait, chez les personnes faibles et épuisées, au tempérament lymphatique, surtout chez les femmes d'une constitution frêle, à la peau sensible et délicate :

Sepia, 30me dilution, 6 globules.
Eau,   90 grammes.

Une cuillerée, matin et soir.
Si *Sepia* ne suffisait pas, ou que la personne fût sujette à des dartres, des éruptions ou autre vice herpétique, on ordonnera :

Sulfur, 30me dilution, 6 globules.
Eau,   90 grammes.

Une cuillerée à café, de quatre en quatre heures.
Si la fluxion s'était produite à la suite de piqûres d'insectes, tels que: cousins, abeilles ou taons, et qu'il y eût de vives douleurs, on donnera au moment, ou peu après la piqûre :

Ledum palustre, 12me dilution, 4 globules.
Eau,   60 grammes.

Une cuillerée à café, de deux en deux heures.
Ensuite on prescrira, si, après la prise de *Ledum*, l'affection n'est pas détruite :

Belladonna, 12me dilution, 4 globules.
Eau,   60 grammes.

Une cuillerée à café, de quatre en quatre heures.

P. S. **Dans les** *fluxions œdémateuses*, il sera bon, outre la prise du médicament, de tenir appliqué un peu de ouate ou de coton cardé sur la partie souffrante, afin d'y entretenir une douce chaleur.

DES ENGELURES.

On donne le nom d'*Engelure* à un gonflement inflammatoire circonscrit, de nature érysipélateuse, occupant spécialement les doigts, les orteils ou les talons.

Cette affection est très-commune, surtout chez les enfants, les femmes et les jeunes gens d'une constitution faible ou *psorique*. (Elle peut atteindre cependant des constitutions robustes.)

SYMPTÔMES.

Ils sont généralement connus ; aussi nous nous bornerons à dire que les engelures s'offrent tantôt sous la forme d'une *simple tuméfaction*, avec rougeur, demangeaison et légère douleur ; tantôt sous une forme *phlegmoneuse plus grave*, avec douleurs brûlantes ; formation de *phlyctènes* (petites vessies) remplies d'une sérosité brunâtre, ou bien avec ulcérations profondes.

TRAITEMENT.

Je ne connais, après de nombreux essais, que deux médicaments qui peuvent combattre avantageusement les engelures ; ces médicaments sont : *Rhus toxicodendron* et *Cantharis*.

Rhus ne convient que quand les engelures ont un caractère *érysipélateux* ou *vésiculeux* (c'est-à-dire qu'il y a des *phlyctènes* ou petites vessies, comme dans ce qu'on appelle vulgairement des *cloches de brûlure*.) Voici la formule qui convient :

Rhus toxicodendron, 12me dilution, 6 globules.
Eau, 90 grammes.

Une cuillerée à café, de quatre en quatre heures.

De plus, on préparera la même prescription pour y tremper de petites compresses, qu'on appliquera extérieurement sur les engelures.

Mais dès que les engelures n'auront plus le caractère *vésiculeux* ou *érysipélateux*, et que *Rhus* aura changé ou modifié ce caractère (c'est-à-dire qu'il n'y existera plus de *cloches* ou *petites vessies*), ce ne sera plus *Rhus* qui conviendra ,mais bien un autre médicament, qui est *Cantharis*.

Cantharis, dont l'emploi interne ou externe contre les engelures appartient à M. le docteur Teste, de Paris, réussit dans tous les cas qui ne nécessitent pas l'emploi de *Rhus*, de prime-abord ; encore *Cantharis* doit-il toujours suivre l'emploi de *Rhus*, si l'on veut obtenir une cure parfaite.

Voici la préparation et l'administration de ce médicament, telles qu'elles sont prescrites par M. le docteur Teste :

Cantharis, 6me ou 12me dilution, 6 globules
Eau, 120 grammes.

Une cuillerée, matin et soir.

On prescrira ensuite la pommade suivante, que l'on emploiera *extérieurement*, pendant qu'on fera usage en même temps de la potion de *Cantharis*.

POMMADE.

Cire vierge, 16 grammes.
Huile d'olives, 16 grammes.

Faites fondre le tout sur un feu doux, et lorsque la cire sera bien dissoute, ajoutez-y :

Teinture mère de cantharides, 15 gouttes.

Remuez bien, jusqu'à complet refroidissement.

Prescription.

Enduisez légèrement, matin et soir, les engelures de cette pommade.

Si, sans opinion préventive, **MM.** les médecins allopathes voulaient prendre le *vrai et le bon* où ils se trouvent, sans se soucier si le conseil vient d'*Hippocrate* ou de *Hahnemann*, leurs malades en vaudraient beaucoup mieux, et leur science qui échoue devant les engelures serait moins vaine, vu qu'elle pourrait s'étayer sur une base et des faits, ce qui lui a toujours manqué jusqu'ici.

Qu'ils essaient donc les prescriptions des écoles allopathiques, puis après, occultement ou au grand jour, la prescription ci-dessus ; ils verront alors si la vérité est dans *leurs livres* ou dans *les nôtres*.

INFLAMMATIONS

PAR SUITE DE DÉSORGANISATION DES TISSUS.

DE LA BRULURE.

On appelle *Brûlures*, toutes lésions que l'action du calorique (chaleur), ou le contact de certaines substances caustiques (brûlantes) ont pu produire sur nos tissus (chairs.)

On les a divisées en six degrés ; mais la division, en trois degrés, de Boyer, est suffisante. Chacun connaît assez les symptômes propres à la brûlure ; nous ne les décrirons pas, parce qu'ils peuvent varier à l'infini, en raison des divers degrés de la brûlure ; nous ferons seulement observer que les symptômes généraux sont en rapport, et avec la profondeur de la brûlure, et avec son étendue ; qu'ainsi une brûlure du premier degré, qui est peu de chose à proprement parler, peut, lorsqu'elle est très étendue, amener la mort en quelques heures, tandis qu'une brûlure du troisième ou du sixième degré peut ne produire qu'un peu de malaise lorsqu'elle est très-circonscrite (très peu étendue.) Presque toutes les brûlures un peu étendues donnent lieu à une espèce de *gastro-entérite* plus ou moins intense, qui les complique. (*Voyez gastro-entérite.*)

Dans le premier degré de la brûlure, il y a seulement rougeur de la peau, disparaissant sous la pression du doigt, et accompagnée de douleur vive ; elle se termine par résolution.

Dans la brûlure du deuxième degré, il y a désorganisation de l'épiderme (peau), et formation de *phlyctènes* (petites vessies) remplies d'une sérosité (liquide), couleur paille ; douleur intense, avec chaleur et gonflement des parties affectées. Cette brûlure se termine par suppuration.

Dans la brûlure du troisième degré, la partie malade est couverte de phlyctènes remplies d'un liquide couleur de rouille et sanguinolent, sous lesquelles il existe des *escarres* qui peuvent être ou d'un blanc terne, ou jaunâtres, ou noirâtres, selon le plus ou moins d'intensité et de profondeur de la brûlure. Il y a, en outre, une douleur âcre, corrosive et brûlante, et une inflammation, destinée à séparer les escarres du reste des tissus sains ou peu affectés, se déclare ; peu après elle est remplacée par une plaie superficielle, qui laisse une cicatrice ridée, blanchâtre et ineffaçable.

Dans les brûlures graves et profondes, il peut y avoir *carbonisation* complète de toutes les parties molles.

La *gangrène* peut souvent venir compliquer ces affections.

TRAITEMENT.

Je ne puis mieux faire que de consigner ici le traitement conseillé par M. le docteur Teste ; il m'a très-bien réussi.

Dans la *brûlure au premier degré*, on sait, si elle est très-circonscrite (peu étendue), qu'il suffit d'exposer la partie atteinte à une forte chaleur artificielle, pendant quelques secondes, pour faire avorter complètement la douleur et l'affection ; la douleur s'exagère, il est vrai, pendant la durée si courte de ce traitement, mais aussi elle est complètement mise à néant.

C'est un moyen vulgaire qui réussit toujours.

Si dans la brûlure au premier degré on ne pouvait ou on ne voulait pas employer ce moyen, il est un médicament précieux, ignoré des allopathes, qui est le plus souvent suffisant ; seulement il faudra observer dans son administration le précepte suivant : *plus la brûlure sera étendue, et plus il faudra le donner à basses dilutions et à des doses plus rapprochées.* Ce médicament est *Rhus toxicodendron ;* dans les brûlures fort légères, une seule dose de deux globules, à sec ou dans une cuillerée d'eau, suffit pour faire disparaître en peu d'instants et la rougeur et la douleur.

Prescription pour les brûlures plus étendues.

Rhus toxicodendron, 6me ou 12me
dilution (selon le cas),　　7 globules.
Eau,　　　　　　　　　　90 grammes.

Une cuillerée, toutes les quatre heures (une cuillerée à café pour les enfants.)

On continuera ce médicament, jusqu'à résolution complète de la brûlure.

Une précaution très-essentielle à prendre, est qu'il n'y ait rien d'appliqué sur la brûlure, et que l'air joue librement sur la partie affectée.

Dans les brûlures très-graves, c'est-à-dire du *troisième degré*, on commencera d'abord à faire prendre aux parties lésées, pendant deux heures au moins, le bain suivant chauffé à 34 degrés centigrades.

Prenez une quantité d'eau chaude suffisante ; ajoutez-y autant de fois quatre cuillerées d'eau-de-vie et 15 grammes de chaux vive, que vous aurez de litres d'eau chaude ; cela fait, voyez quand la chaux cesse de bouillir et s'éteint, et mettez dans le bain la partie brûlée à cet instant même.

Après le bain, on donnera la potion suivante :

Rhus toxicodendron, 6ᵐᵉ dilution, 6 globules.
Eau, 90 grammes.

Une cuillerée, d'heure en heure d'abord, et le lendemain de quatre en quatre heures seulement.

Si la brûlure s'étendait jusqu'au tissu cellulaire et aux muscles, on prescrirait de suite :

Rhus toxicodendron, 6ᵐᵉ dilution, 7 globules.
Eau, 90 grammes.

Arnica, 6ᵐᵉ dilution, 7 globules.
Eau, 90 grammes.

Alterner ces deux médicaments tous les deux jours, à la dose d'une cuillerée, de deux en deux heures. (Il faut donner *Rhus* pendant deux jours, puis *Arnica* pendant deux jours, et revenir à *Rhus*, pour continuer de même.)

On pourra appliquer, matin et soir sur la brûlure, pendant une demi-heure au plus, une compresse trempée dans la composition suivante, savoir : tout le temps qu'on prendra *Rhus* à l'intérieur, on se servira de la lotion ci-après :

Eau tiède, un 1|2 litre (ou une livre.)
Rhus, (en teinture mère), 16 gouttes.

Mêlez le tout, pour y tremper une compresse, que vous appliquerez sur la brûlure pendant une demi-heure, matin et soir.

Tout le temps qu'on prendra *Arnica* à l'intérieur, on se servira de la lotion qui suit :

Eau tiède, un 1|2 litre (ou une livre.)
Arnica, (en teinture mère), 16 gouttes.

Mêlez le tout, pour vous en servir comme il est dit plus haut.

Quand le travail de cicatrisation ne fait plus de progrès, surtout si le malade est d'une constitution lymphatique, débile ou *psorique* (sujet aux maladies de la peau), ou que sa constitution soit altérée par suite des brûlures mêmes, on lui donnera :

Sulfur, 15me dilution,   6 globules.
Eau,   90 grammes.

Une cuillerée, matin et soir.

P. S. Pour obtenir une prompte cicatrisation, il faut, quand la saison le permet, laisser les plaies par suite de brûlure presque continuellement exposées à l'air ; cela active la cicatrisation ; il faut aussi rejeter toute application d'onguents, cataplasmes et autres substances, pour s'en tenir exclusivement à ce qui est recommandé ici, car tout autre traitement sera plus nuisible qu'utile.

Si la brûlure était assez grave pour amener du délire, et que *Rhus* ne le fît pas cesser, on le suspendra et on donnera :

Belladonna, 12me dilution,   6 globules.
Eau,   90 grammes.

Une cuillerée à café, de deux en deux heures.

Dès que le délire aura cédé, on cessera *Belladonna*, et le lendemain on redonnera *Rhus*, comme il est prescrit.

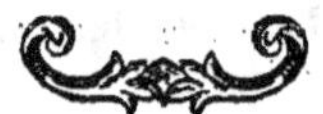

INFLAMMATIONS PROPRES A CERTAINS ORGANES.

INFLAMMATION DES YEUX ET DE LEURS ANNEXES.

OPHTALMIE,

(vulgairement maux des yeux, inflammation des yeux.)

On désigne sous ce nom les affections inflammatoires de l'œil. L'*Ophtalmie* se divise en *aiguë* et *chronique.*

OPHTALMIE AIGUE OU SIMPLE.

SYMPTÔMES.

Rougeur du globe oculaire et de la conjonctive (membrane muqueuse qui tapisse la face interne des paupières, et les unit au globe de l'œil); sensation comme si du sable était entré sous les paupières; rougeur de ces dernières, avec brûlement, ardeur, ou cuisson; larmoiement continuel, surtout à l'air; mal de tête et potophobie (difficulté de supporter la lumière.)

TRAITEMENT.

Pour combattre cette affection, trois, et, au plus., quatre médicaments suffisent; ce sont : *Aconitum, Belladonna, Pulsatilla,* et *Mercurius vivus* ou *solubilis.*

On prescrira d'abord :

Aconitum, 12me dilution,   6 globules.
Eau,   90 grammes.
Pulsatilla, 12me dilution,   6 globules.
Eau,   90 grammes.

Alterner ces deux médicaments (*Aconit* le matin, et *Pul-*

satilla le soir), à la dose d'une cuillerée à bouche, de quatre en quatre heures.

Si ces deux médicaments n'ont pas amené un changement complet au bout de vingt-quatre heures (chose qui ne m'est pas arrivé trois fois sur vingt), on les cessera, et on prescrira pour le lendemain :

Belladonna, 12ᵐᵉ dilution,   6 globules.
Eau,   90 grammes.
Mercurius vivus (pour hommes), 12ᵐᵉ
                  dilution,   6 globules.
Eau,   90 grammes.
Mercurius solubilis (pour femmes
          et enfants, 12ᵐᵉ dilution,   6 globules.
Eau,   90 grammes.

Alterner ces deux médicaments (un jour l'un, un jour l'autre), à la dose d'une cuillerée à café, de quatre en quatre heures.

P. S. Il est bien entendu que si l'ophtalmie était entretenue par suite de l'introduction d'un corps étranger dans l'œil, il faudrait, avant tout traitement, commencer par l'extraire.

Si c'était par suite d'introduction d'une substanc. irritante (tabac, poussière, poivre), on laverait l'œil à grande eau, afin de l'en débarrasser, et on procéderait après au traitement, s'il en était besoin.

OPHTALMIE TRAUMATIQUE,

(ou produite par un coup, une contusion, ayant atteint l'œil.)

Deux médicaments sont employés le plus ordinairement ; ce sont : *Aconitum* et *Arnica montana*.

Prescription.

Aconitum, 12ᵐᵉ dilution,   6 globules.
Eau,   90 grammes.

Arnica montana, 12me dilution,   6 globules.
Eau,   90 grammes.

Alterner ces deux médicaments, à la dose d'une cuillerée à café, de quatre en quatre heures (*Aconit* le matin, et *Arnica* l'après midi.)

Si, à la suite du coup ou de la contusion, il se formait une taie (ou tache blanchâtre) sur la cornée, qui nuisît ou qui mît obstacle à l'acte de la vision, il faudrait prescrire :

Conium maculatum, 50me dilution,   6 globules.
Eau,   90 grammes.

Une cuillerée, matin et soir, si l'affection n'est pas ancienne, et une cuillerée tous les matins seulement, si l'affection est chronique.

L'antidote de *Conium* est un peu d'eau vinaigrée, ou du jus de citron.

Si, au bout de quinze jours de traitement, nulle amélioration visible ne se produisait, on cesserait *Conium*, et on prescrirait :

Euphrasia officinalis, 50me dilution,   6 globules.
Eau,   90 grammes.

Une cuillerée, tous les matins.

Le *Camphre* doit être l'antidote d'*Euphrasia* ; je crois pouvoir l'avancer, d'après quelques expériences que j'ai faites.

Si l'ophtalmie était causée par une *fatigue de la vue*, à la suite de travaux fins (broderies, ouvrages minutieux, etc.), on fera prendre :

Carbo vegetabilis, 50me dilution,   6 globules.
Eau,   90 grammes.

Une cuillerée, matin et soir.

Une semblable potion peut servir aussi pour lotionner les yeux pendant quelques minutes, matin et soir.

Si *Carbo vegetabilis* ne remplissait pas le but qu'on se propose, on le remplacerait par :

Ruta graveolens, 12me dilution,   4 globules.
Eau,   60 grammes.

Une cuillerée à café, matin et soir.

OPHTALMIE CHRONIQUE.

Les mêmes symptômes que celle *aiguë ;* seulement il y a absence de douleurs , ou douleurs bien moins vives que dans celle aiguë , avec sécrétion de chassie plus ou moins abondante.

TRAITEMENT.

Les meilleurs médicaments à lui opposer sont : *Arsenicum album* , *Calcarea carbonica* , *Sulfur* , et *Pulsatilla*.

Prescription.

Arsenicum album , 30me dilution ,   4 globules.
Eau ,   60 grammes.

Une cuillerée , tous les matins.

Il convient surtout aux individus pâles , étiolés , habitant des plaines marécageuses.

Six jours après avoir achevé cette potion , s'il y a du mieux , on la recommencera ; s'il n'y a pas de mieux , on prendra :

Calcarea carbonica , 30me dilution ,   7 globules.
Eau ,   120 grammes.

Sulfur , 30me dilution ,   7 globules.
Eau ,   120 grammes.

Alterner ces deux médicaments (un jour l'un , un jour l'autre) , à la dose d'une cuillerée , tous les matins.

Chez les personnes aux yeux bleus , d'un tempérament lymphatique , à l'humeur douce et mélancolique , on fera bien de prescrire *Pulsatilla* , après la prise de *Calcarea* et de *Sulfur ;* ce médicament stimule leur action , tout en y joignant la sienne ; fait marcher l'amélioration lorsqu'elle ne veut plus faire de progrès , ou bien la fait naître lorsqu'elle tarde à se produire. Je n'ai toujours eu qu'à m'en louer dans ce cas.

Cette prescription se répétera , s'il en est besoin , mais à une dilution beaucoup plus élevée (à la 100me , par exemple.)

OPHTALMIE PURULENTE.

Maladie grave et contagieuse, propre aux enfants en bas âge, surtout à ceux qui sont nés de parents cachectiques (constitution maladive), dont les mères ont habituellement de la leucorrhée (flueurs blanches), ou une blennorhagie syphilitique (maladie honteuse.)

SYMPTÔMES.

Rougeur et gonflement des paupières; cris dès que les yeux se trouvent exposés à l'action de la lumière; sécrétion abondante d'une matière purulente, crêmeuse et épaisse, blanche d'abord, puis ensuite jaunâtre ou verdâtre, qui s'accumule entre le globe de l'œil et la paupière, pour de là couler le long des joues que son contact excorie souvent; il y a occulsion des paupières (occulsion équivaut à fermé), et si on les écarte, cette matière coule à flots sous la forme d'un ruban. Si on ne se hâte d'y remédier, cette humeur ulcère la cornée (globe de l'œil), qui se perfore, et l'œil se détruit par suite de l'épanchement au-dehors des humeurs qui le constituent.

TRAITEMENT.

M. le docteur Teste prescrit deux médicaments, que j'ai employés également d'après leur symptomatologie; ce sont : *Calcarea carbonica* et *Mercurius solubilis*.

Prescription du docteur Teste.

Calcarea carbonica, 24me dilution,   6 globules.
Eau,   90 grammes.
Une cuillerée à café, de deux en deux heures.
Si au bout de douze heures, *Calcarea* n'a pas amené une amélioration notable, on donnera :

15

Mercurius solubilis, 24me dilution,   6 globules.
Eau,   90 grammes.

Une cuillerée à café, de deux en deux heures.

Si, au bout d'un certain temps, la guérison n'avançait plus sous l'influence des deux médicaments ci-dessus, on l'achèverait au moyen de la potion suivante :

Dulcamara, 15me dilution,   6 globules.
Eau,   90 grammes.

Une cuillerée à café, toutes les quatre heures, pendant le jour seulement.

Oindre de temps en temps les paupières avec une décotion tiède de graine de lin dans de l'huile d'amandes douces.

Le traitement que j'ai fait suivre ne diffère de celui du docteur Teste, qu'en ce que je faisais alterner *Calcarea* et *Mercurius* à la 15me dilution au lieu de la 24me, et que je donnais *Sulfur*, 30me dilution, en dernier lieu.

OPHTALMIE SCROFULEUSE.

Maladie essentiellement chronique, se reliant à la huitième classe des maladies contenues dans ce volume, et se rattachant à un état morbide spécial de la constitution.

SYMPTÔMES.

Tuméfaction rougeâtre des paupières, avec sécrétion d'une chassie épaisse, s'agglutinant sur leurs bords ; taies grisâtres, plus ou moins transparentes, occupant quelques points du globe oculaire, ou le recouvrant entièrement ; chute des cils, avec ulcération des glandes de *Meibomius* (glandes situées dans l'épaisseur du bord libre des paupières) ; quelquefois *ectropion* (je renverse), ou renversement plus ou moins complet au-dehors du bord interne de la paupière inférieure ; souvent engorgement permanent des ganglions sous-maxillaires ; teint jaune, terreux ; extérieur chétif, ou bouffissure de la face, avec teint haut en couleurs. Quoiqu'il en soit, le plus ordinairement toute l'habitude (ou l'aspect) de ces individus révèle l'état scrofuleux. (*Voyez huitième classe de maladies.*)

Cette affection exige beaucoup de temps pour la guérir, parce qu'il faut, avant tout, modifier la constitution.

TRAITEMENT.

Calcarea carbonica, 30me dilution, 6 globules.
Eau, 90 grammes.

Sulfur, 30me dilution, 6 globules.
Eau, 90 grammes.

Alterner ces deux médicaments (un jour l'un, un jour l'autre), à la dose d'une cuillerée, tous les matins.

Six jours après qu'on les aura achevés tous deux, on prendra :

Silicea, 30me dilution, 6 globules.
Eau, 90 grammes.

Une cuillerée, tous les matins.

Après que *Silicea* sera prise, on la laissera agir pendant une *semaine*, puis l'on recommencera le même traitement, mais à la 100me dilution. On prendra de la même manière que la première fois, mais seulement les intervalles pendant lesquels on ne prend pas de médicaments, seront le double des premiers (douze jours au lieu de six, et deux semaines au lieu d'une.)

Enfin, dès que l'affection aura cédé, on prescrira :

Nux jugulans, 15me dilution, 6 globules.
Eau, 90 grammes.

Une cuillerée, tous les matins.

Si, au bout d'un certain temps, l'affection était toujours la même malgré l'emploi du traitement ci-dessus, il faudrait le suspendre et donner *Nux jugulans*, comme il vient d'être dit.

BLÉPHARITE

(ou inflammation des paupières.)

Cette affection peut être aiguë ou chronique.

BLÉPHARITE AIGUE.

SYMPTÔMES.

Paupières rouges, tuméfiées (enflées) et douloureuses, avec tension, chaleur, douleur et demangeaison ou picottements insupportables ; sécrétion abondante de larmes ; exsudation (suintement) d'une humeur jaunâtre et épaisse, qui agglutine les cils et colle les paupières entre elles ; potophobie ; élancements dans les angles de l'œil.

TRAITEMENT.

On donnera premièrement :

Aconitum, 12me dilution,   6 globules.
Eau,   90 grammes.
Pulsatilla, 12me dilution,   6 globules.
Eau,   90 grammes.

Alterner ces deux médicaments à la dose d'une cuillerée à café, de quatre en quatre heures (une fois de l'un, une fois de l'autre.)

Si *Aconitum* et *Pulsatilla* ne détruisent pas cette affection, on donnera :

Belladonna, 12me dilution,   6 globules.
Eau,   90 grammes.
Mercurius vivus ou **solubilis**, (selon
le sexe) 12me dilution,   6 globules.
Eau,   90 grammes.

Alterner ces deux médicaments à la dose d'une cuillerée à

café, de quatre en quatre heures (un jour de l'un, un jour de l'autre.)

Si, la guérison achevée, il restait quelques *nodosités* (petites tumeurs ou kystes) dans l'épaisseur de la paupière, on prescrirait :

Staphis agria, 15me dilution,   4 globules.
Eau,   60 grammes.

Une cuillerée à café, matin et soir.

Si la blépharite ne se résolvait pas sous l'influence des quatre médicaments désignés pour la combattre, ou qu'il y eût formation de pus, soit dans la glande lacrymale ou dans celles de *Meibomius*, on prescrirait :

Hepar sulfur, 30me dilution,   6 globules.
Eau,   90 grammes.

Une cuillerée, tous les matins.

BLÉPHARITE CHRONIQUE.

Deux médicaments sont aptes à combattre cette affection rebelle ; ce sont : *Hepar sulfur* et *Conium maculatum*.

Prescription.

Hepar sulfur, 30me dilution,   6 globules.
Eau,   90 grammes.

Une cuillerée, tous les matins.

Cette potion prise, on laissera agir le médicament pendant une semaine, puis on reprendra encore une fois la même potion, et on laissera s'écouler encore une semaine.

Alors, si nulle amélioration ne s'est manifestée, on prendra:

Conium maculatum, 30me dilution,   6 globules.
Eau,   90 grammes.

Une forte cuillerée à café, matin et soir.

On prendra ce médicament de la même manière que *Hepar sulfur*, pour reprendre ensuite *Hepar*, et les alterner ainsi ensemble à de longs intervalles.

P. S. Il est bien entendu que si, de prime-abord, *Hepar sulfur* fait du bien, on le continuera et on ne prendra pas *Conium*, à moins que l'amélioration produite par *Hepar* ne veuille plus avancer.

On pourra se bassiner les paupières, matin et soir, avec une potion semblable à celle que l'on prendra à l'intérieur en ce moment ; cela active la guérison.

ADÉNITE

(*ou inflammation des ganglions lymphatiques.*)

(Les ganglions lymphatiques sont de petits corps arrondis, placés sur le trajet des nerfs et des vaisseaux lymphatiques ; ils occupent le *cou*, l'*aîne*, les *aisselles*, etc. On leur donne vulgairement le nom de *glandes*.)

On désigne sous le nom d'*Adénite*, l'inflammation de ces ganglions ; elle peut être *aiguë* ou *chronique*.

ADÉNITE AIGUE.

Elle est caractérisée par l'augmentation du volume d'un ou de plusieurs ganglions, qui peuvent acquérir une grosseur considé·able. Le malade y ressent de la douleur et de la chaleur ; bientôt la peau s'enflamme à son tour, et l'affection prenant un caractère phlegmoneux, la suppuration ne tarde pas à s'établir.

TRAITEMENT.

Si les glandes sont dures, douloureuses, avec chaleur et légère rougeur de la peau qui les recouvre, et surtout si elles occupent le cou, ou le haut de la mâchoire inférieure et non à autre part, ou prescrira :

Rhus toxicodendron, 12me dilution, 7 globules.
Eau,   120 grammes.

Une cuillerée, toutes les huit heures (une cuillerée à café pour les enfants, auxquels ce médicament convient spécialement.)

Si *Rhus* ne produisait pas l'effet qu'on en attend (ce qui arrive assez souvent chez les adultes), on donnerait de préférence :

Colchicum automnale, 10me dilution, 7 globules.
Eau , 120 grammes.

Une cuillerée, toutes les huit heures.

Il réussit mieux aux adultes que *Rhus.*

Lorsqu'on prescrit le *Rhus* pour les enfants, il faut, une fois la potion entièrement prise, en attendre l'effet pendant plusieurs semaines, et ne donner aucun autre médicament, à moins qu'il n'y ait urgence, la durée d'action de *Rhus* étant excessivement longue.

Si les glandes engorgées occupaient le dessous de la mâchoire inférieure, ou les articulations des bras, ou des jambes, on prescrirait :

Mercurius vivus (pour les hommes),
12me dilution , 7 globules.
Eau, 120 grammes.

Mercurius solubilis (pour femmes et
enfants), 12me dilution , 7 globules.
Eau , 120 grammes.

Une cuillerée à café, toutes les quatre heures.

Si les individus atteints d'engorgement des glandes sont d'un tempérament fort et vigoureux , avec cheveux bruns ou noirs, chairs fermes, sujets aux congestions sanguines (sang à la tête ou à la poitrine), et à la constipation ; si, en outre, les glandes malades sont nettement dessinées, et non agglomérées ou enfouies dans le tissu cellulaire ambiant ; dans ce cas seulement, on prescrira, quelque soit leur siége :

Silicea , 12me dilution, 6 globules.
Eau , 90 grammes.

Une cuillerée à bouche , tous les matins.

On la répétera une ou deux fois encore, mais en haussant les dilutions chaque fois.

P. S. D'après les observations de M. le docteur Teste, ce médicament agit mieux l'été que l'hiver.

Si les glandes engorgées occupent les seins, on prescrira, surtout chez les personnes blondes :

Conium maculatum, 12ᵐᵉ dilution,   7 globules.
Eau,   120 grammes.

Phosphorus, 12ᵐᵉ dilution,   7 globules.
Eau,   120 grammes.

Alterner ces deux médicaments (un jour l'un, un jour l'autre), à la dose d'une cuillerée, matin et soir. Une fois les deux potions prises, on leur laissera huit à dix jours d'action avant de les répéter.

Si les glandes engorgées se montrent chez des individus pâles, bouffis et comme œdématisés, aux chairs molles et flasques, aux lèvres et aux gencives décolorées et tuméfiées, au ventre volumineux, sujets à la diarrhée, ou au rhume de cerveau, ou aux ophtalmies, et dont les glandes semblent être enchassées dans le tissu cellulaire ambiant, ou faire corps commun avec lui; dans ces cas seulement, on prescrira :

Calcarea carbonica, 30ᵐᵉ dilution,   7 globules.
Eau,   120 grammes.
Une cuillerée, matin et soir.

Cette potion achevée, on donnera quatre jours après :
Gadus, 15ᵐᵉ dilution,   7 globules.
Eau,   120 grammes.
Une cuillerée, matin et soir.

Si les glandes engorgées occupent spécialement les *aisselles*, on preserira :

Carbo animalis, 30ᵐᵉ dilution,   7 globules.
Eau,   120 grammes.
Une cuillerée, matin et soir.

Si elles occupent seulement la région *inguinale* (l'aine, partie située au haut de la cuisse, dans le coin du ventre), il faudra donner :

Clematis erecta, 15ᵐᵉ dilution,   6 globules.
Eau,   90 grammes.
Uue cuillerée, tous les matins.

Si les glandes étaient très-enflammées ou très-rouges, avec des douleurs vives, on prescrirait :

Belladonna, 12me dilution,   6 globules.
Eau,   90 grammes.

Une cuillerée à café, de quatre en quatre heures.

Si elles menacent de suppurer, et que leur résolution n'ait pu avoir lieu, on fera prendre :

Hepar sulfur, 15me dilution,   6 globules.
Eau,   90 grammes.

Une cuillerée à café, de quatre en quatre heures.

Si elles s'ulcèrent, ce sera :

Sulfur, 15me dilution,   6 globules.
Eau,   90 grammes.

Une cuillerée, tous les matins.

Si une seule glande se montrait *sous la symphise du menton* (symphyse signifie : adhérer avec ; la glande se trouve donc sous la réunion des deux portions de la mâchoire qui, en s'articulant en *symphyse*, forment le menton ; c'est donc *sous le menton* que doit se trouver cette glande), on prescrirait contre elle :

Ledum palustre, 15me dilution,   6 globules.
Eau,   90 grammes.

Une cuillerée, tous les matins.

ADÉNITE CHRONIQUE.

Dans cette affection, les ganglions engorgés sont *indolents* (sans douleur) ; lorsqu'ils s'abcèdent (ou s'ouvrent), le pus qui en sort est *aqueux, mal lié*, et contient *quelques flocons albumineux ;* la pression n'y développe aucune douleur, et si quelquefois ces ulcérations dites *abcès froids*, se referment, ce n'est que pour se r'ouvrir sur un autre point non éloigné.

Nulle application locale ne peut les guérir.

Ordinairement, ce sont les ganglions du cou ou des mâchoires qui s'engorgent. (Ganglions cervicaux.)

Pour le traitement de cette affection, voyez l'article *scrofules, huitième classe de maladies;* il est le même.

DES AFFECTIONS INFLAMMATOIRES

DE LA PEAU.

Elles comprennent : l'*Erythème*, l'*Erysipèle*, la *Roséole*, l'*Herpès*, l'*Eczémia*, l'*Impétigo*, le *Favus*, le *Pemphigus* ou *Pompolix*, le *Rupia*, l'*Ecthyma*.

INFLAMMATIONS PARTICULIÈRES.

Ces affections spéciales comprennent : le *Prurigo*, le *Lichen*, le *Lupus* et l'*Urticaire*.

PRODUCTIONS MORBIDES ACCIDENTELLES DE LA PEAU.

Ce sont : le *Pityriasis*, la *Gale*, le *Psoriasis* et la *Lèpre*.

Chacune de ces affections a été classée sous un nom générique, destiné à rappeler leur aspect physique, et à éviter toute confusion; ainsi l'*Erythème*, l'*Erysipèle* et la *Roséole* sont compris sous le nom d'*Exanthèmes*, qui signifie *fleurir*, et qui offre pour caractère une rougeur plus ou moins vive, qui est éparse et circonscrite, et diminue d'intensité ou disparaît pour un moment sous la pression du doigt. C'est là le caractère spécial des inflammations *exanthémiques;* l'*Herpès* et l'*Eczéma* ont été classés sous le nom de *vésicules* ou affections *vésiculeuses*, caractérisées par de petites tumeurs que remplit un liquide séreux et transparent, qui, en se desséchant, laisse des croûtes minces et jaunâtres, ou bien des excoriations ou des ulcérations à la peau.

Tel est le caractère des inflammations *vésiculeuses*.

Le *Pemphigus* et le *Rupia* se rangent dans les affections *bulleuses*, se reconnaissant à des tumeurs presque toujours transparentes, remplies d'un liquide séreux, de couleur citrine ou de couleur de rouille, ou bien d'un liquide purulent, blanchâtre ou jaunâtre, qui s'est épanché sous l'épiderme (la peau.)

La grosseur de ces bulles varie depuis celle d'un pois jusqu'à celle d'un œuf de pigeon.

Tel est l'aspect des inflammations *bulleuses*.

L'*Impétigo* et l'*Ecthyma* sont placés dans la classe des inflammations *pustuleuses*, caractérisées par des pustules ou petites tumeurs circonscrites, devant leur formation à un fluide purulent, qui produit le soulèvement de l'épiderme, par suite de son épanchement sous ce dernier.

Ce fluide peut se résorber ou se concréter (s'épaissir) sous la forme de croûtes jaunâtres ou verdâtres, brunes ou vertes, qui, en s'exfoliant (en tombant), laissent à la place qu'elles occupaient, ou une induration, ou une ulcération dont la cicatrice est ineffaçable.

Les pustules se subdivisent en deux catégories, dont nous n'avons pas à nous occuper, vu qu'elles reposent sur leur plus ou moins de grosseur, et sur leur *oui* ou *non* inflammation.

Le *Favus* est une affection toute spéciale.

Dans les inflammations particulières de la peau, le *Prurigo* et le *Lichen* sont rangés dans les affections *papuleuses*. Les *papules* sont de petits boutons pleins et solides, conservant la même couleur que la peau, et étant le siége d'un prurit (ou demangeaison) insupportable.

Tel est le caractère des *papules*.

Le *Lupus* et l'*Urticaire* sont des affections *spéciales*, dont nous parlerons en temps et lieu.

Le *Pityriasis*, le *Psoriasis* et la *Lèpre*, qui sont des productions morbides accidentelles de la peau, sont rangés dans les affections *squameuses*, caractérisées par des *squames* (ou écailles) plus ou moins dures, grandes et épaisses, ou par de *petites lamelles furfuracées* (semblables pour la forme à du son); la couleur de ces *squames* ou *lamelles* comprend depuis les nuances du blanc de nacre, jusqu'au gris plus ou moins foncé.

Tel est le caractère distinctif des affections *squameuses*.

Quant à la *Gale*, cette affection essentiellement *vésiculeuse*, n'a pas été placée dans cette catégorie, vu qu'elle est considérée comme étant la production accidentelle de l'insecte désigné sous le nom de *d'Acarus scabiei*.

D'autres maladies de la peau pourraient trouver encore place ici ; mais outre qu'une partie d'entre elles se trouvent comprises dans les *fièvres éruptives*, d'autres sont *tellement rares*, que nous n'en parlerons pas.

Nous avons cru devoir donner ces quelques lignes d'introduction, relativement aux diverses classifications adoptées pour les maladies de la peau, afin que nos lecteurs pussent en avoir une teinte légère, et les différencier l'une de l'autre. Nous ne chercherons pas à faire de l'érudition, ce volume étant *plus spécialement écrit* (quant à la théorie) *pour le public*, que pour les médecins.

Nous allons décrire maintenant chaque affection séparément, en nous contentant d'indiquer la classe à laquelle elle appartient, classes dont nous venons d'esquisser légèrement les caractères distinctifs.

DE L'ÉRYTHÈME

(rougeur à la peau.)

SYMPTÔMES.

Taches rouges, superficielles, de forme, nombre et étendue variables, offrant une teinte qui peut comprendre depuis le *rose tendre* jusqu'au *rouge vif* ou *violacé*.

Ces taches occupent le plus souvent la face, la poitrine, les membres, et surtout, chez les enfants, la partie interne des cuisses et les fesses (intertrigo.)

Cette éruption s'accompagne d'une légère cuisson, avec prurit (ou demangeaison) plus ou moins violent; la peau offre sa couleur naturelle dans les intervalles que les taches laissent entre elles.

Les causes les plus ordinaires sont : l'insolation (coup de soleil); le frottement prolongé de deux surfaces du corps qui sont rapprochées, ou celui de vêtements de laine touchant immédiatement la peau ; le contact de l'urine et des matières fécales sont surtout la cause de sa production chez les enfants.

TRAITEMENT.

Si l'Erythème est causé par l'insolation (exposition au soleil), et qu'occupant la face ou la tête, le délire ou l'inflammation des méninges soit à craindre, on prescrira :

Rhus toxicodendron, 15me dilution,   6 globules.
Eau,   90 grammes.

Une cuillerée à café, de trois en trois ou de quatre en quatre heures. Dans ce cas, *Rhus* est un spécifique certain.

Si l'Erythème est causé et entretenu par le frottement ou par le contact des urines, sueurs, etc., il faudra prescrire :

Chamomilla vulgaris, 12me dilution,   6 globules.
Eau,   90 grammes.

Une cuillerée à café, de quatre en quatre heures.

Il est bien entendu qu'il faudra faire cesser la cause de l'érythème, c'est-à-dire, tenir l'enfant très-propre, et ne pas le laisser croupir dans ses excrétions, si l'on ne veut pas perpétuer le mal chez lui.

Si l'Erythème était assez douloureux pour arracher des plaintes à l'enfant, et que les parties du corps qui en sont atteintes fussent comme à vif, on prescrirait :

Mercurius solubilis, 30me dilution,   6 globules.
Eau,   120 grammes.

Une cuillerée à café, trois fois par jour. (A six heures du matin, à deux heures de l'après midi, et à huit heures du soir.)

Des lotions d'eau tiède sont aussi nécessaires, comme moyen de propreté.

DE L'ÉRYSIPÈLE,

(vulgairement Feu sacré, Feu volage.)

L'*Érysipèle* est un exanthème de nature inflammatoire, offrant pour caractère distinctif : une rougeur vive de la peau à l'endroit affecté, avec dureté et tuméfaction plus ou moins grande de cette dernière.

On en connaît plusieurs variétés, qui sont : le *simple,* le *phlegmoneux,* le *pustuleux* ou *phlycténoïde,* le *fixe,* l'*erratique* ou *ambulant,* le *spergineux* et l'*œdémateux.*

Il peut se terminer par résolution, par desquamation ; par suppuration, et quelquefois par gangrène.

SYMPTÔMES.

Lassitude, malaise, perte d'appétit, mal de tête avec fièvre, nausées, etc.

Puis, à l'apparition de l'érysipèle : rougeur plus ou moins étendue de la peau, à l'endroit du siége de l'exanthème ; cette rougeur peut varier depuis la teinte rose tendre, jusqu'au rouge pourpre ou violacé.

Sous la pression du doigt, cette rougeur diminue ou disparaît pour un moment ; la peau est chaude, luisante et plus ou moins tuméfiée ; le malade y ressent une douleur vive ou sourde, ou un sentiment de fourmillement, de chaleur et de demangeaison.

Si l'érysipèle occupe une surface un peu grande, il peut se déclarer une forte fièvre, des frissons, de la soif, des vomissements, de l'agitation et même du délire ; il y existe aussi ou de la diarrhée, ou une constipation excessivement tenace.

On dit que l'érysipèle est *simple*, lorsqu'il n'occupe que la superficie de la peau.

Il est dit *phlegmoneux*, s'il envahit toute l'épaisseur du derme (partie constituante de la peau), et que l'inflammation se propage au tissu cellulaire.

Il est dit *pustuleux*, *vésiculeux* ou *phlycténoïde*, lorsqu'il se forme des phlyctènes ou des vésicules pleines d'un liquide laiteux, purulent, sanguinolent ou roussâtre, sur la partie affectée.

S'il reste dans les parties primitivement atteintes, sans en dépasser les bornes, il est dit *fixe*.

S'il envahit sans cesse de nouveaux points sains de la peau, il est dit *spergineux*.

S'il paraît dans un point éloigné de celui où il était d'abord, en laissant l'intervalle de la peau saine, il est nommé *ambulant* ou *erratique*.

Si, la peau étant lisse et brillante, elle conserve en creux l'impression du doigt lorsqu'on l'appuie un peu dessus, il est dit *œdémateux*.

Si la surface se couvre de petites vésicules de la grosseur d'un grain de millet (à peu près comme celles de l'*eczéma*), on l'appelle *érysipèle miliaire* ou *eczémateux*.

Une observation rapportée par M. le docteur Grisolles, membre de l'Académie impériale de médecine, et dont j'ai presque toujours vérifié la justesse (cinq fois sur sept), c'est que, vingt-quatre ou trente-six heures avant l'apparition de l'érysipèle, les ganglions lymphatiques (ou glandes) les plus voisins de la partie qu'il occupera, s'engorgent et deviennent douloureux, de façon, qu'à peu de chose près, on peut désigner d'avance le point où se développera l'exanthème.

Le siége le plus ordinaire de l'érysipèle est à la face ou au cuir chevelu; néanmoins il peut occuper indistinctement toutes les parties du corps. (On le voit encore survenir assez souvent au sein des nourrices.)

L'érysipèle qui occupe la face ou le cuir chevelu, peut, s'il est intense, devenir très-grave et amener de sérieux accidents, surtout s'il se répercutait sur le cerveau, où si, par suite d'une abondante suppuration, il s'opérait de larges décollements de la peau.

La durée ordinaire de l'érysipèle, dégagé de toute complication, est de douze à quinze jours.

CAUSES.

L'insolation (ou l'exposition au soleil); l'application sur la peau de substances irritantes, etc., mais en réalité aucune cause matérielle externe proprement dite, ne peut produire directement l'érysipèle; elle ne peut agir que comme une *cause déterminante secondaire*, qui sollicite l'apparition de cet exanthème, dont la cause toute *interne* doit être une diathèse *psorique* particulière.

TRAITEMENT.

L'ancienne école si fière de ses préceptes pour la plupart ridicules, vides de sens et propres à enrichir les pages d'un traité sur les aberrations chroniques de l'esprit humain dans l'art de guérir, depuis Hippocrate jusqu'à nos jours; l'ancienne école, dis-je, n'a rien à opposer à l'érysipèle; elle le sait très-bien; elle a essayé de tout, et tout a trompé son espoir.

Prenant le mensonge pour la vérité, abusé par l'adage ridicule et impossible du *contraria contrariis curantur*, cette négation de la loi naturelle, ce *nec plus ultrà* de la sottise humaine, incroyable gasconade servant de base à une médecine protée, dont la plupart des préceptes sont un empyrisme sans raison, elle se traîne depuis deux mille ans dans un cercle routinier, sans avoir avancé d'un seul pas vers le progrès.

Pourquoi la chirurgie sa sœur, ainsi que toutes les autres sciences, progressent-elles? Parce qu'elles ont une base, et que cette base est établie sur la vérité. La médecine allopathique, seule, est encore complètement en arrière; vieille idole croulant sur sa base, elle n'est plus soutenue que par une routine qui s'éteindra de jour en jour, et finira par la laisser tomber dans la poussière, aux grands applaudissements de la foule convertie qui l'encensait hier encore, car cette foule comprendra enfin qu'où *il n'y a pas d'unité, il n'y a pas de vérité*.

Car, où donc est ton unité, médecine qui se dit officielle?... il y a autant de sectes dans ton sein, que ta matière médicale interprétée à rebours comporte de médicaments, et nul ne sait si tel remède guérit ou ne guérit pas; car ainsi qu'un joueur jetant ses dés, chacun se confie aux caprices de cet inconnu appelé le *hasard*.

Quand donc cesserez-vous d'arroser de vos sueurs un arbre sans racines, qui, depuis deux mille ans, ne vous donne encore aucun fruit; quand donc votre orgueuil et votre amour-propre se décideront-ils à ôter cet épais bandeau qui vous dérobe la lumière du vrai? Quand donc enfin, vieil édifice médical qui craque et se lézarde de toutes parts, t'écrouleras-tu pour le bien de la science et de la vérité? . . . .

. . . .

Ce sera quand on t'aura enlevé tes étais puissants, et qu'on t'aura livré à tes propres forces; alors n'étant plus soutenu, tu crouleras aux yeux de tous, et la génération témoin de cet évènement y applaudira en battant des mains, car ta chute sera le signal du salut de l'humanité tout entière.

L'homœopathie plus heureuse oppose avec certitude à l'érysipèle les médicaments suivants : *Belladonna*, *Rhus toxicodendron*, *Graphites*, *Arsenicum album*, *Bryonia*, *Pulsatilla* et *Sulfur*.

Mais le médicament principal contre l'érysipèle, et celui sur lequel on doit le plus compter, est *Rhus toxicodendron*; il s'applique, pour ainsi dire, à presque tous les cas.

Prescription.

Rhus toxicodendron, 12me dilution, 6 globules.
Eau, 90 grammes.
Une cuillerée, toutes les quatre heures.

Si l'érysipèle se compliquait de fièvre violente, avec délire ou grande agitation, on prescrirait :
Belladonna, 12me dilution, 6 globules.
Eau, 90 grammes.
Une cuillerée à café, de deux en deux heures.

Si l'érysipèle devenait *erratique*, c'est-à-dire qu'il manifestât de la tendance à envahir un autre point, on ordonnera :
Pulsatilla, 12me dilution, 6 globules.
Eau, 90 grammes.
Une cuillerée, toutes les quatre heures.

Si l'érysipèle siégeait aux *articulations des membres*, avec augmentation des symptômes par le mouvement, on devra prescrire :
Bryonia, 12me dilution, 6 globules.
Eau, 90 grammes.
Une cuillerée, toutes les quatre heures.

Si l'érysipèle siégeait aux *pieds*, ce serait aussi *Bryonia*, même prescription.

Si l'érysipèle offrait un *aspect dartreux* avec ulcérations, on prescrirait :
Clematis erecta, 15me dilution, 6 globules.
Eau, 90 grammes,
Une cuillerée, matin et soir.

Si l'érysipèle avait de la tendance à passer à l'*état gangreneux*, on prescrirait :

Arsenicum album, 50me dilution, 6 globules.
Eau,   90 grammes.

Une cuillerée à café, toutes les quatre heures.
On pourra aussi, dans ce cas, alterner *Arsenicum* avec :
Carbo vegetabilis, 50me dilution, 6 globules.
Eau,   90 grammes.

Une cuillerée à café, toutes les quatre heures. (On donnera un jour l'un, un jour l'autre.)

Si l'érysipèle prend le caractère *vésiculeux* ou *phlycténoïde*, et que *Rhus* n'ait pu le combattre, ce qui est rare, on prescrira :

Graphites, 15me dilution, 6 globules.
Eau,   90 grammes.

Une cuillerée à café, de quatre en quatre heures.
L'antidote de *Graphites* est *Arsenicum* ou *Nux vomica*.

S'il survenait une *métastase sur le cerveau*, c'est-à-dire si, comme dit le vulgaire, l'érysipèle rentrait, on prescrirait :

Belladonna, 12me dilution, 6 globules.
Eau,   90 grammes.
Bryonia, 12me dilution, 6 globules.
Eau,   90 grammes.

Alterner ces deux médicaments, à la dose d'une cuillerée à café, de quatre en quatre heures, savoir : *Bryonia* pendant le jour, et *Belladonna* pendant la nuit.

Quand l'érysipèle occupe la *face* ou la *tête*, il y a beaucoup d'attention à y apporter, car c'est spécialement lorsqu'il a son siége dans ces parties qu'il y a danger de métastase ; s'il y avait forte fièvre, on prescrirait :

Aconitum, 12me dilution, 6 globules.
Eau,   90 grammes.
Une cuillerée à café, de trois en trois heures.

Après la prise de cette potion, on prescrira *Rhus*, comme il a été recommandé de le faire ; ou bien *Belladonna*, s'il y avait délire ou grande agitation.

Si l'érysipèle siégeait aux *mamelles* chez les nourrices ou autres , on ferait prendre :

Chamomilla vulgaris, 12ᵐᵉ dilution,   6 globules.
Eau,   90 grammes.

Une cuillerée à bouche , matin et soir.

S'il résistait , on redonnera :

Sulfur, 50ᵐᵉ dilution ,   6 globules.
Eau ,   90 grammes.

Une cuillerée , matin et soir.

Sulfur se donnera aussi de cette manière aux personnes d'une constitution débile , et surtout si l'érysipèle se terminait par suppuration.

Qu'on se rappelle toutefois que *Rhus* est le premier médicament à ordonner dans l'érysipèle , quelle qu'en soit la variété ; seulement s'il y avait une forte fièvre , on débuterait par *Aconitum* , pour donner ensuite *Rhus* ; il est bien entendu aussi que s'il survenait du délire ou une métastase , il faudrait donner les médicaments recommandés dans ces divers cas ; *Rhus* ne se donnera qu'autant que l'érysipèle sera dans des conditions ordinaires.

DU ZONA.

Le *Zôna* ou *Zoster*, est un exanthème de nature vésiculeuse et herpétique, disposé ordinairement autour du corps ou d'un membre en forme de demi-ceinture, d'environ la largeur de la main.

Il se compose de petites vésicules reposant sur un fond rouge et enflammé, avec brûlement, élancements, demangeaison et fièvre ; ces vésicules, qui peuvent acquérir la grosseur d'une lentille ou d'un pois, se déchirent ou se recouvrent d'une croûte jaune et mince, qui , lorsqu'elle tombe, laisse ou une tache violacée à la peau, ou même une ulcération. Cette maladie, extrêmement tenace, peut durer des semaines et même des mois entiers.

Jusqu'ici on a employé une foule de médicaments contre le *zôna*, et nul n'a complètement répondu à l'attente du médecin et du malade.

Je donnerai donc ici l'emploi d'un médicament qui m'a guéri très-rapidement trois cas de zôna, les seuls que j'ai eu encore à traiter jusqu'ici. Ce médicament que je signale, et que je voudrais voir soumis à une plus ample expérimentation, est *Clematis erecta*, 15me dilution ; jusqu'ici, nul que je sache, ne l'a conseillé pour le cas qui nous occupe ; je serais donc très-content qu'on voulût bien contrôler son action.

Prescription.

Clematis erecta, 15me dilution,   6 globules.
Eau,   90 grammes.

Une cuillerée à café, de quatre en quatre heures, si le zôna est récent ou à l'état aigu, et une cuillerée à bouche, le matin seulement, s'il est ancien ou chronique.

On peut commencer par donner *Rhus toxicodendron*, qui est prescrit par beaucoup d'auteurs contre le zôna, et si *Rhus* ne produit pas l'effet voulu, on passera à *Clematis erecta ;* on peut même les alterner, mais mieux vaut donner *Clematis erecta* seul.

L'antidote de *Clematis* est le *Camphre*.

DE LA ROSÉOLE.

Eruption caractérisée par des taches irrégulières et non saillantes, de couleur rose ; la durée de cette éruption, qu'accompagne presque toujours un peu de fièvre, est très-éphémère.

SYMPTÔMES.

Au début, souvent fièvre ou simple malaise ; puis, apparition sur la peau de taches irrégulièrement rondes, d'un rouge plus ou moins foncé, affectant quelquefois la forme d'un anneau , au centre duquel la peau conserve sa couleur ordinaire. Ces taches sont plus larges et en quantité moindre que celles de la rougeole ; elles peuvent occuper tout le corps , ou seulement une partie de ce dernier.

Ces taches s'accompagnent de picotements, de démangeaison à la peau , et souvent d'un léger mal de gorge , à cause de leur présence dans le pharynx.

La durée de cette éruption est de vingt-quatre heures au plus.

DIAGNOSTIC.

On distinguera la *roséole* de la *rougeole,* en ce que dans la roséole il n'y a pas de *symptômes catharraux,* tels que : rhume de cerveau, rougeur et larmoiement des yeux , toux , etc. , ainsi que cela arrive dans la rougeole ; en outre, les taches de la roséole sont plus arrondies , plus étendues et mieux circonscrites que celles de la rougeole ; cependant il est quelquefois presque impossible de les différencier entre elles , surtout lorsque la rougeole ne s'accompagne pas de catarrhe ; dans ce cas , *le peu de durée de l'éruption* et le prompt retour à l'état normal , lèveront toute incertitude , et indiqueront que l'on a eu sous les yeux une roséole.

Cette affection , qui sévit surtout en été et pendant l'automne , est particulière aux femmes et aux enfants; elle reconnaît souvent pour causes , la dentition , l'impression du froid , un exercice trop violent , une colère, ou une légère gastro-entérite ; nulle de ces causes n'est cependant prouvée.

TRAITEMENT.

S'il y a peu ou pas de fièvre , on fera prendre :
Coffea cruda, 12me ou 15me dilution, 4 globules.
Eau, 60 grammes.
Une cuillerée à café , de trois en trois heures.

S'il y avait forte fièvre, on prescrirait :

Aconitum, 12me dilution, 6 globules.
Eau, 90 grammes.

Une cuillerée à café, de quatre en quatre heures.
S'il se présentait de l'agitation ou du délire, on donnerait :

Belladonna, 12me dilution, 4 globules.
Eau, 60 grammes.

Une cuillerée à café, de trois en trois heures.
Si le mal de gorge était intense, on ordonnerait :

Mercurius solubilis, 12me dilution, 4 globules.
Eau, 60 grammes.

Une cuillerée à café, de quatre en quatre heures.

AFFECTIONS VÉSICULEUSES.

DE L'HERPÈS

(vulgairement Dartre.)

On donne le nom d'*Herpès* à une maladie cutanée (ou de la peau), caractérisée par le développement d'une plus ou moins grande quantité de vésicules réunies en groupes sur une partie enflammée de la peau, et séparées entre elles par des portions tout-à-fait intactes de cette dernière.

Ces vésicules, transparentes d'abord, puis troubles ensuite, ont un volume variable, qui cependant excède rarement celui d'un pois ; lorsqu'elles se rompent, le liquide qu'elles contenaient se dessèche et forme des croûtes ou des plaques jaunâtres plus ou moins larges. On en connaît plusieurs variétés, qui sont :

L'*herpès labialis*, occupant le pourtour des lèvres, les coins de la bouche ; l'*herpès præputialis*, occupant la surface interne ou externe du prépuce ; l'*herpès zoster* ou *zóna* (voyez *zóna*) ; l'*herpès circinnatus*, ou en forme d'anneaux couverts de vésicules très-petites, et au centre desquels la peau est intacte ; l'*herpès phlycténoïde* et l'*herpès iris*, s'offrant sous la forme de zônes ou anneaux de couleurs différentes ; ces anneaux ou zônes, qui n'apparaissent que lorsque la vésicule centrale qu'entourent d'autres vésicules plus petites qu'elle, est applatie, présentent quatre cercles de couleurs différentes qui sont, à partir du point central : rouge marron, couleur paille, rouge vif, puis enfin rose tendre.

Cet *herpès*, qui est très-rare, occupe surtout la face, le cou ou les extrémités du corps ; il ressemble à de petites cocardes.

TRAITEMENT.

L'*herpès labialis*, auquel les enfants et même les adultes sont si sujets, exige pour sa guérison, d'après M. le docteur Teste, l'emploi alternatif de deux médicaments, qui sont : *Ferrum chlori* et *Rhus toxicodendron*, tous deux à la 15ᵐᵉ dilution, et à la dose de 6 globules pour 120 grammes d'eau, en les alternant tous les deux jours, à la dose d'une cuillerée, matin et soir (deux jours de suite *Ferrum chlori*, puis, deux autres jours, *Rhus toxicodendron*, et continuer ainsi, en les alternant, de deux en deux jours.)

Je n'ai jamais essayé ce mode de traitement qui, je n'en doute pas, doit réussir, par la raison que jusqu'ici je me suis toujours servi d'un, et au plus, de deux autres médicaments, dont je n'ai eu qu'à me louer, tant pour leur rapidité d'action, que pour la certitude de leurs effets.

Ces médicaments sont : *Mercurius vivus* d'abord, puis, si *Mercurius* ne suffit pas à lui seul, je prescris *Sepia* deux jours après.

Prescription.

Mercurius vivus, 30ᵐᵉ dilution, 6 globules.
Eau, 90 grammes.
Une cuillerée, matin et soir.

Si, deux jours après la prise de la potion, le mal ne cède pas, et qu'il n'y ait ni amélioration ni guérison, ce qui est rare, on prescrira :

Sepia, 15me dilution, 6 globules.
Eau, 90 grammes.

Une cuillerée, matin et soir.

Contre l'*herpès præputialis*, on opposera le traitement qu'Hartmann indique dans son Traité des maladies ; car n'ayant vu qu'une fois cet herpès, et n'ayant pas eu occasion de le soigner ni d'en étudier le traitement, je ne saurais en conseiller un de mon cru ; je laisserai parler ici Hartmann.

Faire des lavages de la partie avec parties égales de lait et de décoction de guimauve, surtout chez les petits enfants, après chaque évacuation d'urine ; puis, si l'*herpès* occupe la face interne du prépuce, leur faire prendre :

Mercurius præcipitatus ruber,
3me dilution, 4 globules.
Eau, 60 grammes.

Une cuillerée à café, matin et soir.

Trois jours après, si le mal ne cède pas, ou qu'une violente démangeaison se produise, on donnera :

Acidum nitri, 6me dilution, 4 globules.
Eau, 60 grammes.

Une cuillerée à café, matin et soir.

Si l'éruption est concentrée autour du frein, on prescrira :

Acidum phosphoricum, 12me dilution, 4 globules.
Eau, 60 grammes.

Une cuillerée à café, matin et soir.

Si l'éruption occupait la face externe du prépuce, on donnerait :

Hepar sulfur, 15me dilution, 4 globules.
Eau, 60 grammes.

Une cuillerée à café, matin et soir.

Si *Hepar* ne suffisait pas, on donnerait de la même manière *Silicea* ; et après, *Sepia*, si *Silicea* ne suffisait pas, mais à la 30me dilution, et aux mêmes doses qu'*Hepar*.

Contre l'*herpès circinnatus*, on prescrira les médicaments recommandés par M. le docteur Teste, qui sont : *Dulcamara, Calcarea carbonica* et *Baryta carbonica*.

Prescription.

Dulcamara, 12me dilution,   6 globules.
Eau,   120 grammes.

Une cuillerée, matin et soir, jusqu'à prise entière de la potion.

(Si l'on traitait de jeunes enfants, on mettrait 4 globules au lieu de 6.)

Si au bout de huit jours une grande amélioration se fait apercevoir, on redonnera encore *Dulcamara* de la même manière ; mais s'il n'y a pas de mieux, on fera prendre :

Calcarea carbonica, 24me dilution,   6 globules.
(4 globules seulement pour les jeunes enfants),
Eau,   120 grammes.

Une cuillerée, matin et soir.

Enfin, si au bout de huit jours encore *Calcarea* n'a pas produit d'amélioration, on prescrira :

Baryta carbonica, 15me dilution,   6 globules.
(4 pour les enfants),
Eau,   120 grammes.

Une cuillerée, matin et soir.

Ce traitement suffit pour détruire cette variété d'*herpès*.

Contre l'*herpès zoster* ou *zôna*, on suivra le traitement recommandé à l'article *zôna*. (Voyez ce mot.)

Contre l'*herpès phlyctènoïde*, si remarquable par ses vésicules rassemblées sur une surface rouge et enflammée de la peau, et disposées en plaques plus ou moins irrégulières, son traitement est le même que celui de l'*herpès labialis*. (Voyez ce mot.)

Quant à l'*herpès iris*, n'ayant aucune expérience pathogénétique à son sujet, je ne saurais préconiser tel ou tel médicament ; seulement je pense qu'on fera bien de le combattre à l'aide de *Sepia* et d'*Asterias rubens*, toutes deux à la 30me dilution ; 6 globules pour 120 grammes d'eau, à la dose d'une cuillerée, tous les matins seulement.

Cet *herpès* est très-rare.

Il est aussi une autre variété d'*herpès*, dont nous n'avons point parlé et qu'on appelle l'*herpès tonsurant*. Il occupe le cuir chevelu, et en tonsure les cheveux par plaques de diverses grandeurs ; ces plaques sont recouvertes de débris pulvérulents ou pellicules grises, semblables à de la farine, du mortier ou du plâtre, ayant une très-légère teinte gris-bleuâtre ; si on brosse, ou si l'on fait tomber ces débris de furfures, on trouve le cuir chevelu tout rugueux et semblable à de la peau de chagrin. Cet *herpès* est excessivement tenace ; il peut durer des années entières ; cependant les cheveux tonsurés par lui ne sont pas détruits complètement ; ils repoussent aussitôt que la guérison a lieu.

Cet *herpès* peut se communiquer par les coiffures ou les peignes dont se servent ceux qui en sont atteints.

On le combat à l'aide de *Sulfur* et *Petroleum*.

Prescription. *

Sulfur, 30me dilution, 6 globules.
Eau alcoolisée, 120 grammes.
Petroleum, 30me dilution, 6 globules.
Eau alcoolisée, 120 grammes.

Une cuillerée, matin et soir, en donnant un jour *Sulfur*, et deux jours après *Petroleum*. On laissera toujours un jour d'action à chaque médicament, c'est-à-dire que le lendemain de la prise du remède on ne donnera rien.

DE L'EXCZÉMA

(*vulgairement Dartre vive.*)

L'*Exczéma* consiste en une éruption de très-petites vésicules réunies en grand nombre, qui, en se déchirant, laissent échapper de la sérosité (ou liquide), tout en produisant une excoriation de la peau et une grande demangeaison que la chaleur du lit exaspère (rend plus vive.)

Il se montre ordinairement aux poignets, aux avant-bras, aux cuisses, aux jambes, et souvent au bas du ventre, où il forme des groupes plus ou moins serrés.

Parmi le vulgaire, on le prend souvent pour la gale, à laquelle il ressemble beaucoup ; seulement il n'est pas compliqué de la présence de l'insecte microscopique qu'on retrouve dans les boutons de la gale, et il n'est pas contagieux.

TRAITEMENT.

Cette éruption excessivement tenace, qui quelquefois disparaît pour revenir peu-après, et dont la demangeaison est des plus insupportables, brave souvent les médicaments de l'école allopathique. Ayant expérimenté contre elle le traitement recommandé par M. le docteur Teste, dans son Traité des maladies des enfants, j'ai pu me convaincre qu'il était des plus rapides dans ses effets, et qu'on pouvait le considérer comme le plus sûr antagoniste de cette affection ; aussi je le reproduis ici ; il m'a rendu de tels services l'an passé, que je ne saurais mieux faire que de le vulgariser.

Deux médicaments en font justice, ce sont : *Ledum palustre* et *Rhus toxicodendron*.

Voici comment on doit les administrer :

Ledum palustre, 15me dilution, 7 globules.
Eau, 120 grammes.

Rhus toxicodendron, 15me dilution, 7 globules.
Eau, 120 grammes.

Alterner ces deux médicaments (un jour l'un, un jour l'autre), à la dose d'une cuillerée, matin et soir.

Au bout de quatre ou cinq jours, l'éruption s'éteindra ; mais, malgré ce, il faudra continuer encore les médicaments pendant une semaine, en se bornant toutefois à n'en prendre qu'une fois par jour au lieu de deux.

AFFECTIONS PUSTULEUSES.

DE L'IMPÉTIGO

(*vulgairement Dartre crustacée.*)

L'*Impétigo* est une éruption de petites pustules réunies ou éparses, qui, en se desséchant, forment des croûtes *demi-transparentes*, qui sont *rugueuses* (raboteuses), très-épaisses, et d'une couleur jaune-verdâtre.

Il présente cinq variétés, qui sont : l'*impétigo figurata*, l'*impétigo rodens*, l'*impétigo sparsa*, l'*impétigo larvalis*, et l'*impétigo granulata*.

Impétigo figurata. Il occupe la face, et spécialement les joues; il se développe plus rarement sur les membres, et encore moins souvent sur le tronc.

Au début, quelques points de la peau deviennent rouges; cette rougeur est accompagnée de chaleur et de demangeaison ; puis apparaissent de petites pustules, qui, au bout de quatre ou cinq jours, se déchirent et laissent échapper un liquide qui se transforme en croûtes jaunes et transparentes, qui adhèrent à la peau, et qui, après leur chute, laissent cette dernière tuméfiée, excoriée ou crevassée ; quelquefois même elles produisent de véritables ulcérations ; alors cet impétigo est dit *impétigo rodens*. Quand l'*impétigo figurata* a son siége aux membres ou au tronc, les plaques sont plus larges, et par conséquent les croûtes sont plus étendues ; leur couleur est presque celle du pain d'épices, et leur persistance est très-grande.

On appelle *impétigo figurata*, celui dont les pustules sont réunies sur une surface de la peau, qui offre une

forme quelconque mais déterminée , c'est-à-dire trian-
gulaire, carrée , ronde ou ovale.

L'*impétigo sparsa* est celui dont les pustules éparses
n'offrent ou n'affectent aucune forme régulière ; il ne
se rencontre guère que sur les membres , surtout aux
jambes, pour lesquelles il semble avoir une prédilection particulière. Il passe plus souvent à l'état chronique que les autres variétés.

L'*impétigo larvalis* (ou masque) est spécial à l'enfance ; c'est ce qu'on appelle vulgairement *gourmes* ou
croûtes de lait. Il occupe le front , les joues et le menton.
Je n'en donnerai pas la description , chacun la connaît
assez.

L'*impétigo granulata* (vulgairement teigne granulée.)
Cette affection se développe sur le cuir chevelu des enfants malpropres ; elle offre des croûtes qui , une fois
sèches , ressemblent à des débris de plâtras ou de mortier grisatre , qui s'agglutinent (s'attachent) aux cheveux et y adhèrent fortement ; la chute des croûtes
entraîne celle des cheveux, mais ces derniers repoussent
assez promptement.

TRAITEMENT.

Contre l'*impétigo figurata* et l'*impétigo sparsa*, j'employais
la prescription suivante :

Rhus toxicodendron, 12ᵐᵉ dilution, 6 globules.
Eau, 90 grammes.

Deux cuillerées le matin, à quatre heures de distance l'une
de l'autre.

Mercurius vivus, 15ᵐᵉ dilution, 6 globules.
Eau, 90 grammes.

Une cuillerée , le soir.
Continuer ainsi jusqu'à cessation du mal.
Plus tard, j'essayai la prescription de M. le docteur Teste;
cette prescription m'a très-bien réussi. On pourra donc faire

l'une ou l'autre, ou toutes deux, si l'on n'obtenait pas tout le succès voulu de l'une d'elles. Voici sa formule :

Dulcamara, 12me dilution, 6 globules.
Eau,   90 grammes.

Deux cuillerées dans la matinée, à six heures d'intervalle. Puis :

Clematis erecta, 15me dilution, 6 globules.
Eau,   90 grammes.

Une seule cuillerée, le soir.
Si la demangeaison était vive, avec douleurs d'élancements, et qu'il y eût une suppuration abondante, on prescrirait, d'après M. Teste :

Silicea, 30me dilution, 7 globules.
Eau,   120 grammes.

Une cuillerée, matin et soir.
Il recommande aussi contre l'*impétigo rodens*, qui occupe le plus souvent le nez : *Copaïvœ bals, Cuprum et Digitalis.*

Prescription.

Copaïvœ bals., 15me dilution, 7 globules.
Eau,   120 grammes.
Une cuillerée, matin et soir.
On prendra cette potion pendant une semaine, puis on administrera pendant une semaine encore celle qui suit :

Cuprum metallicum, 15me dilution, 6 globules.
Eau,   120 grammes.

Une cuillerée, matin et soir.
Enfin, l'on prendra, pendant le même laps de temps :

Digitalis, 15me dilution, 6 globules.
Eau,   120 grammes.

Une cuillerée, matin et soir.
On prescrira contre l'*impétigo larvalis,* ou *croûtes de lait, gale de lait,* les médicaments suivants :
Dulcamara, 30me dilution, 4 globules.
Eau,   90 grammes.

Une cuillerée à café , toutes les quatre heures , pendant le jour seulement.

Si, au bout de trois jours, il n'y a pas d'amélioration , on prescrira :

Viola tricolor, 12me dilution, 4 globules.
Eau, 120 grammes.

Une cuillerée à café , toutes les quatre heures , pendant le jour seulement, et continuer cette potion une semaine de temps, pour cesser alors d'en donner et la laisser agir.

Si, par hasard, *Viola tricolor* n'amenait pas la guérison (ce qui est rare, comme j'ai pu m'en assurer), on donnera :

Sepia, 30me dilution , 4 globules.
Eau, 90 grammes.

Une cuillerée , matin et soir.

Silicea et *Sulfur* peuvent être aussi employés l'un après l'autre, de la même manière que *Sepia*, si elle ne suffisait pas. (M. Teste , *Maladies des enfants.*)

Contre l'*impétigo granulata* ou *teigne granulée*, on fera prendre un médicament encore peu employé, à ce que je sache , contre cette affection, et qui m'a réussi deux ou trois fois dans des cas de *favus* très-rebelles ; ce médicament est *Acidum fluoris.*

Prescription.

Acidum fluoris, 30me dilution, 6 globules.
Eau, 90 grammes.

Une cuillerée à café, matin et soir, pour les enfants ; une cuillerée à bouche pour les adultes.

D'après quelques expériences, je crois que *Silicea* est l'antidote d'*Acidum fluoris.*

Voici maintenant le traitement de M. le docteur Teste contre la même affection :

Dulcamara, 12me dilution , 6 globules.
Eau, 90 grammes.

Une cuillerée à café pour les enfants ; une cuillerée à bouche pour les adultes, de quatre en quatre heures.

Le lendemain on donnera :

Sulfur, 50me dilution, 6 globules.
Eau, 120 grammes.

Une cuillerée à café, matin et soir, pour les enfants.

On alternera ainsi ces deux médicaments, un jour l'un, un jour l'autre.

S'il survenait une forte demangeaison, on alternerait *Viola tricolor* avec *Dulcamara* ou *Sulfur* ; *Viola tricolor* se préparerait comme *Dulcamara*, et se donnerait de la même manière ; ainsi elle remplacerait *Sulfur* ou *Dulcamara*.

Si la teigne granulée atteignait la *nuque* ou *la face*, ou s'il survenait une opthalmie, on prescrirait :

Hepar sulfur, 50me dilution, 4 globules.
Eau, 90 grammes.

Une cuillerée, matin et soir, pour les adultes ; une cuillerée à café, de quatre en quatre heures, le jour seulement, pour les enfants.

Petroleum, 50me dilution, prescrit et pris comme *Hepar sulfur*, agit aussi très-bien contre la teigne granulée, surtout lorsqu'il y a tuméfaction (enflûre) du cuir chevelu.

DE L'ECTHYMA.

L'*Ecthyma* consiste en une éruption de pustules arrondies, d'un volume plus ou moins considérable et de couleur blanche, à cause du pus qu'elles contiennent. Elles présentent une base dure, rouge et enflammée ; lorsqu'au bout de sept ou huit jours elles s'entr'ouvrent, le pus qu'elles laissent échapper se concrète (durcit) sous la forme de croûtes jaunes, vertes ou brunes, qui finissent par s'exfolier (tomber) du douzième au quinzième jour, en laissant une petite tache rougeâtre à la peau.

L'*Ecthyma* occupe le plus souvent les membres, les fesses ou la poitrine ; on peut le rencontrer à l'état aigu ou chronique.

17

Mercurius vivus, 12me ou 15me dilution, 6 globules.
Eau,   90 grammes.

Sulfur, 50me dilution, 6 globules.
Eau,   90 grammes.

Alterner ces deux médicaments (un jour l'un, un jour l'autre), à la dose d'une cuillerée, trois fois par jour (le matin, deux heures après dîner et le soir.)

Si, une fois ces deux potions prises, une grande amélioration ne s'en suit pas, on prescrira :

Rhus toxicodendron, 12me dilution, 6 globules.
Eau,   90 grammes.

Une cuillerée, toutes les quatre heures.

Si les personnes atteintes d'*ecthyma* étaient d'une constitution débile et souffreteuse, qu'elles aient le teint jaunâtre, et surtout si elles habitaient un sol marécageux, qu'elles aient une nourriture presque exclusivement végétale et soient sujettes à la diarrhée, on prescrirait au début l'alternance d'*Arsenicum album* avec *Sulfur*, au lieu de celle de *Mercurius*; les doses et la manière de prendre seraient les mêmes ; ensuite on redonnerait *Rhus*, comme il est dit, s'il en était nécessaire.

AFFECTIONS SPÉCIALES.

DU FAVUS

(vulgairement Teigne.)

Cette maladie, qui occupe le cuir chevelu, se présente sous la forme de croûtes d'un jaune terne ou sale, plus humides au centre qu'à la circonférence, ayant un léger rebord et étant toujours déprimées *en forme de godet ;* elles occupent entièrement le cuir chevelu, ou y sont seulement disséminées.

TRAITEMENT.

Son traitement est celui de l'*impétigo granulé*; (Voyez ce mot, 3ᵐᵉ classe de maladies, inflammation de la peau.)

Il est encore une autre variété de *favus*, appelée *Favus annulaire*. Cette variété offre pour caractère distinctif des croûtes disposées en forme d'anneaux ; et quand bien même plusieurs sont réunies entre elles, on peut déterminer toujours cette forme primitive, ce qui n'existe pas pour le *favus* proprement dit. Son traitement, je le crois, ne doit pas différer de celui de la teigne ci-dessus, et par conséquent de celui de l'*impétigo granulé;* cependant M. le docteur Teste l'a guéri avec *Spigelia*, *Tabacum* et *Ferrum magneticum*. *Spigelia*, 12ᵐᵉ dilution, fut donnée pendant une semaine (6 globules pour six cuillerées d'eau, une cuillerée à café, quatre fois par jour); *Tabacum* fut donné ensuite à la 6ᵐᵉ dilution, pendant une semaine aussi, à la même dose que *Spigelia*; enfin *Ferrum magneticum*, 6ᵐᵉ dilution, fut donné pendant quinze jours (6 globules pour 90 grammes d'eau, une cuillerée, matin et soir.)

DE L'URTICAIRE

(vulgairement *Fièvre ortiée, porcelaine*, etc.)

Elle consiste en une éruption de plaques saillantes et irrégulières, arrondies ou ovales, offrant une teinte plus blanche ou plus rouge que celle de la peau environnante.

Elle s'accompagne de cuisson et de demangeaison.

Ces plaques peuvent avoir de quatre millimètres, à quatre et même cinq centimètres d'étendue ; elles ressemblent aux piqûres d'orties.

Cette éruption peut être précédée de malaise, d'un peu de fièvre, d'inappétence, et quelquefois de nausées et de diarrhée ; elle se manifeste sous deux formes différentes : dans la première, sa durée est de quelques heures ; dans la seconde forme, elle est plus tenace, peut même passer à l'état chronique, et affecte de préférence le bas-ventre et les flancs.

Cette éruption occasionne beaucoup d'agitation chez les enfants.

TRAITEMENT.

D'après le conseil de M. le docteur Teste, on administrera contre la première forme d'*urticaire*, savoir :

Camphora, 5me dilution,   6 globules.
Eau,   120 grammes.

Une cuillerée à café, de quart-d'heure en quart-d'heure.
Contre la seconde forme :

Croton tiglium, 12me dilution,   6 globules.
Eau,   120 grammes.

Une cuillerée à café, d'heure en heure ; puis à mesure que l'éruption pâlit, de trois en trois heures.

Ayant eu occasion d'employer ce traitement, je ne puis qu'en affirmer l'efficacité.

DU LUPUS

(*vulgairement Dartre rongeante, Croûtes serpigineuses.*)

Ce sont des tubercules ou des taches violacées et rougeâtres, qui s'ulcèrent et tendent à détruire en surface et en profondeur les chairs environnantes.

Cette affection siége le plus souvent à la face ; l'ulcération laisse suinter un liquide âcre, qui excorie les parties qui en sont proches, et elle se recouvre de croûtes grisâtres, plus ou moins épaisses.

TRAITEMENT.

Bien des médicaments sont tour-à-tour indiqués dans cette affection ; mais il faut avouer que peu réussissent, bien qu'ils soient on ne peut mieux choisis ; cela tient à ce que cette maladie se lie à une diathèse héréditaire ou acquise, qui demande un traitement interne excessivement long.

Je présenterai, par des considérations particulières, le traitement suivant, qui m'a réussi, et que nul n'a encore prescrit.

Acidum fluoris, 15ᵐᵉ ou 50ᵐᵉ dilution, 6 globules.
(selon le plus ou moins de chronicité),
Eau, 90 grammes.

Une cuillerée à dessert (ou deux cuillerées à café), matin et soir.

Ce médicament achevé, on attendra pendant six jours qu'un effet se produise ; s'il y a amélioration, on le reprendra de la même manière ; s'il n'y en a pas, on prescrira :

Calcarea carbonica, 15ᵐᵉ dilution, 6 globules.
Eau, 120 grammes.

Silicea, 50ᵐᵉ dilution, 6 globules.
Eau, 120 grammes.

Alterner ces deux médicaments (un jour l'un, un jour l'autre), à la dose d'une cuillerée, matin et soir.

Si, malgré ce, l'on n'obtenait pas au bout de huit jours une diminution notable de l'éruption, ou une cessation des progrès de l'ulcération, on prescrira :

Clematis erecta, 15ᵐᵉ dilution, 6 globules.
Eau, 120 grammes.

Une cuillerée à dessert, matin et soir.

Suivant d'autres auteurs, on peut aussi administrer *Arsenicum album*, 50ᵐᵉ dilution, 6 globules pour 120 grammes d'eau, et huit jours après la prise de cette potion, donner *Sepia*, 50ᵐᵉ dilution, de la même manière.

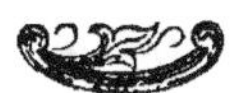

AFFECTIONS BULLEUSES.

DU PEMPHIGUS (*Bulle*), ou POMPHOLIX.

Cette maladie consiste en l'apparition, au bout d'un ou de deux jours de malaise, d'une ou plusieurs bulles, qui peuvent varier de grosseur, depuis celle d'un pois jusqu'à celle d'une noix ; si plusieurs bulles se réunissent, elles n'en forment plus qu'une seule, qui peut acquérir la grosseur d'un œuf.

Ces bulles, rondes et transparentes, contiennent un liquide jaunâtre ou rougeâtre ; au bout de trente-six ou quarante-huit heures, elles se rident, s'affaissent, se déchirent, et laissent échapper le liquide qu'elles contenaient, en formant des croûtes minces, couleur de miel ou fauves, qui, après leur chute, laissent sur la peau une tache de couleur pourpre ou rouge sombre, qui subsiste encore longtemps.

Cette affection peut passer à l'état chronique, et devenir grave chez les sujets affaiblis, à cause des affections viscérales qui la compliquent, telles qu'une diarrhée colliquative qui emporte le malade.

Quelques nouveaux nés sont sujets à cette maladie ; l'éruption occupe surtout chez eux la paume des mains et la plante des pieds.

TRAITEMENT.

Un seul médicament, préconisé par M. le docteur Teste, combat cette affection avec avantage ; c'est le *Rhus toxicodendron.*

Prescription.

Rhus toxicodendron, 12ᵐᵉ dilution,   6 globules.
Eau,   •   90 grammes.

Une cuillerée à café, trois fois par jour pour les enfants ; une cuillerée à bouche, matin et soir, pour les adultes.

DU RUPIA (*ordure.*)

Eruption de bulles isolées et applaties, ayant le volume d'une pièce de un franc environ, et pleines d'un liquide qui devient purulent ou sanguinolent.

Ce liquide, en se desséchant, forme des croûtes noirâtres, épaisses, raboteuses, semblables à des écailles d'huitres, qui, en se détachant, laissent des ulcérarations douloureuses et saignantes, sécrétant souvent une suppuration d'odeur infecte.

Cette maladie attaque surtout les enfants en bas âge et les vieillards.

Nous ne décrirons pas les variétés du *rupia*, nous nous bornerons à en donner le traitement général.

TRAITEMENT.

Arsenicum album, 30ᵐᵉ dilution,   6 globules.
Eau,   120 grammes.
Rhus toxicodendron, 12ᵐᵉ dilution,   6 globules.
Eau,   120 grammes.

Alterner ces deux médicaments (un jour l'un, un jour l'autre), à la dose d'une cuillerée à bouche, matin et soir ; et de trois cuillerées à café par jour pour les enfants.

Si ces deux médicaments n'amenaient nulle amélioration, on prescrira :

Graphites, 30ᵐᵉ dilution,   6 globules.
Eau,   120 grammes.
Ranonculus bulbosus, 10ᵐᵉ dilution,   6 globules.
Eau,   120 grammes.

Alterner ces deux médicaments, et les prendre de la même manière qu'*Arsenicum* et *Rhus*.

Les antidotes de *Ranonculus bulbosus* sont le *Camphre* ou *Rhus toxicodendron*.

AFFECTIONS PAPULEUSES.

DU PRURIGO

(*vulgairement Demangeaison.*)

Inflammation de la peau , consistant en une éruption de *papules* ou petits boutons pleins et solides , conservant la même couleur que la peau ; s'ils sont très-petits et isolés , l'affection est nommée *prurigo mitis ;* si les boutons sont plus nombreux , plus larges , plus saillants , quoique applatis , et s'ils s'accompagnent d'une demangeaison atroce et insupportable , l'éruption prend le nom de *prurigo formicans ;* elle siége surtout au visage , au cou , à la face externe des membres , aux parties et au dos.

DIAGNOSTIC.

On reconnaîtra cette éruption de la gale , à qui elle ressemble , en ce que le prurigo siége sur les membres du côté où est le coude *pour les bras ,* et du côté où est le genou *pour les jambes ;* tandis que la gale a son siége , au contraire , du côté où est le pli du bras , ou *la saignée , pour les membres supérieurs ,* et du côté où est le pli du jarret *pour les jambes.*

En outre , la base des vésicules de la gale offre un petit sillon rose , au fond duquel est l'*acarus ,* tandis que les boutons pleins et solides du *prurigo* n'offrent rien de semblable.

TRAITEMENT.

A l'exemple de **M.** le docteur Teste , je recommanderai le traitement suivant :

Causticum , 30me dilution ,   6 globules.
Eau ,   120 grammes.

Une cuillerée à café, trois fois par jour pour les enfants, et une cuillerée à bouche, matin et soir, pour les adultes.

Ensuite on prescrira :

Mercurius solubilis, 15ᵐᵉ dilution,   6 globules.
Eau,   120 grammes.

Une cuillerée à café, trois fois par jour pour les enfants, et une cuillerée à bouche, matin et soir, pour les adultes.

DU LICHEN.

On connaît plusieurs variétés de cette éruption ; mais nous n'en décrirons que trois, qui sont :

Le *Lichen simple*, consistant en boutons élevés, durs et solides, de la grosseur d'un grain de millet ou de navette, réunis ou entassés en plus ou moins grand nombre, et produisant une vive demangeaison, avec une forte cuisson.

Le *Lichen agrius*, offrant des boutons très-petits et rouges, ainsi que la partie de la peau sur laquelle ils reposent.

Le sommet de ces boutons s'ulcère, et laisse échapper un liquide qui, en se desséchant, forme de petites croûtes jaunes qui tombent, puis sont remplacées par de petites écailles furfuracées, qui se réduisent en farine et se reproduisent sans cesse.

Le *Lichen strofulus* ou le *strofule*, consistant en une éruption de petits boutons rougeâtres ou blanchâtres, durs au toucher, se terminant non par des croûtes ou des ulcérations, mais par une *légère efflorescence* (ou petite poussière blanchâtre.)

Ils siégent à la face et aux membres, sont accompapagnés d'une grande demangeaison, et sont disséminés ou agglomérés sur une partie quelconque.

Les enfants à la mamelle y sont sujets.

TRAITEMENT.

On prescrira contre le *Lichen simple :*

Dulcamara, 12ᵐᵉ ou 15ᵐᵉ dilution, 6 globules.
Eau, 90 grammes.

Sulfur, 30ᵐᵉ dilution, 4 globules.
Eau, 90 grammes.

Alterner ces deux médicaments (un jour l'un, un jour l'autre), à la dose d'une cuillerée à café, trois fois par jour.

Contre le *Lichen agrius*, on fera prendre :

Clematis erecta, 15ᵐᵉ dilution, 6 globules.
Eau, 90 grammes.

Une cuillerée à café, trois fois par jour, pour les enfants ; une cuillerée à bouche, matin et soir, pour les adultes.

Si *Clematis erecta* n'amène ni amélioration ni guérison, on fera prendre le traitement de l'*exczema* (voyez ce mot, troisième classe de maladies, inflammations de la peau.)

On opposera au *Lichen strofulus* ou au *strofule*, les médicaments suivants :

Causticum, 30ᵐᵉ dilution, 6 globules.
Eau, 120 grammes.

Une cuillerée à café, trois fois par jour, pour les enfants.

Si *Causticum* ne produit pas l'effet désiré, on administrera :

Chamomilla, 12ᵐᵉ dilution, 6 globules.
Eau, 90 grammes.

Une cuillerée à café, trois fois par jour, pour les enfants.

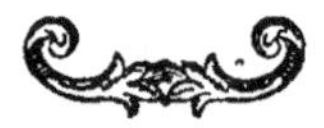

PRODUCTIONS MORBIDES ACCIDENTELLES DE LA PEAU.

AFFECTIONS SQUAMEUSES.

DU PITYRIASIS (*son*)

(*vulgairement Dartre furfuracée ou volante.*)

Dans cette affection, la peau est légèrement rosée, ou même conserve sa couleur naturelle, selon la variété de l'affection ; mais le symptôme caractéristique est la desquamation de l'épiderme (la peau), qui se détache en petites lamelles blanchâtres, semblables à du son ou à de la farine.

Son siége ordinaire est au visage ou au cuir chevelu. Cette maladie de peu d'importance est excessivement tenace et ennuyeuse, surtout lorsqu'elle siége à la tête, où elle brave la plupart des médicaments, hors *Causticum*, et surtout *Cantharis*, qui en est le spécifique, pour ainsi dire.

TRAITEMENT.

Si le *Pityriasis* siége à la face, on donnera *Dulcamara* et *Sulfur*, alternés de la même manière qu'ils sont prescrits contre le *Lichen simple*, la page avant celle-ci.

Si le *Pityriasis* siége à la tête ou au cuir chevelu, on prescrira :

Causticum, 30me dilution, 6 globules.
Eau, 90 grammes.

Une cuillerée à café, matin et soir.

Mais, d'après M. Teste, le meilleur médicament à y opposer est *Cantharis*, qu'on préparera ainsi :

Cantharis, 12me dilution,   5 globules.
Eau,   120 grammes.

Faites dissoudre, en remuant bien le tout; puis mettez une cuillerée à bouche de cette potion dans un verre contenant 120 grammes d'eau, et mélangez bien le tout pour faire prendre une cuillerée à café, matin et soir, de ce second mélange, en le suspendant dès que le malade ressentira de la difficulté ou du brûlement en urinant.

DU PSORIASIS.

Eruption en forme de plaques plus ou moins étendues, saillantes, de figure irrégulière et recouvertes de squames ou écailles minces et sèches, d'un blanc brillant comme du verre filé ou de l'amiante.

Quelquefois la peau est épaisse, rouge, dure et fendillée; elle ressemble alors à une espèce de lèpre.

N'ayant jamais eu occasion encore de traiter cette affection de la peau, je ne puis que conseiller contre elle le médicament recommandé en pareil cas par M. le docteur Teste; ce médicament est *Mercurius solubilis*.

Prescription.

Mercurius solubilis, 15me ou 50me
                          dilution,   6 globules.
Eau,   90 grammes.

Une cuillerée, matin et soir.

Si l'affection se présentait chez des enfants à la mamelle, ce qui est rare, on en ferait prendre trois cuillerées à café par jour.

Naturellement la lèpre entre dans le cadre des affections dont nous parlons ici; mais nous la passerons sous silence, vu qu'elle offre une foule de variétés qui ne serviraient qu'à embarrasser le lecteur, et que, de plus, le traitement qu'il faut varier à l'infini est très-long et très-ennuyeux à décrire.

(Voir, pour ceux qui en désireraient le détail, le Traité des maladies de la peau de M. le docteur Jahr, 1 vol. in-8°, chez Baillière, Jean-Baptiste, rue Hautefeuille, 19, à Paris.)

PRODUITS VÉSICULEUX ACCIDENTELS DE LA PEAU.

DE LA GALE.

Affection de la peau, caractérisée par l'éruption de petites vésicules transparentes, présentant, à côté de bon nombre d'entre elles, un petit sillon ou traînée blanchâtre, où se réfugie l'insecte nommé *Acarus,* qui, dit-on, produit cette affection.

L'éruption se présente entre les doigts ainsi qu'aux poignets, et occupe toujours le côté des bras qui touchent le corps lorsqu'on les laisse pendre naturellement, ainsi que le dedans des cuisses et les plis articulaires des membres.

Chacun sait qu'elle est contagieuse, et qu'une violente demangeaison l'accompagne.

TRAITEMENT.

Je relate ici le traitement recommandé par M. le docteur Teste; il consiste en l'alternation de deux médicaments, qui sont :

Lobelia inflata, 6me dilution,   8 globules.
Eau,   120 grammes.
Croton tiglium, 6me dilution,   8 globules.
Eau,   120 grammes.

Alterner ces deux médicaments (un jour l'un, un jour l'autre), à la dose de trois cuillerées par jour.

Il est indispensable de continuer cette médication pendant au moins encore une semaine, après la disparition des derniers boutons.

Si elle résistait à ce traitement, on prescrirait *Sulfur* et *Mercurius vivus*, 200me dilution, alternés comme les deux médicaments précédents, mais à la dose de deux cuillerées par jour, au lieu de trois ; puis enfin, si *Sulfur* et *Mercurius vivus* ne produisaient rien encore, on ferait prendre :

Clematis erecta, 10me dilution,   6 globules.
Eau,   120 grammes.

Une cuillerée, matin et soir.

Puis, quatre jours après, cette potion achevée, on donnera :

Carbo vegetabilis, 30me dilution,   7 globules.
Eau,   120 grammes.

Une cuillerée, matin et soir.

QUATRIÈME CLASSE

DE MALADIES.

HÉMORRHAGIES.

On entend par *Hémorrhagie* un écoulement du sang hors des vaisseaux qui le contiennent, soit intérieurement, soit extérieurement.

On les divise en plusieurs espèces; mais nous ne parlerons que de deux catégories, qui sont : les *hémorrhagies actives*, c'est-à-dire celles qui surviennent chez un individu fort et vigoureux, qui sont produites par une congestion plus ou moins vive d'un organe quelconque, et qui s'accompagnent d'une forte réaction caractérisée par un état inflammatoire bien prononcé, tel que : chaleur, fièvre, rougeur et turgescence (engorgement); pouls ample, dur; urines rouges ; sang rouge, vermeil, rutilant ; et les *hémorrhagies passives*, qui affectent les sujets pâles, étiolés et affaiblis, arrivent sans réaction aucune, et dont le sang s'échappe lentement et de lui-même ; il est pâle ou noirâtre, et se coagule (se caille) avec difficulté.

Cette dernière espèce d'hémorrhagie est excessivement difficile à arrêter.

On prescrira généralement contre les hémorrhagies actives : *Aconitum, Arnica, Belladonna, Ferrum, Ipéca,*

Phosphorus, etc. ; contre celles passives : *China*, *Arsenicum*, *Carbo vegetabilis*, *Sulfur*, etc.

Elles peuvent être aussi *internes* ou *externes ;* celles internes, si elles sont abondantes, pourront être reconnues en ce que le malade offrira une grande décoloration de la peau, et que le corps se refroidira ; il éprouvera en outre des frissons, des baillements, des sueurs froides ; la respiration se ralentit ; le pouls se déprime et s'accélère ; il y a selles involontaires, mouvements convulsifs, délire, lipothymies (ou perte subite du sentiment et du mouvement, quoique la circulation et la respiration se fassent encore), et des syncopes (sentiment, mouvement, respiration et circulation arrêtés.)

Il est souvent très nécessaire, dans le cours d'une hémorrhagie grave, de ne point chercher à troubler la syncope dans laquelle viendrait à tomber le malade, car l'hémorrhagie cesse souvent pendant sa durée, ce qui est un moyen de salut pour lui.

Nous allons parcourir rapidement les différentes espèces d'hémorrhagies, et décrire le traitement qu'elles réclament.

DE L'ÉPISTAXIS

(*ou saignement du nez.*)

Les symptômes en sont assez connus ; inutile donc de les décrire.

TRAITEMENT SELON LES CAS.

Si l'hémorrhagie provient d'une chûte ou d'un coup, on prescrira :

Arnica, 12me dilution, 6 globules.
Eau, 90 grammes.

Une cuillerée à café, de demi-heure en demi-heure, ou d'heure en heure, selon la gravité du cas.

Si elle se déclare à la suite d'une congestion à la tête, avec céphalalgie, rougeur de la face et des yeux, on prescrira :

Aconitum, 12me dilution,   6 globules.

Eau,   90 grammes.

Une cuillerée à café, comme précédemment.

Si l'hémorrhagie survenait par suite de faiblesse chez un individu pâle et débilité, on donnerait :

China, 5me dilution,   6 globules.

Eau,   90 grammes.

Une cuillerée à café, d'heure en heure, ou même plus souvent, en cas de besoin.

China, 5me dilution,   6 globules.

Eau,   90 grammes.

Carbo vegetabilis, 6me dilution,   6 globules.

Eau,   90 grammes.

Alterner ces deux médicaments à la dose d'une cuillerée à café, de demi-heure en demi-heure, ou d'heure en heure.

Si l'épistaxis survenait à la suite d'une débauche de vin ou d'alcool, ou à la suite d'études forcées ou de veilles prolongées, on prescrirait :

Nux vomica, 15me dilution,   6 globules.

Eau,   90 grammes.

Une cuillerée à café, d'heure en heure.

Si l'hémorrhagie nasale affectait une forme périodique, ou qu'elle fût très-abondante et prolongée, on donnerait contre la forme périodique :

Arnica, 6me ou 12me dilution,   6 globules.

Eau,   90 grammes.

Une cuillerée à café, de quatre en quatre heures.

Si *Arnica* ne remplit pas le but, on prescrira :

Phosphorus, 12me dilution,   6 globules.

Eau,   90 grammes.

Une cuillerée à café, de quatre en quatre heures.

Contre l'abondance et la prolongation, ou le trop de durée de l'hémorrhagie, on donnera :

Arnica 6me ou 12me dilution,   6 globules.

Eau,   90 grammes.

18

Phosphorus, 12ᵐᵉ dilution , 6 globules.
Eau, 90 grammes.

Alterner ces deux médicaments, à la dose d'une cuillerée à café, de demi-heure en demi-heure.

On peut, en même temps , appliquer des compresses d'eau froide sur la nuque.

DE L'HÉMOPTYSIE

(*ou Crachement de sang.*)

SYMPTÔMES.

Toux , avec oppression et rejet par la bouche d'une quantité de sang plus ou moins grande, de couleur vermeille ou noirâtre , mélangé ou non à de la salive. Cet état s'accompagne souvent de frissons , de palpitations et d'un sentiment de chaleur à la poitrine.

L'hémoptysie est toujours un symptôme qui se lie à des lésions graves de la poitrine , et indique souvent une diathèse tuberculeuse ou une prédisposition à la phthisie pulmonaire.

TRAITEMENT.

Si le crachement de sang provenait d'un coup reçu dans la poitrine , ou d'une chute, on donnera :

Arnica, 6ᵐᵉ dilution , 6 globules.
Eau, 90 grammes.

Une cuillerée, matin et soir.

Si elle provenait d'un congestion de sang à la poitrine, qu'il y eût face rouge, tête pesante, grande oppression, battements de cœur , on prescrira :

Aconitum, 12ᵐᵉ dilution , 6 globules.
Eau , 90 grammes.

Une cuillerée à café , de quatre en quatre heures.

Si *Aconitum* ne suffisait pas, on donnerait alors *Arsenicum album* , 10ᵐᵉ dilution , de la même manière qu'*Aconitum*.

Si la toux était convulsive, et qu'elle aggravât l'hémorrhagie; qu'il y eût, en outre, une titillation continuelle à la gorge, on prescrira :

Belladonna, 12me dilution, 6 globules.
Eau, 90 grammes.

Une cuillerée à café, de quatre en quatre heures.

S'il y avait grande faiblesse, avec besoin d'être couché; sueurs froides, vue trouble, frissons avec chaleur, toux violente, avec expectoration d'un sang rouge vif; face pâle, extrémités froides, défaillances, on donnera :

China, 6me dilution, 6 globules.
Eau, 90 grammes.
Carbo vegetabilis, 6me dilution, 6 globules.
Eau, 90 grammes.

Alterner ces deux médicaments (un jour l'un, un jour l'autre), à la dose d'une cuillerée, de quatre en quatre heures.

Si la toux est légère, qu'il y ait peu de sang expectoré et qu'il soit clair et pur ; si le malade est maigre, jaune, qu'il respire difficilement, ressente de la douleur entre les deux épaules, et éprouve une grande fatigue avec besoin de s'étendre souvent sur son lit, on prescrira :

Ferrum metallicum, 15me dilution, 6 globules.
Eau, 90 grammes.

Une cuillerée, trois fois par jour.

Si le crachement de sang survient à la suite d'une suppression des hémorrhoïdes, on prescrira :

Nux vomica, 15me dilution, 6 globules.
Eau, 90 grammes.

Une cuillerée, trois fois par jour.

Si l'hémoptysie survient chez des individus d'un tempérament lymphatique, enclins à la mélancolie et aux larmes ; que le sang rendu soit noir et en caillots, avec frissons, sensation de mollesse ou d'atonie de l'estomac ; ou bien si le crachement de sang survient chez les femmes à la suite de la suppression des règles, on donnera :

Pulsatilla, 12me dilution, 6 globules.
Eau, 90 grammes.

Une cuillerée, trois fois par jour.

Si le crachement de sang se déclare chez des individus de constitution phthisique , chez lesquels on eût à craindre une tuberculisation , on fera prendre :

Sulfur, 15ᵐᵉ dilution,   6 globules.

Eau,   90 grammes.

Une cuillerée à café , trois fois par jour.

On continuera ce médicament tant qu'il sera urgent de le faire , mais en passant toujours , au fur et à mesure , à une dilution plus élevée (jusqu'à la 200ᵐᵉ.)

On prescrira le repos au malade , et il fera usage de boissons froides.

DES HÉMORRHOIDES.

On donne le nom d'*Hémorrhoïdes* à des tumeurs formées par la dilatation des veines du rectum , qui déterminent souvent un écoulement de sang par l'anus , qu'on a nommé *flux hémorrhoïdal.*

Ces tumeurs sont *internes* ou *externes;* les externes occupent le pourtour de l'anus , et les internes ne sont, le plus souvent, qu'un boursoufflement de la muqueuse de la portion inférieure du rectum.

Elles sont fluentes ou non fluentes ; c'est-à-dire qu'elles rendent, ou non, du sang.

Elles ne s'accompagnent ordinairement d'aucun symptôme grave ; seulement les malades éprouvent du ténesme , des douleurs de reins, de la rétention d'urine et des coliques ; si les tumeurs sont volumineuses et obstruent le rectum presque complètement , et si l'acte d'aller à la selle est presque rendu impossible , ou ne se fait qu'avec de grands efforts et de grandes douleurs, alors le ventre se ballonne , des nausées et des vomissements surviennent , et souvent les efforts exigés pour aller à la selle , entraînent au-dehors et les tumeurs et une partie de la muqueuse du rectum (anus), ce qui à la longue peut amener des fistules à l'intestin ou la gangrène des tumeurs ; en outre , il en résulte un suintement blanchâtre des plus incommodes.

TRAITEMENT.

Il est six médicaments , dont la pathogénésie couvre à peu près tous les divers symptômes des hémorrhoïdes ; ce sont : *Nux vomica* , *Sulfur* , *Carbo vegetabilis*, *Chamomilla* , *Lachesis* et *Causticum*.

Si les tumeurs sont volumineuses et bleuâtres , qu'il y ait de violents maux de reins , constipation , douleurs vives et lancinantes , on prescrira :

Carbo vegetabilis, 30ᵐᵉ dilution ,   6 globules.
Eau ,   120 grammes.
Une cuillerée , trois fois par jour.

Si les hémorrhoïdes sont fluentes , avec coliques , envies fréquentes d'aller à la selle ; diarrhée brûlante et jaunâtre ; maux de reins nocturnes , crevasses ou érosions douloureuses à l'anus , on prescrira :

Chamomilla , 12ᵐᵉ dilution ,   6 globules.
Eau ,   90 grammes.
Une cuillerée , trois fois par jour.

S'il se produit un écoulement sanieux , blanchâtre ou purulent par l'anus ; qu'il y eût ulcération ou fistule à l'intestin rectum , on fera prendre :

Causticum, 30ᵐᵉ dilution,   6 globules.
Eau ,   120 grammes.
Une cuillerée , matin et soir.

Outre ces cas , les médicaments principaux contre les hémorrhoïdes fluentes ou non fluentes , internes ou externes , sont :

Nux vomica , 30ᵐᵉ dilution ,   6 globules.
Eau ,   120 grammes.
Sulfur , 30ᵐᵉ dilution ,   6 globules.
Eau ,   120 grammes.

Alterner ces deux médicaments , à la dose d'une cuillerée , matin et soir (un jour l'un , un jour l'autre.)

S'il y a prolapsus (ou chute) du rectum pendant la selle, avec douleurs atroces, élancements, brûlement et douleurs incisives à l'anus, avec coliques violentes, faiblesse extrême, constipation opiniâtre, écoulement de sang ou de mucosités ensanglantées, on prescrira :

Lachesis, 10ᵐᵉ ou 30ᵐᵉ dilution,   6 globules.
Eau,   120 grammes.

Une cuillerée, matin et soir.

Il est rare que l'administration de ces trois derniers médicaments, lorsqu'elle est faite avec entente, n'amène pas la guérison de ces affections, ordinairement si rébelles à tout autre traitement.

Si la gangrène menaçait d'envahir les tumeurs hémorrhoïdales, on prescrirait :

Arsenicum album, 10ᵐᵉ dilution,   6 globules.
Eau,   120 grammes.
Carbo vegetabilis, 15ᵐᵉ dilution,   6 globules.
Eau,   120 grammes.

Alterner ces deux médicaments (un jour l'un, un jour l'autre), à la dose d'une cuillerée à café, de quatre en quatre heures.

Si le sujet était faible par suite de l'abondance du flux hémorrhoïdal, on lui ferait prendre :

China, 6ᵐᵉ dilution,   6 globules.
Eau,   90 grammes.

Une cuillerée, trois fois par jour.

HÉMATURIE

(ou Pissement de sang.)

Excrétion de sang rendu par les voies urinaires, soit en jet continu et sans douleurs, soit avec beaucoup d'efforts, de douleurs, et seulement goutte à goutte.

Il y a ordinairement du malaise, des frissons, un besoin continuel d'uriner, avec douleur obtuse dans les reins, avec chaleur, ou bien pression et douleur dans le bas-ventre.

TRAITEMENT.

Si l'hématurie a pour causes une chute sur les reins ou un coup reçu dans le bas-ventre, on prescrira :

Arnica, 6me ou 30me dilution,   6 globules.

Eau,   90 grammes.

Une cuillerée, toutes les quatre heures.

S'il est produit par l'absorption des cantharides, on fera prendre :

Camphora, teinture mère,   6 gouttes.

Eau,   90 grammes.

Une cuillerée à café, de trois en trois heures.

Si l'hématurie ne se lie à aucune cause appréciable, on aura égard aux symptómes locaux. Ainsi, s'il y a brûlement dans l'urètre, avec élancements ; urine brûlante, rendue goutte à goutte, avec sensation d'un fer rouge qui passerait dans le canal de la vessie ; ténesme ou besoin continuel d'uriner sans pouvoir le satisfaire, on prescrira (surtout si la gravelle est la cause du mal) :

Cantharis, 15me dilution,   4 globules.

Eau,   90 grammes.

Une cuillerée à café, de trois en trois heures.

Si les mêmes symptómes décrits sont peu intenses, que l'urine soit trouble, rougeâtre ou purulente, que son jet au sortir de la vessie soit éparpillé, et qu'il y ait douleur brûlante dans le canal de l'urètre avant et après l'émission de l'urine, on prescrira :

Cannabis sativa, 6me dilution,   6 globules.

Eau,   90 grammes.

Une cuillerée à café, de trois en trois heures.

Si, l'émission du sang cessant, les douleurs et la difficulté d'uriner persistent, on prescrira :

Chez les personnes blondes, lymphatiques, d'un caractère doux ou mélancolique :

Pulsatilla, 10ᵐᵉ dilution,   6 globules.
Eau,   90 grammes.

Une cuillerée, matin et soir.

Chez les personnes brunes, irritables et colériques, sujettes à la constipation, on donnera :

Nux vomica, 10ᵐᵉ dilution,   6 globules.
Eau,   90 grammes.

Une cuillerée à café, de quatre en quatre heures.

Si le sang rendu par le canal de l'urètre est vermeil, et
que la douleur ne consiste qu'en un peu de brûlement, on
prescrira :

Ipeca, 12ᵐᵉ dilution, 6 globules.
Eau,   90 grammes.

Une cuillerée, matin et soir.

APOPLEXIE

(ou *Hémorrhagie cérébrale.*)

Epanchement de sang plus ou moins considérable
dans le cerveau, produisant subitement la suspension
plus ou moins complète de l'intelligence, du sentiment
et du mouvement, dans une ou plusieurs parties du corps.
Cette affection est précédée quelquefois de vertiges,
éblouissement, pesanteur de tête, etc.

TRAITEMENT.

Elle exige la présence du médecin ; seulement, si on est
trop éloigné pour avoir du secours, ou s'il ne s'en trouve pas
dans la localité, on administrera en attendant les médicaments désignés d'après les symptômes suivants :

On aura recours à *Belladonna*, 12ᵐᵉ dilution, s'il y a chez
le malade une partie des symptômes suivants : coma somno-
lent, ou sommeil profond, avec immobilité, froid de tout le
corps, face pâle, ou bien face rouge, écarlate ou bleuâtre et

bouffie, avec turgescence (gonflement) des carotides (artères du col); chaleur sèche et brûlante; pouls fort, accéléré, ou lent et dur; perte de connaissance ou stupeur; yeux
rouges et brillants, fixes, ou convulsés, ou étincelants; pu-
piles dilatées, ou contractées et immobiles; obscurcissement
de la vue; bourdonnements dans les oreilles; tremblement ou
paralysie de la langue, avec parole difficile ou impossible;
bouche tordue ou tirée de côté; déglutition impossible ou
très pénible; oppression; difficulté de respirer, ou respiration
accélérée; convulsions des membres et de la face; paralysie
semi-latérale des membres, surtout du bras et de la jambe
droite.

Prescription.

Belladonna, 12ᵐᵉ dilution,   6 globules.
Eau,   90 grammes.

Une cuillerée à café, de quart-d'heure en quart-d'heure,
ou de demi-heure en demi-heure, selon la gravité du cas.

On donnera *Opium*, 6ᵐᵉ dilution, si le malade présente ou
l'ensemble, ou seulement quelques-uns des symptômes suivants : stupeur, pesanteur de la tête, regard fixe, yeux
rouges et convulsés, somnolence comateuse, avec bouche ouverte et ronflement; face rouge ou pâle, chaude et bouffie;
mâchoire pendante; respiration stertoreuse ou ronflante,
lente, difficile ou intermittente; pouls lent ou presque nul;
mouvements convulsifs et tremblement des bras, des jambes,
des coins de la bouche ou des muscles de la face, ou-bien
raideur tétanique du corps, avec tête couverte de sueur;
pupilles insensibles et dilatées, avec écume à la bouche.

On administrera *Nux vomica*, s'il y a : visage d'un jaune
pâle, alternant avec chaleur et rougeur; serrement convulsif des mâchoires, ou mâchoire inférieure relâchée et pendante; assoupissement, avec ronflement et écoulement d'une
salive aqueuse; yeux ternes, ou excessivement sensibles à la
lumière; pouls nul, ou plein et vite; difficulté de parler, ou
perte de la parole par suite de paralysie ou de pesanteur de
la langue; hoquet violent, avec resserrement et oppression
de la poitrine; respiration très lente; constipation tenace;

ténesme vésical (ou envie inutile d'uriner) ; torpeur et immobilité des membres supérieurs ; paralysie des jambes.

On administrera *Arnica*, s'il y a : tête et face chaudes, avec fraîcheur dans le reste du corps ; yeux rouges , pupilles contractées ; battements ou élancements dans les oreilles ; épistaxis (saignement du nez) avec visage pâle ; langue sèche ; respiration courte et précipitée ; douleurs d'écrasement dans la poitrine, avec points douloureux au cœur ; douleur de courbature , avec fourmillements aux bras , aux mains , aux jambes et aux pieds ; constipation, ou selles de matières non digérées ; émission involontaire d'une urine rouge ou brune , avec sédiment de même couleur , ou bien rétention d'urine.

On administrera *Pulsatilla*, s'il y a : profond assoupissement et perte de connaissance, avec face bouffie d'un rouge bleuâtre ; violent battement de cœur ; perte du mouvement ; perte de la vue par suite d'obscurcissement des yeux ; pouls à peine sensible ; respiration râlante ; hoquet, vomissements verdâtres , diarrhée ; émission involontaire d'urines rouges ou sanguinolentes ; resserrement du larynx ou de la poitrine ; engourdissement des mains , des pieds et des orteils, avec douleurs dans les bras et les talons; tremblement des membres.

(Voyez ensuite *coup de sang* , et compulsez les détails qui pourraient aider au traitement.)

Physionomie des médicaments pour leur application.

Nous donnons ici cet aperçu , mais d'une manière générale, en recommandant toujours de se conformer strictement à l'ensemble des symptômes du malade pour leur choix ; ce sont des jalons secondaires qui complètent une certitude, lorsqu'ils concordent avec la physionomie du malade et ses symptômes pathologiques (ou de la maladie.)

Aconitum convient aux tempéraments pléthoriques , chez lesquels il y a orgasme ou surabondance vitale des organes , avec pléthore générale (ou surabondance de sang), caractérisés par une face rouge, bouffie, yeux rouges, pouls fort , plein et accéléré.

Belladonna convient aux sujets pléthoriques et replets, à la tête volumineuse, avec surabondance des chairs, portés au sommeil, avec répugnance pour le mouvement, et système nerveux surexcité facilement.

Chamomilla convient surtout aux femmes en couches et aux jeunes enfants ; elle correspond aux troubles du système nerveux et à l'exaltation produite par une sensibilité exagérée à la douleur, à laquelle succède une dépression considérable de la force vitale.

Nux vomica convient aux individus vifs, colériques et sanguins, ayant les yeux et les cheveux noirs, le teint pâle ou coloré, maigres, faibles et épuisés, prédisposés aux hémorroïdes, à la constipation et à l'hypocondrie ; il convient aussi à ceux qui font abus de boissons alcooliques.

Bryonia s'adapte aux personnes d'une constitution nerveuse ou sèche, maigre ou bilieuse, d'un tempérament colérique, teint brun, yeux et cheveux bruns ou noirs.

Rhus convient aux individus épuisés par des saignées répétées, et sujets aux inflammations érysipélateuses ou rhumatismales.

Coffea convient aux personnes très-impressionnables, sujettes à une surexcitation nerveuse exagérée, passant brusquement des pleurs aux rires, avec vivacité brusque dans la parole et les gestes, et prédisposées aux convulsions.

Ignatia convient aux individus sensibles, mélancoliques, ou hystériques, d'un tempérament nerveux, enclins à concentrer en eux-mêmes leurs chagrins, ayant la face pâle et des urines claires et abondantes.

Pulsatilla convient surtout aux femmes et aux filles d'un caractère doux, portées à plaisanter, et ayant le rire ou les pleurs faciles, avec une physionomie douce, des yeux bleus et des cheveux blonds, un tempérament froid ou phlegmatique, la face pâle, prédisposées à des fluxions, des battements de cœur et des céphalalgies (ou migraines) semi-latérales.

Opium convient aux vieillards, chez lesquels il y a une espèce d'atonie nerveuse, ou absence de réaction de la force vitale contre les médicaments qu'on administre.

Ipécacuhana convient aux personnes de tempérament sensuel, à peau blanche, cheveux blonds, face pâle et bouffie, prédisposées aux indigestions, aux nausées ou vomissements, et au dégoût des aliments.

Mercurius convient aux individus leucophlegmatiques, d'un tempérament lymphatique et d'une nutrition maladive, prédisposés aux refroidissements et à l'engorgement des ganglions sous-maxillaires.

Arnica convient aux personnes sanguines, à face rouge, ou aux individus épuisés, au visage pâle ou jaunâtre : il convient surtout à la suite des lésions mécaniques (ou blessures) du crâne.

Sulfur convient surtout aux personnes lymphatiques, prédisposées aux dartres, éruptions à la peau, ou aux engorgements des glandes ; il s'adapte aussi aux constitutions épuisées et maladives, sujettes aux sueurs nocturnes, à la toux et aux tubercules pulmonaires.

China convient aux personnes de constitution leucophlegmatique, épuisées par des pertes récentes ou chroniques d'humeurs. (Sang, pus, etc.)

APOPLEXIE PULMONAIRE

(congestion de sang aux poumons.)

Elles peuvent être *actives* ou *passives ;* dans le premier cas, elles proviennent d'un surcroît d'activité ou d'énergie des organes pulmonaires et de la circulation ; dans le second, au contraire, elles proviennent de la faiblesse ou du relâchement de ces mêmes organes.

Dans bien des cas, l'apoplexie pulmonaire est latente, et ne se révèle au-dehors par aucun symptôme ; cependant si elle est intense, on observe de l'oppression, de la dyspnée (difficulté de respirer), de l'étouffement ; il y a douleurs sourdes ou vives dans la poitrine, et toux, avec rejet par la bouche d'un sang noirâtre.

TRAITEMENT.

Chez les individus âgés, ou pâles, faibles et épuisés, on prescrira :

China, 12me ou 15me dilution, 6 globules.
Eau,   90 grammes.

Phosphorus, 12me ou 15me dilution, 6 globules.
Eau,   90 grammes.

Alterner ces deux médicaments, à la dose d'une cuillerée, matin et soir (un jour l'un , un jour l'autre.)

Si le cas était grave, on donnerait ces médicaments à la dose de trois cuillerées par jour.

Si ces deux médicaments ne produisaient pas tout l'effet désiré, on donnera douze heures après :

Ipécacuhana, 6me ou 12me dilution, 6 globules.
Eau,   90 grammes.

Une cuillerée, matin et soir.

Chez les individus vigoureux ou pléthoriques, on prescrira :

Aconitum, 12me dilution, 6 globules.
Eau,   90 grammes.

Une cuillerée, matin et soir, ou trois cuillerées par jour, si le cas était plus grave.

Si *Aconit* n'agit pas suffisamment, on redonnera :

Belladonna, 12me dilution, 6 globules.
Eau,   90 grammes.

Une cuillerée à dessert , trois fois par jour.

Chez les sujets *psoriques* (sujets aux dartres, abcès ou éruptions quelconques), on fera bien d'administrer une dose de *Sulfur*, 5 globules, 30me dilution, dans une cuillerée d'eau, à la fin du traitement, ou même, si l'affection résistait aux médicaments désignés, ou s'il en restait quelque trace.

DU SCORBUT.

SYMPTÔMES.

Le *Scorbut* est une maladie caractérisée par la tuméfaction des gencives, qui deviennent fongueuses ou mollasses, bleuâtres et saignantes ; l'haleine est infecte ; la peau, sur divers points, se recouvre de taches noires ou jaunes, et des tumeurs sanguines se dessinent sur le trajet de quelques muscles.

Si le sujet a été atteint d'anciennes blessures, elles se r'ouvrent et donnent lieu à des hémorrhagies ; ces dernières ont également lieu par les muqueuses, et le sang qu'elles exhalent est noirâtre.

Les dents se déchaussent et les os se carient ; l'urine devient rare, les selles sont fétides, la faiblesse extrême ; il survient des diarrhées sanguinolentes, des lipothymies, et même des syncopes (défaillances.)

Cette maladie est grave, à cause des hémorrhagies répétées qu'elle occasionne, et des syncopes souvent mortelles qui en sont la suite.

Le scorbut règne surtout à bord des vaisseaux et dans les camps ; la misère, l'insuffisance des aliments, les viandes fumées et salées, l'humidité, etc., sont ordinairement les causes du scorbut, et y prédisposent.

TRAITEMENT.

On donnera, au début de la maladie :

Carbo vegetabilis, 15ᵐᵉ dilution, 6 globules.
Eau, 90 grammes.

Une cuillérée, trois fois par jour.

Si la maladie résiste à ce médicament, ou bien si le mal avait déja fait des progrès, lorsqu'on a commencé le traitement, on prescrira :

Lachesis, 50ᵐᵉ dilution, 6 globules.
Eau, 90 grammes.

Mercurius vivus, 15ᵐᵉ dilution, 6 globules.
Eau, 90 grammes.

Alterner ces deux médicaments (un jour l'un, un jour l'autre), à la dose d'une cuillerée à dessert, trois fois par jour.

S'il survenait une hémorrhagie buccale, on prescrirait :

Belladonna, 12ᵐᵉ dilution, 6 globules.
Eau, 90 grammes.

Une cuillerée à café, d'heure en heure, ou de deux en deux heures.

Carbo vegetabilis est d'un grand secours contre les affections scorbutiques ; mais les deux médicaments les plus puissants dont nul jusqu'ici (à ce que je sache), n'a recommandé l'emploi contre cette maladie, sont *Lachesis* et *Mercurius vivus ;* ils conviennent à presque toutes les périodes du mal, et m'ont réussi plus que tous ceux qu'on a préconisés en pareil cas.

Si l'affection scorbutique se compliquait de symptômes adynamiques (prostration des forces), on prescrirait :

Rhus toxicodendron, 12ᵐᵉ dilution, 6 globules.
Eau, 90 grammes.

Une cuillerée, de quatre en quatre heures.

Si des symptômes ataxiques (délire, etc.), survenaient, on donnerait :

Belladonna, 12ᵐᵉ dilution, 6 globules.
Eau, 90 grammes.

Une cuillerée à café, de deux en deux heures, jusqu'à cessation du délire.

Pendant la convalescence, s'il y a grande faiblesse, on donnera :

China, 12ᵐᵉ dilution, 6 globules.
Eau, 90 grammes.

Une cuillerée, matin et soir.

Si, la guérison achevée, il reste dans la bouche des excoriations douloureuses, on prescrira :

Acidum muriaticum, 15me dilution, 6 globules.
Eau, 90 grammes.

Une cuillerée, matin et soir.

En outre, il faudra que le malade respire un air pur et sec, qu'il ait de bons vêtements chauds et des aliments sains, tirés du règne végétal et animal ; la mélancolie doit être aussi combattue chez lui. On tâchera donc de l'égayer par des moyens appropriés à cette fin, tels que : musique, chants, récits, etc., etc.

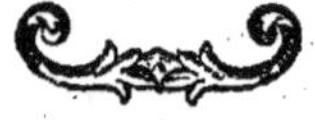

CINQUIÈME CLASSE

DE MALADIES.

SÉCRÉTIONS MORBIDES SÉREUSES.

On désigne sous ce nom, les affections causées par l'augmentation d'un fluide naturel ou la sécrétion d'un fluide accidentel.

Si le produit sécrété s'écoule au-dehors, on dit qu'il y a *flux*; si, au contraire, il reste dans les endroits même où il a été sécrété, on dit qu'il y a *collection* ou *épanchement*.

Ces sécrétions morbides comprennent : l'*Hydropisie*, qui se divise en *Anasarque*, *Ascite*, *Hydrothorax* et *OEdème*; l'*Hydrocéphale*, le *Choléra*, la *Bronchorée* ou *Catarrhe pituiteux*; la *Diarrhée catarrhale*, la *Leucorrhée*, l'*Ephidrose*, la *Sialorrhée*, la *Polyurie*, la *Galactorrhée*, la *Spermatorrhée*, le *Catarrhe vésical*, les *Coliques venteuses*, les *Renvois*, les *Borborygmes*, etc.

DES HYDROPISIES.

DE L'ANASARQUE

(signifie autour de la chair.)

L'*Anasarque* est une infiltration de sérosité dans les mailles du tissu cellulaire (vulgairement entre cuir et chair). Chez les malades atteints de cette affection, la peau est pâle et le corps présente un gonflement indo-lent (sans douleur), qui cède sous le doigt et en conserve plus ou moins l'empreinte comme une cire molle, surtout aux jambes.

Il y a en outre de la faiblesse, de la soif, et, à une période plus avancée, de la diarrhée ; de plus, la sécrétion urinaire est presque nulle.

Elle survient souvent à la suite d'un refroidissement, d'une fièvre intermittente chronique ou éruptive, d'un état cachectique, d'une affection du cœur ou d'une altération des reins (maladie de Bright) ; mais il est souvent très-difficile de constater la cause qui l'a produite.

TRAITEMENT.

En général, deux médicaments combattent cette affection ; ce sont : *Arsenicum Album* et *China*, alternés.

Prescription.

Arsenicum album, 10me dilution, 6 globules.
Eau, 90 grammes.

China, 12me dilution, 6 globules.
Eau, 90 grammes.

Alterner ces deux médicaments (un jour l'un, un jour l'autre), à la dose d'une forte cuillerée à café, toutes les trois heures.

Si ces deux médicaments n'amenaient pas un changement favorable dans l'état du malade, on prescrirait :

Digitalis purpurea, 15me dilution, 6 globules.
Eau, 90 grammes.

Squilla maritima, 15me dilution, 6 globules.
Eau, 90 grammes.

Les administrer comme *Arsenicum* et *China*.

Si l'anasarque provenait d'une grande faiblesse par suite

de pertes débilitantes de sang ou d'humeurs , ou bien se liait à un état cachectique, on prescrirait :

China, 12ᵐᵉ dilution, 6 globules.
Eau,   90 grammes

Une cuillerée, matin et soir.

Si elle se liait à un appauvrissement du sang (*voyez chlorose*, 5ᵐᵉ classe de maladies, page 87), on ferait prendre :

Ferrum metallicum, 15ᵐᵉ dilution, 6 globules.
Eau,   90 grammes.

Une cuillerée, matin et soir.

Si l'hydropisie était aiguë, soit qu'elle constitue une ascite ou un hydrothorax, et qu'il y eût grande faiblesse, envie de dormir continuelle, douleurs dans les membres, avec fièvre, diarrhée et urine presque supprimée, on pourra prescrire :

Helleborus niger, 12ᵐᵉ dilution, 6 globules.
Eau,   90 grammes.

Une cuillerée, matin et soir.

Si l'hydropisie est générale, et que les autres médicaments cités n'aient pu la combattre, on prescrira :

Prunus spinosa, 10ᵐᵉ dilution, 6 globules.
Eau,   90 grammes.

Une cuillerée , trois fois par jour.

DE L'OEDÈME.

L'*OEdème* ne diffère de l'anasarque, que parce que l'infiltration , au lieu d'être générale comme dans cette dernière, est limitée à une partie du corps , soit le cou, la face , les bras , la moitié du tronc, etc.; mais le plus souvent il est presque toujours borné aux jambes.

TRAITEMENT.

Le même que celui de l'anasarque.

DE L'HYDROTHORAX

(ou *Hydropisie de poitrine*.)

SYMPTÔMES.

Douleur à peu près nulle; difficulté extrême de respirer, avec grande oppression; pouls petit et fréquent; face violette; œdème ou enflûre des jambes et des pieds; bruits anormaux du cœur à l'auscultation; fluctuation perçue en secouant le tronc.

TRAITEMENT.

Les médicaments qui ont presque toujours le mieux correspondu aux symptômes, et dont j'ai eu le plus à me louer, sont : *Arsenicum, Lachesis* et *Spigelia :* mais c'est sur ces deux premiers surtout qu'on doit le plus compter.

Prescription.

Arsenicum album, 10me dilution, 6 globules.
Eau, 90 grammes.

Lachesis, 30me dilution, 6 globules.
Eau, 90 grammes.

Alterner ces deux médicaments (un jour l'un, un jour l'autre), à la dose d'une cuillerée, matin et soir.

S'il y avait menace de suffocation au moindre mouvement, avec lancinations dans la poitrine; ondulations ou battements de cœur très-violents, avec élancements dans cette région; battements du pouls ne correspondant pas avec ceux du cœur, on prescrirait :

Spigelia, 15me dilution, 6 globules.
Eau, 90 grammes.

Une cuillerée, matin et soir.

Si *Spigelia* ne produit pas l'effet qu'on en attend, ou ne

complète pas l'amélioration, on donnera *Arsenicum* et *Lachesis*, comme il est dit plus haut.

DE L'ASCITE

(*ou Hydropisie du ventre.*)

L'*Ascite* est une accumulation de sérosité dans la cavité du péritoine (ventre), qui en produit la tuméfaction d'une manière uniforme; il y a matité du son et fluctuation perçue par la percussion. Les symptômes généraux sont ceux de l'anasarque, et le traitement en est le même.

DE L'HYDROCÉPHALE.

L'*Hydrocéphale* est l'augmentation uniforme du volume de la tête chez les enfants , soit plusieurs mois, soit plusieurs années après la naissance.

TRAITEMENT.

On donnera d'abord les deux médicaments suivants :

Calcarea carbonica , 30me dilution , 4 globules.
Eau, 120 grammes.

Sulfur, 30me dilution , 4 globules.
Eau , 120 grammes.

Alterner ces deux médicaments (un jour l'un, un jour l'autre), à la dose d'une cuillerée, tous les matins, ou d'une demi-cuillerée, matin et soir.

Si ces deux médicaments n'amènent pas d'amélioration , on donnera à l'enfant le traitement de la scrofule. (*Voyez* 8me *classe de maladies.*)

DU CHOLÉRA

(vulgairement Trousse galant.)

On en distingue deux variétés, savoir : le *Choléra sporadique* ou *européen*, et le *Choléra asiatique* ou *épidémique*.

SYMPTÔMES.

Chacun connaît les symptômes de ce terrible pourvoyeur de la mort, qui, emporté des bords du Gange jusqu'ici par le souffle de la colère de Dieu, est venu s'abattre parmi nous, en marquant son passage par une longue traînée de cadavres bleuâtres et défigurés ; aussi nous ne les décrirons pas ; nous nous bornerons à donner le traitement sûr et certain du choléra. Le voici :

Prescription.

Si, en temps d'épidémie, on éprouve, savoir : lassitude extrême, malaise, angoisse, physionomie triste et abattue, face pâle et froide ; ralentissement du pouls, avec refroidissement partiel ou général ; vertiges, avec tintement dans les oreilles ; brûlement au creux de l'estomac, avec sensibilité au toucher ; légères crampes dans les mollets ou d'autres muscles ; engourdissement des doigts, absence de vomissements et de diarrhée, moral triste et inquiétude vague.

Ces symptômes annonçant souvent l'invasion cholérique, on fera coucher le malade dans un lit bien chaud, et on lui fera prendre :

Esprit de Camphre de Hahnemann, 2 gouttes, sur un bout de sucre ou dans une cuillerée d'eau.

Répétez cette dose toutes les cinq minutes, jusqu'à ce que la chaleur revienne, et qu'une sueur générale se déclare, ce qui arrive, au plus tard, à la 6me dose.

Le choléra attaqué ainsi à son début, est anéanti sûrement

et complètement ; mais il faut agir promptement, parce que cette période d'invasion est très-courte et rapide, et qu'une fois les vomissements et la diarrhée survenus, l'esprit de camphre n'est plus spécifique, et ne peut plus rien contre la maladie.

Si les vomissements sont plus fréquents que la diarrhée, on ordonnera :

Ipecacuhana, 6me dilution, 10 globules.
Eau, 90 grammes.

Une cuillerée, de demi-heure en demi-heure, en reculant l'intervalle des doses lorsque le mieux se fera sentir.

S'il y a peu de vomissements, mais des coliques vives, avec diarrhée blanchâtre, on prescrira :

Phosphori acidum, 6me dilution, 8 globules.
Eau, 90 grammes.

Une cuillerée, d'heure en heure, et eau fraiche pour boisson, donnée seulement par petites cuillerées à café, de demi-heure en demi-heure, dans l'intervalle des doses.

Si la voix devient rauque ou affaiblie, avec amaigrissement et faiblesse excessives, yeux caves, froid glacial du corps, surtout des pieds, des mains, de la face et de la langue ; sueur froide et poisseuse ; vomissements et diarrhée verdâtres ou blanchâtres, semblables à de l'eau de riz ; pouls peu sensible, respiration embarrassée ; dans ce cas, on prescrira :

Veratrum album, 5me dilution, 10 globules.
Eau, 120 grammes.

Une cuillerée, de dix en dix minutes, puis de demi-heure en demi-heure, si le mieux se produit.

S'il survient des crampes fréquentes et très-douloureuses, on fera prendre :

Cuprum metallicum, 15me dilution, 10 globules.
Eau, 120 grammes.

Une cuillerée, d'heure en heure, et l'alternant avec *Veratrum* (une fois de l'un, une fois de l'autre), on reculera l'intervalle des doses au fur et à mesure que le malade ira mieux, et dès que les crampes auront cessé, on donnera *Veratrum* seul.

Si, au froid de tout le corps, aux vomissements et à la diarrhée, pour lesquels on a donné *Veratrum*, il se joint une grande agitation qui porte le malade à remuer sans cesse, à se découvrir, et même à sortir du lit ; si en outre il se plaint d'une brûlure au creux de l'estomac, comme s'il y avait un charbon allumé ; qu'il ait une grande angoisse, avec crainte de la mort, on cessera tout médicament provisoirement pour donner :

Arsenicum album, 6ᵐᵉ dilution,   6 globules.
Eau,   90 grammes.

Une cuillerée, de demi-heure en demi-heure, jusqu'à ce que le mieux arrive, et reculer alors l'intervalle des doses d'autant, pour les cesser graduellement.

Si le corps devient ou est bleuâtre et froid comme glacé ; si le globe de l'œil, dont on ne voit plus que la cornée opaque (le blanc), est pâle et renfoncé dans l'orbite, avec voix éteinte ; oppression extrême, respiration lente, difficile ; haleine froide et absence de pouls, on prescrira, dans ce cas extrême :

Carbo vegetabilis, 6ᵐᵉ dilution,   10 globules.
Eau,   120 grammes.

Une cuillerée, de dix en dix minutes.

Si, après une heure environ d'attente, il reste sans effet, on donnera :

Acidum hydrocianicum, 5ᵐᵉ dilution, 5 globules à la fois, dans une cuillerée à café d'eau, de quart en quart d'heure.

Si, chez les vieillards ou chez les sujets faibles et épuisés, on remarque que la tête est embarrassée et étourdie comme dans l'ivresse ; si les sens sont émoussés, surtout l'ouïe ; s'il y a découragement et préoccupation continuelle de la mort, on prescrira :

Secale cornutum, 12ᵐᵉ dilution,   10 globules.
Eau,   120 grammes.

Une cuillerée, de dix en dix minutes ; puis, de demi-heure

en demi-heure, dès que le mieux arrivera ; et enfin d'heure en heure.

Si, le vomissement étant appaisé totalement ou en partie, les selles restaient toujours blanches et ne se coloraient pas en jaune ou en vert, on donnerait aussi *Secale cornutum*, même prescription que celle qui précède ; seulement on en ferait prendre une cuillerée d'heure en heure.

Si les vomissements, la diarrhée, le froid, les crampes et la cyanose (couleur bleuâtre de la peau) ayant disparu, il survenait chez le malade : expression d'imbécillité de la face, regard stupide et étonné, langue rouge, sèche et râpeuse, ou noirâtre et croûteuse ; stupeur ou hébétude ; réponses nulles, ou lentes et difficiles aux questions qu'on lui adresse ; constipation ; dans ce cas, qui indique une réaction avec symptômes typhoïques, on prescrira :

Bryonia, 12me dilution,   6 globules.
Eau,   90 grammes.

Une cuillerée, toutes les quatre heures.

Si, au contraire, il y avait délire et grande agitation, cris ou visions imaginaires, paroles incohérentes, yeux brillants, on donnerait alors :

Belladonna, 12me dilution,   6 globules.
Eau,   90 grammes.

Une cuillerée, toutes les deux heures, en reculant l'intervalle des doses au fur et à mesure que le délire cessera.

Enfin, si au lieu d'offrir les deux états précédents, le malade présentait les symptômes suivants : chaleur sèche de la peau, grande soif, pouls dur, fréquent, mal de tête, yeux vifs, très-sensibles à la lumière ; lèvres rouges et brûlantes, langue rouge, respiration accélérée ou oppression, dans ce cas on donnera :

Aconitum, 12me dilution,   6 globules.
Eau,   90 grammes.

Une cuillerée, de deux en-deux heures, jusqu'à cessation des symptômes décrits.

L'un ou l'autre de ces trois états ne se présente jamais qu'après la cessation de tous les symptômes cholériques.

Pendant toute la durée des symptômes du choléra, on fera prendre de petits fragments de glace au malade, mais peu à la fois, et pas trop souvent.

Contre la grande faiblesse du malade lors de la convalescence, on ordonnera :

China, 12ᵐᵉ dilution, 6 globules.
Eau, 90 grammes.

Une cuillerée, matin et soir.

Donner, aussitôt que la convalescence se déclarera, de bons potages au malade, mais peu à peu et avec précaution, jusqu'à ce qu'enfin il reprenne graduellement ses habitudes d'autrefois.

Tel est le traitement succinct, mais *sûr* et *certain*, du choléra ; que les médecins de bonne foi l'essaient, et ils en reconnaîtront l'efficacité. Non-seulement l'homœopathie trouve dans son immense arsenal médical des armes qui la rendent victorieuse du choléra, ce qui est déjà un droit à l'admiration et à la reconnaissance des peuples ; mais elle sait en prévenir le développement, et seule elle en a créé la prophylaxie.

Ainsi, il est de toute vérité (et les faits sont là pour le prouver), que le traitement prophylactique suivant préserve du choléra ceux qui en font usage ; j'en parle par l'expérience d'autrui et par la mienne propre.

TRAITEMENT PROPHYLACTIQUE DU CHOLÉRA (OU PRÉSERVATIF).

Trois médicaments agissent comme préservatifs du choléra ; ce sont : *Veratrum*, *Cuprum* et *Arsenicum ;* on les prendra tous les trois jours, dans l'ordre et de la manière suivante :

Veratrum, 3ᵐᵉ dilution, 3 globules, à prendre, fondus à froid dans une cuillerée d'eau, ou à sec sur la langue, le matin à jeun, deux heures avant de manger.

Trois jours après on prendra : *Cuprum metallicum*, 6ᵐᵉ dilution, 3 globules dans une cuillerée d'eau, ou à sec sur la langue, le matin, comme *Veratrum*.

Trois jours après, prendre : *Arsenicum album*, 6ᵐᵉ dilution, 3 globules dans une cuillerée d'eau, ou à sec sur la langue, le matin à jeun, comme les deux précédents.

Enfin, trois jours après, on reprendra *Veratrum*, pour

continuer de même, de trois en trois jours, durant toute la durée de l'épidémie.

Il est bien entendu qu'on observera en même temps le régime homœopathique décrit dans ce volume.

Ceux qui suivront ce traitement n'auront nullement à redouter le choléra ; ils pourront éprouver quelques malaises, mais tout se bornera là, quelque violente que soit l'épidémie; l'expérience acquise à cet égard, et le témoignage de plus de cent mille personnes, en sont les sûrs garants.

SÉCRÉTIONS MUQUEUSES.

BRONCHORRHÉE

(ou *Catarrhe pituiteux.*)

SYMPTÔMES.

Toux sèche, pénible, convulsive, avec grande difficulté de respirer; oppression, avec quintes de toux produisant une congestion de la face (face rouge), et presque de la suffocation.

Le malade, après cette crise, rejette alors avec plus ou moins de difficulté une grande quantité de crachats blancs, filants, presque transparents, et semblables à du blanc d'œuf mêlé de bulles d'air.

Cette affection, indépendante de tout travail inflammatoire, se rencontre chez les adultes, et surtout chez les vieillards ou chez les individus replets, d'un tempérament lymphatique, menant une vie sédentaire. Cette maladie n'est grave qu'autant que par suite de la trop grande abondance du flux sécrété, l'asphyxie pût en être la terminaison ; elle existe à l'état aigu ou chronique ; parvenue à ce dernier état, les malades qui en sont atteints meurent ordinairement dans le marasme, ou par suite d'une pneumonie ou d'une affection du cœur.

La durée de cette maladie est très-longue.

TRAITEMENT.

On donnera d'abord :

Arsenicum album, 30me dilution, 6 globules.
Eau, 120 grammes.

Une cuillerée, tous les matins.

S'il fait du bien, on le continuera ; s'il n'amène pas d'amélioration, on prescrira :

Calcarea carbonica, 30me dilution, 6 globules.
Eau, 90 grammes.

Carbo vegetabilis, 30me dilution, 6 globules.
Eau, 90 grammes.

Alterner ces deux médicaments, à la dose d'une cuillerée, matin et soir (un jour l'un, un jour l'autre.)

Si ces deux médicaments font du bien, on les répétera, mais à la 100me dilution ; s'il ne remplissent pas complètement le but, on donnera :

Stannum, 30me dilution, 6 globules.
Eau, 120 grammes.

Une cuillerée, matin et soir.

Si le sujet était atteint de dartres ou autres éruptions chroniques, on alternerait *Sulfur* avec *Stannum*, un jour l'un, un jour l'autre ; dans ce cas, *Sulfur* se donnerait à la même dilution et aux mêmes doses que *Stannum*.

LEUCORRHÉE

(*Flueurs blanches.*)

Ecoulement blanchâtre, jaunâtre, gris ou rosé, épais ou aqueux, inodore ou odorant, qui se fait par la vulve, et auquel beaucoup de femmes sont sujettes. Ce flux ou écoulement s'accompagne ordinairement de pâleur de la face, tiraillements d'estomac, digestions pénibles, palpitations et essoufflement à la moindre marche ; règles irrégulières ou suspendues, céphalalgie, frilosité (crainte du froid), etc.

TRAITEMENT.

Il est une plante avec laquelle j'ai fait cesser jadis presque toutes les leucorrhées qui se sont présentées à moi : une pincée de la plante en infusion, prise pendant cinq ou six jours de suite, suffisait pour cela ; cette plante, qu'il serait bon de soumettre à l'expérimentation homœopathique, est l'*Asperula odorata* (aspérule odorante), vulgairement *Reine des bois*.

En dehors de ce traitement empirique, on prescrira, si la leucorrhée est corrosive ou âcre, c'est-à-dire, si elle excorie la peau des parties environnantes, savoir :

Arsenicum album, 30me dilution, 6 globules.
Eau,   120 grammes.

Conium maculatum, 15me dilution, 6 globules.
Eau,   120 grammes.

Alterner ces deux médicaments à la dose d'une cuillerée, matin et soir (un jour l'un, un jour l'autre.)

Si, chez les personnes blondes, les règles sont en même temps très-faibles ou supprimées, on leur donnera d'abord :

Pulsatilla, 15me dilution,   6 globules.
Eau,   90 grammes.

Une cuillerée, matin et soir.

Si *Pulsatilla* ne dissipait pas les flueurs blanches, on donnerait alors les deux médicaments cités plus haut ; de même, si *Arsenicum* et *Conium* ne remplissaient pas leur but, on donnerait *Pulsatilla* comme il vient d'être dit.

Si les flueurs blanches sont comme de l'eau, ou épaisses comme de la crème, ou laiteuses, ou comme des mucosités, et qu'elles surviennent après les règles chez des femmes ou jeunes filles au teint pâle, ce sera encore *Pulsatilla* qu'il faudra donner de la même manière que nous venons déjà de la prescrire.

Si la leucorrhée est rougeâtre, on prescrira :

China, 12me dilution, 6 globules.
Eau,   90 grammes.

Une cuillerée, matin et soir.

Si *China* n'amène pas de mieux, on donnera :

Cocculus, 15ᵐᵉ dilution, 6 globules.
Eau, 90 grammes.

Une cuillerée, matin et soir.

Si la leucorrhée paraît avant les règles, et qu'elle occasionne, ou non, de la demangeaison, on prescrira :

Calcarea carbonica, 15ᵐᵉ dilution, 6 globules.
Eau, 90 grammes.

Une cuillerée, matin et soir.

Si la leucorrhée se montre pendant les règles, ce sera :

Alumina, 30ᵐᵉ dilution, pris dans la même quantité d'eau, et de la même manière que *Calcarea*.

Si la leucorrhée ressemble à du pus, on donnera :

Mercurius vivus, 12ᵐᵉ ou 15ᵐᵉ dilution, 6 globules.
Eau, 90 grammes.

Une cuillerée, matin et soir.

Si elle est transparente ou jaunâtre, on donnera :

Stannum, 30ᵐᵉ dilution, 6 globules.
Eau, 90 grammes.

Une cuillerée, tous les matins.

Si elle est verdâtre, avec ou sans ballonnement du ventre, face jaune ou pâle, on prescrira :

Sepia, 30ᵐᵉ dilution, 6 globules.
Eau, 90 grammes.

Une cuillerée, tous les matins.

Si la leucorrhée s'accompagne de coliques, on donnera, surtout aux personnes mélancoliques et en proie à de profonds chagrins :

Ignatia amara, 15ᵐᵉ dilution, 6 globules.
Eau, 90 grammes.

Une cuillerée, tous les matins.

Chez les personnes faibles et épuisées, atteintes de leucorrhée, on prescrira *China*, comme la formule donnée un peu plus haut le prescrit.

SECRETIONS PARTICULIÈRES.

ÉPHIDROSE

(*Sueur augmentée.*)

Exhalaison assez considérable de sueurs morbides, paraissant ne dépendre d'aucune lésion, et constituant une affection spéciale.

TRAITEMENT.

Je n'ai trouvé que deux médicaments qui m'aient réussi contre des sueurs excessivement abondantes ; ce sont : *China* et *Sambucus nigra*, donnés comme suit :

China, 12ᵐᵉ dilution , 6 globules.
Eau , 90 grammes.
Une cuillerée , matin et soir.
Si *China* ne modère pas les sueurs, on donnera :
Sambucus nigra, 50ᵐᵉ dilution , 7 globules.
Eau, 120 grammes.
Une cuillerée, matin et soir.
Si les sueurs avaient lieu spécialement la nuit , on donnerait, si *China* et *Sambucus* ne produisaient pas d'effet :
Sulfar, 50ᵐᵉ dilution , 6 globules.
Eau , 90 grammes.
Une cuillerée , tous les matins.

SIALORRHÉE ou PTYALISME

(*Écoulement de salive.*)

Le *Ptyalisme* est considéré ici comme un flux abondant de salive, ne se liant à aucune lésion matérielle appréciable ; s'il est abondant , il peut amener le marasme à la longue.

TRAITEMENT.

Le seul cas que j'aie vu, est celui que j'ai traité chez un enfant de la campagne âgé de douze ans ; il a été guéri en peu de jours , au moyen de cette prescription ci :

Mercurius vivus, 12me dilution, 6 globules.
Eau, 90 grammes.

Une demi-cuillerée, matin et soir.

Si le flux de salive était provoqué par l'abus des préparations mercurielles, on prescrirait :

Sepia, 50me dilution, 6 globules.
Eau, 90 grammes.

Une demi-cuillerée, matin et soir.

On peut aussi, si *Mercurius vivus* ne détruisait pas cette affection, donner soit *Pulsatilla*, soit *Phosphorus*, aux mêmes dilutions et de la même manière que *Mercurius*, surtout chez les personnes blondes, au tempérament lymphatique.

POLYURIE ou FAUX DIABÈTES

(*abondance d'urine.*)

Emission abondante d'urines aqueuses (semblables à de l'eau claire), ne contenant aucun principe sucré.

TRAITEMENT.

Pulsatilla, 12me dilution, 6 globules.
Eau, 90 grammes.

Une cuillerée, matin et soir.

Si *Pulsatilla* n'amenait pas de changement, on prescrirait *Rhus*, 30me dilution, à prendre de la même manière ; enfin si *Rhus* n'opérait encore pas, on fera prendre *Argentum foliatum* ou *Cocculus*, 15me dilution, de la même manière que *Pulsatilla* et *Rhus*.

SPERMATORRHÉE

(*ou Pertes séminales.*)

Pollutions ou pertes de sperme, s'opérant spontanément sans que des rêves lascifs, ou des pensées impurés y contribuent.

TRAITEMENT.

Graphites, 30me dilution, 6 globules.
Eau, 90 grammes.

Une cuillerée, tous les matins.
Si *Graphites* ne suffit pas, on donnera :

Sepia, 30me dilution, 6 globules.
Eau, 90 grammes.

Sulfur, 30me dilution, 6 globules.
Eau, 90 grammes.

Un cuillerée, tous les matins (un jour de l'un, un jour de l'autre.

On peut aussi avoir recours, si ces trois médicaments n'agissaient pas, à *Carbo vegetabilis*, 30me dilution, préparé et pris de la même manière que *Graphites*.

GALACTORRHÉE

(ou flux de lait par les seins, hors le temps de l'allaitement.)

TRAITEMENT.

Belladonna, 12me dilution, 6 globules.
Eau, 90 grammes.

Calcarea carbonica, 15me dilution, 6 globules.
Eau, 90 grammes.

Alterner ces deux médicaments, à la dose d'une cuillerée, tous les matins (un jour de l'un, un jour de l'autre.)

CATARRHE VÉSICAL

(ou de la vessie.)

Il peut être primitif, ou être la suite d'une inflammation de la vessie.

SYMPTÔMES.

Sentiment de pesanteur dans le bas-ventre ou au périnée (espace compris entre l'anus et les parties), avec douleurs légères et fréquentes envies d'uriner.

L'urine excrétée (rendue), exhale peu après une forte odeur d'ammoniaque (alcali), et se sépare en deux parties dans le vase ; celle du haut est très-limpide ; celle qui occupe le fond du vase est épaisse, visqueuse, blanchâtre, filante, ressemble à du blanc d'œuf, et tremblotte comme de la gelée de viande.

La quantité d'urine rendue est plus abondante par les temps froids ou humides, que pendant la chaleur.

Quand cette affection est simple, elle ne porte aucun préjudice à la santé.

TRAITEMENT.

Pulsatilla, 12ᵐᵉ ou 30ᵐᵉ dilution, 6 globules.
Eau,   90 grammes.

Une cuillerée, tous les matins et tous les soirs, si le cas est récent, et le matin seulement, s'il est chronique.

Si *Pulsatilla* ne suffisait pas, on donnera :

Dulcamara, 15ᵐᵉ dilution, 6 globules.
Eau,   90 grammes.

Sulfur, 30ᵐᵉ dilution, 6 globules.
Eau,   90 grammes.

Alterner ces deux médicaments, à la dose d'une cuillerée, tous les matins (un jour l'un, un jour l'autre.)

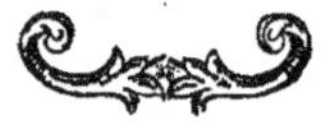

SÉCRÉTIONS MORBIDES GAZEUSES

(développement de gaz dans les intestins ou dans l'estomac.)

COLIQUES VENTEUSES.

TRAITEMENT.

Nux vomica, 15me dilution,   6 globules.
Eau,   90 grammes.

Carbo vegetabilis, 12me dilution,   6 globules.
Eau,   90 grammes.

Alterner ces deux médicaments (une fois de l'un, une fois de l'autre), à la dose d'une cuillerée à café, de deux en deux heures.

Si ces deux médicaments n'agissaient pas au bout de quelques heures, on prescrira :

Chamomilla, 12me dilution,   6 globules.
Eau,   90 grammes.

Une cuillerée à bouche, de deux en deux heures.
Si ces médicaments ne remplissaient pas le but, on donnera :

China, 12me dilution,   6 globules.
Eau,   90 grammes.

Une cuillerée, de deux en deux heures.

BORBORYGMES

*(ou bruits et gargouillements dans le ventre,
avec incarcération de vents.)*

TRAITEMENT.

China, 12me dilution,   6 globules.
Eau,   90 grammes.
Une cuillerée à café, de quatre en quatre heures.

Si *China* ne suffit pas , on donnera :

Lycopodium, 50ᵐᵉ dilution ; 6 globules.

Eau,   90 grammes.

Une cuillerée à café , de quatre en quatre heures.

On pourra aussi , s'il y a grande constipation , donner *Nux vomica* , de la même manière et à la même dilution que *Lycopodium*.

RENVOIS.

TRAITEMENT.

En général , deux médicaments m'ont presque toujours réussi ; voici leur formule :

China, 12ᵐᵉ dilution , 6 globules.

Eau,   90 grammes.

Une cuillerée , matin et soir.

On prendra après :

Nux vomica, 15ᵐᵉ dilution , 6 globules.

Eau ,   90 grammes.

Une cuillerée , tous les soirs.

Si les renvois sont *aigres ,* on prescrira *Carbo vegetabilis , Sulfur* ou *Phosphorus*.

S'ils ont le goût des aliments qu'on a pris , ou celui d'œufs pourris, on donnera: *Carbo vegetabilis ,* ou *Antimonium crudum* , suivi de *Pulsatilla*.

S'ils sont continuels , on prescrira *Lachesis*.

Si les renvois n'ont ni goût , ni odeur , on prescrira *Bryonia* ou *Carbo vegetabilis*.

Tous les médicaments cités ci-dessus , après la formule de *Nux vomica* , se donneront à la 15ᵐᵉ dilution et à la dose de 6 globules pour 90 grammes d'eau. On en prendra une cuillerée , matin et soir.

SIXIÈME CLASSE

DE MALADIES.

EMPOISONNEMENTS PAR DES VIRUS

INTRODUITS DANS L'ÉCONOMIE

PAR VOIE D'INOCULATION OU D'ABSORPTION.

N. B. Nous avons exclus de cette classe, pour une cause qu'on comprendra facilement, tout ce qui se rattache aux maladies vénériennes.

Nous ne parlerons pas non plus de l'empoisonnement causé par certaines substances minérales ou végétales ; nous renvoyons, pour cela, aux Traités spéciaux de toxicologie pour y trouver les indications nécessaires.

DE L'HYDROPHOBIE

(horreur de l'eau, ou rage.)

L'*Hydrophobie* ou *Rage*, est une maladie inconnue dans son essence, qui se développe spontanément chez le chien et le loup, et qu'ils communiquent par morsure à l'homme ou à d'autres animaux.

Les symptômes de la rage ne se développent pas de

suite chez l'individu mordu; la plaie suit la même marche que les autres plaies par morsures; mais au bout d'une quarantaine de jours environ, arrivent les symptômes suivants :

La cicatrice de la plaie devient rouge, tuméfiée, et donne issue, en s'ouvrant, à un liquide sanieux; le malade devient triste, mélancolique; son teint s'altère; des rêves effrayants le réveillent en sursaut; il éprouve un frisson général, et ressent un sentiment de chaleur âcre, qui, partant de la partie mordue, s'étend à tout le corps, mais s'arrête principalement à la poitrine et à la gorge.

Le pouls est petit et serré; une fièvre nerveuse très-intense se déclare; le malade se plaint d'une chaleur atroce à la région épigastrique, et il vomit souvent de la bile d'un vert porracé.

La face est rouge, la voix forte, l'œil étonné et le regard farouche; la respiration est pénible et le pouls précipité; le malade sanglotte et soupire involontairement; il a horreur des liquides, presque toujours une contraction spasmodique du pharynx, qui empêche la déglutition.

Bientôt les yeux deviennent étincelants; leur pupile dilatée et immobile jette un regard sinistre, qui est un avant-coureur d'un accès de rage et de fureur, avant lequel il est bon de lier le malade, qui est souvent tourmenté par un besoin invincible de mordre ceux qui l'entourent.

Après quelques accès de fureur, il survient un affaissement considérable; les extrémités se refroidissent, une faiblesse excessive se déclare, la respiration s'embarrasse, et au bout de quatre ou cinq jours le malade succombe.

TRAITEMENT.

Il est certain et positif que la rage est guérissable sans avoir besoin de recourir à la cautérisation qui, si elle est tardivement faite, ne peut nullement agir sur le virus absorbé, et, par conséquent, est tout-à-fait inutile au malade.

De nombreux faits de guérison, relatés dans les annales homœopathiques, viennent à l'appui de ce que j'avance; mais MM. les allopathes, se drapant fièrement dans un amour-propre froissé et mal entendu, lisent peu ou point les écrits des disciples d'Hanemann; ils préfèrent mériter le titre d'insouciants coupables, que de déroger: Que nous fait Hanemann, disent-ils; n'avons-nous pas Broussais, qui est bien plus commode?...

Je vais donner succinctement ici le traitement de la rage déclarée ou non déclarée.

Laver la plaie à grande eau, puis, si la morsure est récente, faites rougir un fer à blanc, et cautérisez-la. Si la morsure remonte à un ou deux jours, la cautérisation est inutile; l'absorption du virus étant produite, ce ne serait qu'une torture de plus pour le malade. Enfin, que la cautérisation soit faite ou non, on fera prendre immédiatement au malade la prescription suivante:

Belladonna, 3me dilution, 4 gouttes ou 8 globules.
Eau, 120 grammes.

Une cuillerée, matin et soir.

Si par l'usage de ce médicament il survenait des maux de tête, il faudrait, d'après M. le docteur Teste, suspendre *Belladonna*, pour la reprendre deux jours plus tard de la même manière, mais à une dilution plus élevée (à la 12me.)

On continuera ainsi ce traitement pendant une vingtaine de jours, et après on *cessera* avec confiance toute médication.

———

Autre traitement du docteur Achille Hoffmann contre l'hydrophobie pendant la période d'incubation, afin d'empêcher le développement de la rage.

Prescription.

Laver et panser la plaie avec le mélange suivant :

Stramonium, teinture mère,   4 gouttes.
Eau,   125 grammes.

Continuer l'application de charpie imbibée de cette liqueur jusqu'à parfaite cicatrisation, et donner au malade, savoir :
Le même jour de l'accident,

Aconitum, 30me dilution,   3 globules.
Eau,   1 cuillerée à café.

Verser le tout dans la bouche du malade ; donner ensuite le lendemain, à sec sur la langue :

Datura stramonium, 30me dilution,   5 globules.

Laisser agir cela pendant cinq jours.
Donner le sixième jour *Aconitum*, comme il a déjà été prescrit.
Vingt-quatre heures après, on donnera :

Belladonna, 30me dilution,   5 globules,

A prendre à sec sur la langue.
Laisser agir *Belladonna* pendant cinq jours, et donner, le sixième jour, *Aconitum*, comme plus haut.
Vingt-quatre heures après on donnera :

Lachesis, 30me dilution,   5 globules.

A prendre à sec sur la langue.
Laisser agir *Lachesis* pendant cinq jours ; puis, le sixième jour, donner *Aconitum*, comme il a déjà été expliqué, pour prescrire vingt-quatre heures après :

Hyosciamus niger, 30me dilution,   5 globules.

A prendre à sec sur la langue.
Laisser agir ce médicament pendant huit jours, et le neuvième, donner une dernière fois *Aconitum*, comme d'habitude, et s'en tenir là.
Tous ceux qui suivront cette prescription, en se conformant au régime homœopathique, n'auront rien à redouter pour l'avenir.

Je crois que le premier traitement donné est tout aussi efficace, sinon plus, que ce dernier, car la *Belladonne* est le spécifique de la rage.

Au surplus, ceux qui voudront de plus amples détails, pourront consulter la petite brochure du docteur Achille Hoffmann, intitulée : *la Rage et le Choléra, traitement préservatif et curatif.* On la trouve chez M. J.-B. Baillière, libraire de l'Académie impériale de médecine, rue Hautefeuille, 19, à Paris.

DE L'ANTHRAX ou CHARBON MALIN.

Maladie transmise à l'homme par le contact du sang ou des dépouilles d'animaux surmenés, ou atteints de maladies charbonneuses, ayant pour caractère une tumeur dure et très-douloureuse, peu saillante, dont la circonférence est d'un rouge vif, tandis que son centre présente des vésicules livides, auxquelles succède, dans un court espace de temps, une escarre noire comme du charbon.

SYMPTÔMES LOCAUX.

Tumeur dure, présentant à son centre des pustules livides, qui ont pour base un noyau dur et insensible, qui bientôt devient d'un noir lisse ; il est entouré d'un cercle d'un rouge vif, qui est le siége d'une chaleur âcre et brûlante.

Le charbon s'étendant toujours en surface et en profondeur, détruit muscles, vaisseaux et nerfs ; quant au noyau noir ou à l'escarre, elle finit par se ramollir et tomber en putréfaction.

SYMPTÔMES GÉNÉRAUX.

On remarque chez le malade une grande anxiété, une perte de forces subite et excessive, du délire et des syncopes, soit avant, soit au moment de l'apparition du charbon.

Cette affection a une marche très-rapide ; la mort arrive en vingt-quatre heures, et, au plus tard, du deuxième au quatrième jour.

Le charbon peut être confondu avec la *pustule maligne* (ou puce maligne) ; voici à quoi on les différenciera l'un de l'autre : le charbon peut se développer spontanément, tandis que la pustule maligne est toujours communiquée à l'homme.

Le charbon est l'indice d'une infection générale, marchant du *dedans au-dehors*, tandis que la pustule maligne est une infection *locale d'abord*, qui ne devient générale que consécutivement, et qui marche de *dehors en dedans*.

La pustule maligne ne se développe que sur les parties du corps *qui sont à découvert ;* le charbon se développe partout indistinctement.

L'escarre de la pustule maligne est brune ou citronnée (couleur citron ou orange), et grenue comme de la peau de chagrin ; la peau qui l'avoisine est engorgée, luisante, tendue, et demi-emphysémateuse.

La tumeur du charbon est circonscrite plus nettement ou plus régulière ; l'escarre en est noire comme du charbon, lisse, et la tumeur est entourée d'un cercle plus ou moins rouge à sa circonférence.

Le charbon est une maladie très grave, qui emporte le malade en vingt-quatre heures, car son apparition est l'indice d'un empoisonnement général déjà complet ; aussi le traitement doit-il être purement *interne*.

TRAITEMENT.

Les médicaments à consulter contre cette affection sont : *Arsenicum album*, *Belladonna*, *Silicea* et *Lachesis*.

Prescription.

Arsenicum album, 15me dilution, 6 globules.
Eau, 90 grammes.

Une cuillerée à café, d'heure en heure, pendant le jour.

Belladonna, 12me dilution, 6 globules.
Eau, 90 grammes.

Une cuillerée à café, de deux en deux heures, pendant la nuit.

Si, vingt-quatre heures après ce traitement, nulle amélioration ne se présente, on prescrira :

Silicea, 30me dilution, 6 globules.
Eau, 90 grammes.

Lachesis, 30me dilution, 6 globules,
Eau, 90 grammes.

Alterner ces deux médicaments, à la dose d'une cuillerée à café, d'heure en heure (une fois de l'un, une fois de l'autre.)

Il est bien entendu que si *Arsenicum* et *Belladonna* avaient produit de l'amélioration, on les continuerait.

Eau sucrée, légèrement rougie avec du vin vieux, pour boisson.

PUSTULE MALIGNE

(ou *Puce maligne.*)

La *Pustule maligne* est une affection dont la nature est essentiellement gangreneuse. Elle se produit à la suite de l'inoculation (ou introduction) sur la peau ou les muqueuses, d'un virus inconnu provenant des animaux, et ne se développe jamais spontanément chez l'homme. Toutes les parties du corps qui sont à découvert sont exposées à l'action de ce virus.

SYMPTÔMES LOCAUX.

Première période. — Douze, vingt-quatre ou trente-six heures après l'inoculation, apparaît au lieu infecté

une petite tache ressemblant à une morsure de puce,
qui s'élève bientôt sous la forme d'un petit bouton, auquel on fait peu attention. Il se couronne d'une petite
vésicule qu'accompagne un peu de chaleur et de demangeaison, et que le malade ne tarde pas à déchirer en
se grattant.

Deuxième période. — A la place de la vésicule apparaît une petite induration, ou un petit tubercule dur,
mobile et circonscrit (se dessinant nettement), qui,
d'une couleur livide, ne tarde pas à acquérir le volume d'une lentille, et offre une surface raboteuse,
parsemée de petites éminences.

Tout autour du susdit tubercule, la peau s'enflamme,
se tuméfie et prend une teinte d'un rouge violet livide ;
de petites phlyctènes (ou vessies), remplies d'un liquide brunâtre ou roux, se forment autour du tubercule ou escarre (croûte noire ou brune), qui se développe de plus en plus.

Troisième période. — L'escarre gangreneuse envahit
une plus grande surface; le cercle rouge violacé qui
l'environne s'étend dans la même proportion; la peau
est tendue, brillante et d'un rouge livide ; le tissu cellulaire s'infiltre, et si c'est un membre qui est atteint,
il se trouve complètement envahi par la maladie; de
l'anxiété et de l'oppression commencent à se déclarer
chez le malade (pas chez tous.)

Quatrième période. — Tous les accidents ci-dessus redoublent d'insensité; l'escarre centrale se sépare et tombe,
en laissant écouler un liquide séreux de couleur citron;
le tissu cellulaire et la peau se gangrènent ; la soif devient ardente, la langue sèche, le pouls petit et inégal ;
des vomissements surviennent, ainsi que des hémorrhagies et des sueurs affaiblissantes ; enfin la respiration s'embarrasse, des syncopes et du délire se manifestent, et le malade succombe.

PRONOSTIC.

La mort arrive quelquefois vingt-quatre heures après l'invasion du mal , tant la marche de cette maladie fort grave , qui n'est qu'une variété du charbon , est rapide.

Si les symptômes de la pustule maligne s'arrêtent à la fin de la deuxième période , le malade guérit.

CAUSES.

Les équarrisseurs (tueurs de chevaux hors de service), les matelassiers , les bouchers , les éleveurs de bestiaux , les corroyeurs , tous ceux enfin qui sont exposés à toucher des débris ou des cadavres d'animaux malades ou pestiférés sont le plus sujets à en être atteints.

La piqûre d'une mouche qui a sucé des sucs de cadavres putréfiés ou d'animaux morts d'affections charbonneuses , peut également inoculer le virus et faire contracter la pustule maligne.

TRAITEMENT.

Le même que celui du charbon.

MORVE AIGUE.

Cette affreuse maladie se transmet du cheval à l'homme par voie d'infection ou d'inoculation ; elle peut être aiguë ou chronique.

Elle présente pour caractère particulier un état fébrile continu , compliqué d'éruptions gangreneuses , de pustules à la peau , d'un coryza ou rhume de cerveau spécial , avec écoulement par les narines d'un mucus composé de pus et de sang , et de tumeurs ou abcès purulents ou lymphatiques à diverses parties de la surface du corps , qui passent rapidement à l'état gangreneux; de plus, de vives douleurs articulaires se font sentir.

Tous les symptômes s'accroissent, jusqu'à ce que le malade tombe dans un état adynamique complet et s'éteigne, ce qui arrive ordinairement du vingt au vingt-cinquième jour.

La mort est la terminaison constante de la morve, dont nous n'avons tracé ici que les symptômes les plus saillants.

TRAITEMENT.

La médecine allopathique avoue que la morve est la plus terrible maladie qui put affecter l'homme, et qu'elle ne connaît aucun traitement à lui opposer. L'homœopathie lui oppose la puissance des médicaments ci-après, obtenue par la dynamisation, et dont nul encore n'a parlé; ce sont : *Arsenicum album* et *Lachesis*, alternés entre eux pendant le jour, et *Rhus toxicodendron*, donné seul, pendant la nuit.

Prescription.

Donner, pendant le jour :

Arsenicum album, 15me dilution,   8 globules.
Eau,   120 grammes.

Lachesis, 30me dilution,   8 globules.
Eau,   120 grammes.

Alterner ces deux médicaments, à la dose d'une cuillerée à dessert, de trois en trois heures.

On donnera, pendant la nuit :
Rhus toxicodendron, 12me dilution,   8 globules.
Eau,   120 grammes.

Une cuillerée à dessert, toutes les trois heures.

DU FARCIN AIGU.

Le coryza , ou écoulement purulo-sanguin des fosses nasales , manque dans le farcin ; on n'y observe que l'engorgement douloureux des ganglions lymphatiques, ou une phlébite (inflammation des veines), avec fièvre. Ces symptômes s'accompagnent ensuite de l'éruption pustuleuse et gangreneuse de la morve aiguë.

Cette maladie est moins grave que la morve ; elle provient également d'un virus communiqué du cheval à l'homme , et est de la même essence qu'elle.

TRAITEMENT.

Celui de la morve aiguë.

PIQURES D'ABEILLES , GUÈPES , COUSINS , SCORPIONS.

Le seul médicament à opposer de suite, est :

Ledum palustre, 15me dilution , 6 globules pour 6 cuillerées d'eau.

En prendre une cuillerée à café , de demi-heure en demi-heure.

Presque toujours, une minute après la prise de la première cuillerée à café, la douleur cesse immédiatement.

MORSURES DE VIPÈRE.

Ordinairement on prescrit l'ammoniaque liquide contre cet accident ; mais penchant pour l'avis du docteur Teste , je pense que le *Ledum palustre ,* ou mieux encore le *Cédron ,* qui combat si avantageusemeut le venin du serpent trigonocéphale *Lachesis ,* pourrait être employé avec avantage.

On pourrait donc donner de prime-abord :

Ledum palustre, 6me dilution , 6 globules.
Eau ,   60 grammes.

Une cuillerée à café, de vingt en vingt minutes, ou une cuillerée à dessert, d'heure en heure, en reculant les doses au fur et à mesure que l'amélioration arriverait.

Une même potion servira à y tremper des linges pour appliquer sur la plaie.

Si, au bout de six à huit heures, nulle amélioration ne se produisait, j'administrerais dans une cuillerée d'eau 5 globules de *Rhus*, qui est l'antidote du *Ledum*, et je donnerais une heure après :

Cédron, 6ᵐᵉ dilution,   4 gouttes.
Eau,   120 grammes.

Une cuillerée, d'heure en heure, en reculant les doses au fur et à mesure que l'amélioration arrivera.

Une même potion servira à y tremper des compresses pour les appliquer sur la plaie.

DU DELIRIUM TREMENS DES IVROGNES.

Au début, les malades sont inquiets ; le regard est vague, égaré, et les membres sont agités et tremblants.

Ensuite surviennent des accès de fureur ; les malades blasphèment, injurient les personnes présentes, et se livrent à mille emportements.

Arrivent ensuite des hallucinations de la vue et de l'ouïe ; ils croient être poursuivis par des rats, des serpents ; ils les voient courir et grimper sur leur lit ou vers eux ; ils ont de l'insomnie, ou s'ils dorment, ils ont des visions ou des rêves extravagants ; il y a soif, constipation, manque d'appétit et quelquefois des vomissements bilieux ; enfin, un sommeil de douze à vingt-quatre heures termine l'accès.

Beaucoup de ces individus meurent par accident ou se suicident ; d'autres tombent en démence, meurent fous, ou des suites d'une paralysie générale.

TRAITEMENT.

Nux vomica, *Opium* et *Belladonna* sont les seuls médicaments sur lesquels on puisse compter. Si les accès de fureur consistent en injures, envies de mordre, de frapper, de briser ou de déchirer ce qui tombe sous la main, on donnera :

Belladonna, 12me dilution,   6 globules.
Eau,   90 grammes.

Une cuillerée à café, d'heure en heure.

Dans tous les cas, lorsque les accès de fureur sont passés, ou qu'ils ne se produisent pas, on prescrira :

Nux vomica, 10me ou 15me dilution,   6 globules.
Eau,   90 grammes.

Opium, 12me dilution,   6 globules.
Eau,   90 grammes.

Alterner ces deux médicaments, *Nux* pendant la nuit et *Opium* pendant le jour, à la dose d'une cuillerée à dessert, toutes les deux ou trois heures.

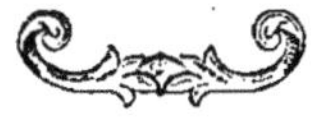

SEPTIÈME CLASSE

DE MALADIES.

LÉSIONS DE NUTRITION.

Hypertrophies, ou altération dans la nutrition d'un organe, consistant en l'augmentation exagérée de son volume.

DU GOITRE (1)

(*vulgairement gros cou.*)

Le *Goître* n'est, à proprement parler, que l'hypertrophie (excès de vie, de volume) du corps, ou glande thyroïde, qui se trouve située à la partie antérieure et inférieure du larynx.

SYMPTÔMES.

Tumeur d'un volume variable et de formes diverses, offrant la couleur ordinaire de la peau, de la mollesse,

(1) Je ne parlerai ni de l'hypertrophie du cœur, ni de celle d'autres organes ; ces maladies trop compliquées pour le vulgaire, exigeant une auscultation précise et rigoureuse, sont du ressort des gens de l'art. Nous mentionnerons seulement pour eux les médicaments les plus convenables à ordonner dans les divers cas.

de l'empâtement, et de l'indolence ; elle est sillonnée de grosses veines , souvent dilatées ou variqueuses.

Si l'hypertrophie occupe toute la glande , le goître affecte alors la forme ovale ou ronde ; si l'hypertrophie n'occupe que le lobe droit ou le lobe gauche de la glande , la tumeur est située alors sur le côté droit ou le côté gauche du cou ; elle peut , par la suite , acquérir un volume monstrueux , et , par sa compression sur les veines jugulaires , occasionner des vertiges , de la pesanteur de tête , une augmentation dans la coloration de la face ; d'autres fois , si le goître comprime l'œsophage , il empêche le malade d'avaler facilement les aliments.

Cette affection , particulière à certaines localités, met rarement la vie en danger.

TRAITEMENT.

Je ne connais encore que deux médicaments sur lesquels on puisse compter dans le traitement du goître ; ce sont : *Iodium* et *Spongia tosta*.

Prescription.

Iodium , 50me dilution,   6 globules.
Eau ,   90 grammes.

Une cuillerée à dessert, matin et soir , dans les cas récents ou aigus; et tous les matins seulement, dans les cas chroniques.

Si, au bout de quinze à vingt jours, nulle amélioration ne se produit, on fera alterner *Iodium* avec le médicament qui suit :

Spongia tosta , 50me dilution,   6 globules.
Eau ,   90 grammes.

Alterner ces deux médicaments (un jour l'un , un jour l'autre) , à la dose d'une ou de deux cuillerées à dessert par jour , selon le cas.

Si , chez les sujets lymphatiques ou scrofuleux , les deux médicaments ci-dessus , malgré leur efficacité, opéraient peu ou pas, on donnerait :

Calcarca carbonica, 50me dilution,   7 globules.
Eau,   120 grammes.

Une cuillerée, matin et soir.

Cette potion achevée, on la laissera agir pendant six jours;
si elle fait du bien, on la continuera ; sinon , on prescrira :

Natrum muriaticum, 50me dilution ,   7 globules.
Eau,   120 grammes.

Une cuillerée, matin et soir.

Laisser agir ensuite six ou huit jours cette potion , la répéter si elle fait marcher l'amélioration, ou sinon redonner
Iodium et *Spongia,* comme il est recommandé de le faire , et
continuer comme ci-dessus.

DU RACHITISME

(*épine du dos.*)

Maladie offrant pour symptômes le ramollissement et
la déformation des os, soit par leur courbure ou le
gonflement de leurs extrémités, la déviation du rachis
(courbure de la colonne vertébrale, ou épine du dos) ;
la tuméfaction du ventre, la maigreur, la faiblesse, la
diarrhée colliquative, la fièvre lente ou hectique, et,
comme contraste, le développement plus ou moins grand
ou du volume de la tête, ou des facultés intellectuelles.

Cette maladie qui n'est, à mon avis , qu'une forme
particulière de la *scrofule,* ne nécessite d'autre traitement que celui de cette dernière. (Voyez *scrofule,* 8me
classe de maladies.)

DE LA GANGRÈNE.

La *Gangrène* est la mortification des parties molles
du corps , qui alors se trouvent complètement privées
de vie. Elle est dite *sèche* ou *humide; sèche,* quand les
parties atteintes sont desséchées, dures, et résonnent

lorsqu'on les frappe, comme si elles étaient de bois, ou séchées à la cheminée comme certains jambons ; *humide,* quand les parties atteintes sont molles, comme putréfiées, et que la moindre pression les écrase ou les réduit en boue.

STOMATITE GANGRENEUSE

(ou *Gangrène de la bouche.*)

Cette affection survient souvent chez les enfants, à la suite d'une maladie aiguë ou chronique ; elle débute le plus ordinairement par des aphtes ou par une petite ulcération d'une couleur grisâtre qui se forme sur la muqueuse buccale, soit à la face interne de la lèvre, de la joue, ou à la base des gencives.

Bientôt la joue ou la lèvre atteintes, s'infiltrent et s'œdématisent ; la peau de ces parties devient tendue et se couvre de vergetures (espèces de marbrures ou de raies) d'un rouge violet plus ou moins foncé.

L'escarre, ou l'ulcération interne de la bouche, gagne en surface, s'entoure d'un cercle violacé ou livide, et prend une couleur de café brûlé.

La salive qui s'échappe de la bouche est semblable à du jus de pruneaux très-étendu d'eau, ou bien sanguinolent, et des lambeaux putrilagineux se séparent des parties frappées de gangrène. L'enfant continue cependant à manger ; la peau n'est point chaude et le pouls est peu développé : seulement il arrive quelque peu de délire pendant la nuit.

Au bout d'un temps qui varie de trois à six jours, une nouvelle escarre se développe à la partie externe des tissus affectés ; cette escarre noire et sèche s'étend énormément, et envahit les parties externes de la face, tandis que l'autre escarre envahit les internes ; alors,

spectacle affreux à voir, l'enfant détache souvent lui-
même de larges lambeaux de tissus gangrenés, qui
alors laissent écouler un ichor (ou sanie infecte) d'odeur
sui generis, et de couleur noirâtre ; plus tard, si la mort
n'arrive pas y mettre un terme, l'escarre tombe et laisse
une large ouverture à la joue, à travers laquelle s'a-
perçoivent les dents et les os maxillaires mis à nus et
calcinés.

Je me rappelle, il y a cinq ans, avoir vu à Dole,
dans la rue Maillard, l'enfant d'une pauvre femme
atteint de cette affection, qui était arrivée à sa dernière
période. En opérant une légère traction avec le pouce
et l'index sur les dernières molaires, qui, ainsi qu'une
portion du maxillaire supérieur, étaient mises à nu,
trois des cavités alvéolaires avec leurs dents, et une
portion considérable de l'os maxillaire se détachèrent
et me restèrent entre les doigts, tant la friabilité était
grande.

Arrivé à cette période, il survient chez l'enfant de la
maigreur, de la diarrhée, du ralentissement dans le
pouls ; puis l'enfant s'éteint peu-à-peu, et meurt ordinairement du sixième au douzième jour.

Cette affection, presque toujours mortelle, offre cependant des exemples de guérison ; mais il est vrai de
dire qu'il sont très-rares.

TRAITEMENT.

Bien des médicaments ont été préconisés contre la gangrène
de la bouche ; Hartmann en cite plusieurs, et, entre autres,
Secale cornutum ; M. Teste dit, dans son ouvrage sur les
maladies aiguës et chroniques des enfants, que l'homœopathie n'a point encore découvert de spécifique contre cette affection, mais qu'il ferait prendre *Acidum muriaticum,* 6 à 7
globules de la 6me dilution pour 120 grammes d'eau, et
Kreosotum, même dilution et même dose, pour les alterner

entre eux, par cuillerée à café, à des doses très-rapprochées ; de plus, qu'il cautériserait les ulcérations avec l'*acide muriatique pur* (au moyen d'un petit pinceau trempé dedans.)

N'ayant jamais eu occasion de traiter cette affection qui est assez rare, je crois cependant, à la suite d'une étude comparative entre le génie de la maladie et les effets pathogénétiques de quelques médicaments, qu'on pourrait bien lui opposer avec espoir, sinon avec certitude, les médicaments suivants : *Arsenicum album, Lachesis* et *Mercurius vivus.*

Prescription.

Arsenicum album, 10me dilution, 7 globules.
Eau, 120 grammes.

Lachesis, 30me dilution, 7 globules.
Eau, 120 grammes.

Alterner ces deux médicaments (l'un le matin, l'autre l'après midi), à la dose d'une cuillerée à café, de deux en deux heures.

Si ces deux médicaments n'amenaient pas d'amélioration au bout de quelques jours, on prescrirait :

Lachesis, 30me dilution, 7 globules.
Eau, 120 grammes.

Mercurius vivus, 15me dilution, 7 globules.
Eau, 120 grammes.

Alterner ces deux médicaments (l'un le matin, l'autre l'après midi), à la dose d'une cuillerée à café, de deux en deux heures.

Si la gangrène était *sèche*, c'est-à-dire, si les parties lésées étaient brunes, dures et racornies, on pourrait peut-être prescrire :

Secale cornutum, 6me dilution, 7 globules.
Eau, 120 grammes.

Une cuillerée à café, de trois en trois heures.

DES ULCÉRATIONS.

On appelle *Ulcération* ou *Ulcère* toute solution de continuité des tissus , qui tend à s'aggrandir avec perte de substance.

Les ulcères se reconnaissent facilement de toute autre lésion , en ce qu'au contraire des autres plaies qui tendent toujours à se cicatriser et à guérir , ils tendent , au contraire , à envahir les parties environnantes , ou à rester dans le même état ; de plus , au lieu d'être, comme les autres plaies , le produit d'une cause mécanique (contusion , blessure), ils le sont d'un vice interne de la constitution.

Ils peuvent offrir une dimension de quelques centimètres , ou envahir toute la circonférence d'un membre ; car c'est surtout aux jambes qu'est leur siége ordinaire. Le fond de l'ulcère est ordinairement d'un gris sale , strié de violet, et parsemé de petits mamelons mous , spongieux , saignant assez facilement pour peu qu'on y touche , et dont les intervalles sont remplis d'un détritus formé de pus , de sang et de filaments de matières organiques. Quelques-uns de ces abcès sont ou indolents , ou peu douloureux ; ils peuvent durer des années entières , et se compliquer d'inflammation , de gangrène ou de fongosités. (Végétations molles , rougeâtres , spongieuses et charnues , en forme de cône ou de champignons , qui se développent à la surface des plaies ou des ulcérations.)

On a divisé les ulcères en plusieurs variétés , qui sont : les *ulcères variqueux ,* les *ulcères calleux ,* les *ulcères scrofuleux ,* les *ulcères scorbutiques ,* les *ulcères fistuleux ,* les *ulcères fongueux ,* les *ulcères cancereux.*

Les *ulcères variqueux* occupent la surface de la peau ; ils sont ronds ou ovalaires , à fond bleuâtre et à bords durs, avec œdème des parties environnantes; tout autour d'eux se groupent des réseaux de veines variqueuses, sous lesquelles la peau est de couleur bistre clair; ces ulcères sécrètent une sérosité jaunâtre mêlée de sang.

TRAITEMENT.

Donner d'abord, avant tout:

Pulsatilla, 12me ou 50me dilution,   7 globules.
(selon l'ancienneté du cas),
Eau,   120 grammes.

Une cuillerée, tous les matins et tous les soirs, si le cas est aigu; et tous les deux jours, le matin seulement, s'il est chronique.

Dès que les varices auront disparu, et que le fond de l'ulcère aura perdu sa teinte plombée ou bleuâtre, on prescrira:

Calcarea carbonica, 50me dilution,   7 globules.
Eau,   120 grammes.

Sulfur, 50me dilution,   7 globules.
Eau,   120 grammes.

Alterner ces deux médicaments, à la dose d'une cuillerée, matin et soir, tous les trois jours.

Ulcères calleux. — Leurs bords sont épais, de couleur blanchâtre et durs au toucher; on dirait les bords d'un cor dont on vient d'extirper la racine; cette callosité se remarque même quelquefois jusque dans le fond de l'ulcère; ils sont souvent indolents.

Ulcères scrofuleux. — Leurs bords sont durs, très-inégaux; la peau environnante est rouge ou violacée; leur tuméfaction est dure et comme cartilagineuse, et, de plus, il y a presque toujours gonflement des parties spongieuses des os, ou engorgement des glandes qui se trouvent près du foyer de ces ulcères qui sont indolents, et dont le pus est clair comme du petit lait.

TRAITEMENT.

Pour ces deux variétés d'ulcères, donner *Calcarea* et *Sulfur*, comme nous venons de l'indiquer pour les ulcères variqueux.

Ulcères scorbutiques. — Presque plats, avec tuméfaction ou œdème des parties environnantes ; leurs bords sont bleuâtres ou noirâtres ; leur fond sanieux et couvert de petites carnosités qui saignent facilement.

Ces ulcères sécrètent le plus souvent de la sanie jaunâtre, parmi laquelle un sang noir et infect prédomine.

TRAITEMENT.

Celui du scorbut d'abord (voyez *scorbut*) ; puis ensuite, *Calcarea carbonica* et *sulfur*, comme ci-devant.

Ulcères fistuleux. — Reconnaissables à ce qu'ils sont causés et entretenus par des trajets fistuleux, ou un décollement plus ou moins étendu de la peau ; leur forme est ordinairement ovoïde, et leur sécrétion est un pus le plus souvent mal lié.

TRAITEMENT.

On donnera d'abord :

Silicea, 50ᵐᵉ dilution,   7 globules.
Eau ,   120 grammes.

Une cuillerée tous les matins, ou tous les trois jours seulement (selon la chronicité ou le cas récent de l'affection.)

Dès qu'on s'apercevra que les trajets fistuleux s'oblitèrent, ou que le recollement de la peau s'opère, on cessera *Silicea*, et on prescrira *Calcarea* et *Sulfur*, comme nous l'avons déjà dit.

Ulcères fongueux. — Reconnaissables aux excroissances flasques, rouges, violettes et insensibles, ou bleuâtres, très-douloureuses, et saignant au moindre contact, qui, sous la forme de framboises ou de champignons, recouvrent leur surface.

TRAITEMENT.

Carbo vegetabilis, 30me dilution, 7 globules.
Eau,   120 grammes.

Une cuillerée, tous les matins.

Une fois la potion prise, prescrire, quatre jours après, *Sulfur* et *Calcarea*, comme il est dit plus haut.

Ulcères cancereux ou *phagédéniques*. — Fond et bords durs, inégaux, comme mamelonnés, de couleur plombée, rouge ou grisâtre ; ils sont plats, et exercent spécialement leur action sur la peau ou les muqueuses ; leur sécrétion est un pus mal lié et infect, qui, par son âcreté, corrode souvent les parties environnantes.

Ces ulcères, presque toujours très-douloureux, sont rongeants, et tendent toujours à s'accroître ; leur forme est ronde, comme si l'on eût perforé la peau avec un emporte-pièce.

TRAITEMENT.

Arsenicum album, 10me ou 30me
      dilution, 7 globules.
Eau,   120 grammes.

Lachesis, 30me dilution, 7 globules.
Eau,   120 grammes.

Alterner ces deux médicaments, à la dose d'une cuillerée à bouche, tous les matins, si le cas est récent ; ou tous les trois jours, matin et soir, si le cas est chronique.

Huit jours après ces deux potions achevées, on donnera *Calcarea carbonica* et *Sulfur*, comme il a été dit plus haut.

Plus de cent cas d'ulcères de toute espèce traités par moi, m'ont mis à même d'expérimenter que *Calcarea carbonica* et *Sulfur* sont les principaux remèdes de fond pour ces affections, et qu'ils suffisent à eux seuls dans la majorité des cas pour en opérer la cure.

Si l'ulcère *siégeait à la malléole* de l'un ou l'autre pied, il faudrait alors donner, avant tout, savoir :

Pulsatilla, s'il y avait des veines variqueuses autour de l'ulcère ; puis, après cette potion prise :

Acidum fluoris, 15ᵐᵉ dilution, 6 globules.
Eau, 90 grammes.

Une cuillerée, tous les matins, ou tous les deux jours, selon le cas.

Plusieurs fois je n'ai pu réussir à guérir l'ulcération qu'au moyen de ce dernier médicament, lorsque son siège était situé proche de la malléole, ou sur la malléole externe même.

S'il n'y existait pas de varices, au lieu de débuter par *Pulsatilla,* on donnerait de suite *Acidum fluoris.*

Puis, comme complément du traitement, donner *Calcarea* et *Sulfur,* comme il a déjà été dit, quand bien même l'ulcère serait guéri.

HUITIÈME CLASSE

DE MALADIES.

PRODUCTIONS MORBIDES

ACCIDENTELLES.

DES POLYPES.

On appelle *Polypes*, des excroissances variables dans leur forme et leur volume, qui se développent et croissent dans les cavités tapissées par les membranes fibreuses ou muqueuses, et finissent par les oblitérer (obstruer) complètement.

Nous ne parlerons ici que du polype de l'oreille et de celui des fosses nasales, sans nous préoccuper de leur division en polypes *vésiculeux, sarcomateux, fongueux, fibreux,* etc.

POLYPE DU CONDUIT AUDITIF ou DE L'OREILLE.

TRAITEMENT.

Contre les polypes du nez ou des oreilles, on prescrira :

Staphis agria, 50me dilution,   7 globules.
Eau,   120 grammes.

Une cuillerée, matin et soir.

Si , au bout d'un mois, *Staphys* ne produisait nulle amélioration , on prescrirait alors :

Calcarea carbonica , 50me dilution , 7 globules.
Eau ,   120 grammes.

Teucrium marum , 50me dilution , 7 globules.
Eau ,   120 grammes.

Alterner ces deux médicaments , à la dose d'une grande cuillerée à bouche , tous les matins.

POLYPES DU NEZ.

On donnera les mêmes médicaments que ci-dessus ; seulement , s'il survenait quelque épistaxis d'une trop grande durée , on prescrirait :

Phosphorus , 15me dilution , 6 globules.
Eau ,   90 grammes.

Une cuillerée , de quatre en quatre heures.

Si *Phosphorus* ne suffisait pas pour arrêter l'écoulement , on consulterait alors le traitement indiqué contre l'*Epistaxis* (Page 272.)

N'ayant traité qu'un seul cas de polypes du nez, je ne puis affirmer la réussite toujours certaine du traitement ci-dessus ; c'est à ceux qui l'expérimenteront plus fréquemment , d'en constater ou non constater l'efficacité , un cas isolé de guérison ne prouvant rien.

DES CALCULS

(*vulgairement Pierre, Gravelle.*)

Les *Calculs* sont des corps étrangers inorganiques , de forme , grosseur et composition des plus variables , qui se forment accidentellement par agglomération ou superposition dans les réservoirs naturels du corps , tapissés par une membrane muqueuse.

Ainsi , il peut s'en rencontrer dans les canaux et la vésicule biliaire , dans le foie , dans la vessie , dans les reins, dans les intestins (surtout chez les animaux), etc.

Nous ne parlerons ici que des calculs *rénaux* et *vésicaux* (des reins et de la vessie.)

CALCULS RÉNAUX

(*ou des reins.*)

SYMPTÔMES.

Douleur lancinante , vive, atroce et continue , s'exaspérant graduellement de plus en plus par le mouvement ou la pression ; se faisant sentir dans les lombes , et rayonnant jusqu'à la vessie , l'aîne et la cuisse du côté affecté , qui est engourdie et raide ; nausées , vomissements de bile , perte du sommeil , agitation , et souvent délire ou convulsions quand les douleurs arrivent à leur maximum d'intensité ; il s'y joint en outre une extrême difficulté dans la mixtion de l'urine , qui ne sort souvent que goutte à goutte avec beaucoup d'épreintes ou de ténesme vésical , et est ou trouble ou sanguinolente.

Un appareil fébrile plus ou moins intense accompagne presque toujours ces symptômes , qui sont provoqués par le déplacement d'un calcul dans les reins , ou son passage dans les uretères.

Ces symptômes peuvent se prolonger de vingt-quatre à quarante-huit heures ; leur continuité peut amener la mort par suite de la désorganisation des reins , par péritonite ou par épuisement.

DIAGNOSTIC.

Les graviers rendus avec l'urine par le malade.

TRAITEMENT.

On oppose ordinairement à cette affection quatre médicaments, qui sont : *Cantharis, Lycopodium , Silicea* et *Cannabis.*

Prescription.

On commencera par donner :

Cantharis, 12ᵐᵉ dilution,   4 globules.
Eau,   90 grammes.

Une cuillerée à café , de quatre en quatre heures.

Si *Cantharis* ne suffisait pas à lui seul, et que, un ou deux jours après la prise de la potion , nulle amélioration ne se produise, on administrera :

Lycopodium, 50ᵐᵉ dilution,   6 globules.
Eau,   90 grammes.

Silicea, 50ᵐᵉ dilution ,   6 globules.
Eau,   90 grammes.

Alterner ces deux médicaments (un jour l'un , un jour l'autre), à la dose d'une cuillerée à café, de quatre en quatre heures, si le cas est aigu ; ou d'une cuillerée à bouche, tous les matins , s'il est chronique.

Si enfin ces deux derniers médicaments ne remplissaient pas encore le but qu'on se propose, on ferait prendre :

Cannabis sativa, 12ᵐᵉ dilution,   6 globules.
Eau,   90 grammes.

Une cuillerée , matin et soir.

CALCULS VÉSICAUX

(*ou de la vessie.*)

SYMPTÔMES.

Ceux de la *Cystite* , ou inflammation de la vessie. (*Voyez aussi, 12ᵐᵉ classe de maladies, à l'article* Dysurie.)

TRAITEMENT.

Cannabis, 12ᵐᵉ dilution,   6 globules.
Eau,   90 grammes.

Une cuillerée, trois fois par jour.

Si, vingt-quatre heures après la prise de cette potion, nul mieux ne survient, on donnera :

Cantharis, 12ᵐᵉ dilution,   4 globules.
Eau,   90 grammes.

Une cuillerée à café, de quatre en quatre heures.

(*Voyez aussi le traitement de la Cystite*, page 186 et suivantes.)

PHTHISIE PULMONAIRE

(*ou Maladie de poitrine.*)

Dépérissement progressif de l'individu atteint de cette maladie, par suite de l'existence de tubercules (1) dans les poumons.

Cette affection pouvant se transmettre héréditairement, peut également survenir à la suite de quelques maladies débilitantes, de quelques fièvres éruptives ou fièvres intermittentes trop prolongées, mais encore faut-il pour cela que le malade y soit déjà prédisposé par

---

(1) Le tubercule est un corps d'un blanc jaunâtre ou grisâtre, ordinairement sphérique, d'un volume variable, s'accroissant peu à peu, puis se ramollissant pour se transformer ensuite en une matière puriforme, qui détruit des parties avec lesquelles elle est en contact.

Quand elle occupe les poumons, elle y forme les excavations désignées sous le nom de cavernes ; c'est cette matière puriforme que les phthisiques rejettent par la toux.

L'inoculation de la matière tuberculeuse serait un essai à tenter.

suite de l'existence de tubercules dans le tissu pulmonaire, tubercules qui jusque-là étaient demeurés à l'état latent, n'attendant qu'une circonstance déterminante quelconque pour enflammer et détruire les parties avec lesquelles ils se trouvent en contact.

SYMPTÔMES.

Nous ne décrirons pas les symptômes propres aux diverses périodes de cette maladie ; chacun les connaît, et cela nous entraînerait trop loin ; nous dirons seulement qu'il faudra surveiller attentivement tout individu présentant les indications suivantes :

Toux débutant sans antécédents, et restant sèche pendant longtemps, ou bien amenant l'expulsion (rejet) de crachats qui demeurent longtemps mousseux, clairs et blancs ; le tout s'accompagnant de douleurs dans le dos ou sur les cotés de la poitrine ; maigreur, malgré un bon appétit ; fièvre le soir ou pendant la nuit, avec sueur nocturne, soit à la tête, à la poitrine ou au creux des mains pendant le sommeil.

La présomption sera plus forte, si l'individu est d'un tempérament lymphatique, avec poitrine étroite, omoplates saillantes, rougeur vive des pommettes.

TRAITEMENT.

Calcarea carbonica, 50me dilution, 6 globules.
Eau, 90 grammes.

Sulfur, 50me dilution, 6 globules.
Eau, 90 grammes.

Alterner ces deux médicaments de deux en deux jours, (c'est-à-dire, en laissant entre la prise de chacun d'eux un jour, pendant lequel on ne prend pas de remède), à la dose d'une cuillerée à dessert, matin et soir.

Ces deux potions achevées, on leur laisse huit jours d'action, au bout desquels on les redonne, mais à la 100me dilution; puis, les laissant agir ensuite quinze jours au lieu de huit, on les fera prendre à la 200me dilution, une cuillerée, matin et soir, tous les quatre jours seulement, en les alternant.

S'il survenait un crachement de sang, on suspendrait provisoirement *Calcarea* et *Sulfur*, et on prescrirait :

Ipeca, 6me dilution,   6 globules.
Eau,   90 grammes.

Une cuillerée, trois fois par jour.

Une fois l'hémopthysie arrêtée, on redonnera *Sulfur* et *Calcarea*.

Si la diarrhée devenait très-abondante, avec chute rapide des forces, on prescrirait :

China, 6me dilution,   6 globules.
Eau,   90 grammes.

Acidum phosphori, 6me dilution,   6 globules.
Eau,   90 grammes.

Alterner ces deux médicaments (un jour de l'un, un jour de l'autre), à la dose d'une cuillerée, matin et soir.

La diarrhée cédant, on reviendra à *Calcarea* et *Sulfur*.

S'il survient des ulcérations au larynx, on fera prendre exclusivement :

Carbo vegetabilis, 30me dilution,   7 globules.
Eau,   90 grammes.

Une cuillerée, matin et soir.

Revenir à *Calcarca* et *Sulfur*, après la prise de cette potion.

Soutenir les forces par une bonne alimentation, renouveler l'air de la chambre du malade, et entretenir une grande propreté autour de lui.

Bien que l'on ait cité des cas de guérison de phthisie pulmonaire tuberculeuse par suite de la transformation des tubercules en substance crétacée, je ne la regarde pas moins comme une maladie incurable, malgré le traitement rationel le mieux suivi; peut-être trouvera-t-on un jour le moyen

de la combattre ou d'en empêcher le développemeut. (Voir
à ce sujet la brochure du docteur Feuillet , médecin à Alger,
sur la *Phthisie pulmonaire.*)

On voit aussi se former chez les enfants des abcès dans les
poumons , à la suite de fièvres éruptives ou typhoïdes ; mais
ils ne sont pas la conséquence d'un développement des tubercules , et occupent rarement, pour ne pas dire jamais, le
sommet ou lobe supérieur de ces organes, lieu où la tuberculisation s'établit de préférence ; ces abcès produits par suite
d'une inflammation aiguë des organes de la respiration , ne
présentent nulle trace de tubercules, et se guérissent (d'après
M. le docteur Teste), au moyen de *Chelidonium* , de *Phos-*
phorus et *Carbo vegetabilis*, administrés à de très-petites
doses.

DU CARREAU

(*ou Tuberculisation des ganglions mésentériques.*)

Cette affection, spéciale à l'enfance , ne se développe
guère que chez les enfants de cinq à dix ans ; il est
rare qu'ils en soient atteints avant, ou passé cet âge.

SYMPTÔMES.

Le début de cette maladie est lent et obscur ; chez
les enfants qui en sont atteints, il y a pâleur de la face,
faiblesse , selles diarrhéiques ; puis, après une période
de temps variable, on remarque : tuméfaction du ventre, existence dans la région ombilicale, ou vers les
flancs , de tumeurs rondes et dures, et de volume variable, qui se reconnaissent au palper (en déprimant
avec précaution les parois du ventre); diarrhée alternant avec [constipation ; toux, avec sueurs nocturnes
(ces deux derniers symptômes ne sont pas constants);
langue à l'état normal, appétit généralement conservé,

maigreur excessive et atrophie (privation de nourriture) des membres supérieurs et inférieurs ; tristesse et pleurs fréquents ; puis enfin , fièvre hectique , dépérissement et mort.

La durée de cette affection n'a rien de fixe.

TRAITEMENT.

Je ne me suis servi jusqu'ici que des médicaments suivants, qui peuvent couvrir tout l'ensemble des symptômes ordinaires à cette maladie ; ce sont : *Arsenicum album* , *Sulfur*, *Calcarea carbonica* et *Nux jugulans*, ou, à son défaut, *Oleo jeccorum morruœ* ; on les administrera comme suit :

Prescription.

Arsenicum album, 15ᵐᵉ ou 30ᵐᵉ dilution ,
       selon l'état aigü ou chronique ,   6 globules.
Eau,   90 grammes.

Sulfur , 30ᵐᵉ dilution ,   6 globules.
Eau,   90 grammes.

Alterner ces deux médicaments (un jour l'un, un jour l'autre), à la dose d'une cuillerée à café, matin et soir.

Ces deux potions achevées, laissez-les agir pendant huit jours ; puis, ce temps expiré, faites prendre à l'enfant :

Calcarea carbonica, 30ᵐᵉ dilution , 7 globules.
Eau,   120 grammes.

Sulfur, 30ᵐᵉ dilution , 7 globules.
Eau,   120 grammes.

Alterner ces deux médicaments comme les deux précédents, et aux mêmes doses.

Ces deux potions achevées , laissez-les agir huit jours encore , puis faites prendre :

Nux jugulans, 30ᵐᵉ dilution ,   7 globules.
Eau alcoolisée,   120 grammes.

Iodium , 30ᵐᵉ dilution , 7 globules.
Eau alcoolisée ,   120 grammes.

Alterner ces deux médicaments, à la dose d'une cuillerée à dessert, matin et soir, tous les trois jours seulement.

Je donne ici le traitement qui réussit le mieux contre la maladie des enfants, vulgairement appelée *le Carreau ;* la sphère d'action des médicaments ci-relatés s'exerce spécialement dans le sens des symptômes morbides les plus saillants de cette affection, et leur emploi en justifiera le choix comme j'ai eu occasion de l'expérimenter bon nombre de fois contre ce qu'on est convenu d'appeler le carreau, maladie dont le diagnostic est obscur et difficile.

ANIMAUX PARASITES.

Nous ne parlerons que des vers intestinaux.

VERS INTESTINAUX. — DES LOMBRICS.

Ver de 12 à 20 et même 40 centimètres de long, de forme cylindroïde (ronde), ayant de 3 à 5 millimètres de diamètre.

Corps lisse, brillant, demi-transparent, d'une teinte jaunâtre, rose ou rougeâtre; corps aminci et presque pointu à ses deux extrémités.

Ce ver occupe spécialement l'intestin grêle, mais il parcourt le tube intestinal dans toute sa longueur.

SYMPTÔMES VERMINEUX.

Le symptôme le plus positif de l'existence des vers chez les enfants, est l'expulsion d'un ou de plusieurs de ces animaux par les voies basses, ou autrement ; mais comme ils peuvent en être farcis sans que l'expulsion des vers au-dehors s'en suive, voici ordinairement ce qu'on observe chez eux :

Coliques vives ou sourdes, picottements et ballonnement du ventre, avec diarrhée; langue blanche et envies continuelles de cracher; vomissements ou nausées, avec appétit irrégulier ou nul, et haleine ayant une odeur aigre; face pâle et plombée, yeux ternes, cernés d'un cercle bleuâtre, avec pupilles dilatées (élargies); propension à mettre continuellement les doigts dans les narines, par suite de la demangeaison qu'ils y éprouvent; sommeil agité, avec grincement des dents; pouls irrégulier et lent; amaigrissement, urine trouble et laiteuse; quelquefois délire ou convulsions, coma, etc.

TRAITEMENT.

D'après **M.** le docteur Teste, le meilleur serait celui-ci :

Viola odorata, 6me dilution, 7 globules.
Eau,   120 grammes.

Une cuillerée à dessert, trois fois par jour.
Je me suis servi souvent aussi du médicament suivant :

Cina, 6me dilution,   7 globules.
Eau,   120 grammes.

Une cuillerée, matin et soir.
Si l'enfant venait à être atteint de délire, de défaillances, d'épilepsie, spasmes, convulsions ou toux violente, on prescrirait :

Stannum, 50me dilution, 7 globules.
Eau,   120 grammes.

Une demi-cuillerée à café, de demi-heure en demi-heure, pendant les crises.
Hors ce cas, une seule cuillerée à bouche, le matin à jeûn, pendant six jours de suite.

DES ASCARIDES

(*ou Oxyures vermiculaires.*)

Vers ayant élection de domicile dans le gros intestin, et surtout dans le rectum, où ils habitent en grand nombre.

Ce vers est linéaire (comme une petite ligne tirée à la plume); son corps de 2 à 3 millimètres de long (celui des femelles est de 5 à 6 millimètres plus allongé), est blanc et presque transparent.

Ce sont ces vers qui occasionnent des demangeaisons si insupportable à l'orifice de l'anus.

Leur présence, et surtout l'irritation presque continuelle qu'ils développent sur la muqueuse intestinale, amène chez les enfants une espèce d'entérite compliquée de diarrhée; dans ce cas, voici le traitement préconisé par M. le docteur Teste, traitement qui m'a rendu de grands services.

TRAITEMENT.

Si l'affection est récente, on donnera :

Lycopodium, 50me dilution,   7 globules.
Eau,   120 grammes.

En prendre, pendant deux jours seulement, une cuillerée à café, ou une cuillerée à dessert (selon l'âge du malade), toutes les quatre heures.

Au bout de deux jours on prendra :

Veratrum album, 15me dilution   7 globules.
Eau,   120 grammes.

A prendre de la même manière et aux mêmes doses que *Lycopodium*.

Enfin, deux jours après, on fera prendre :

Ipeca, 12me dilution,   7 globules.
Eau,   120 grammes.

Une cuillerée, matin et soir (une cuillerée à café pour les jeunes enfants), pendant quatre jours.

Mais si l'affection est ancienne, ce traitement est inefficace; il faudra, pour guérir, ce qui suit :

Veratrum album, 3me dilution,　7 globules.
Eau,　　　　　　　　　　120 grammes.

Une cuillerée, matin et soir, pendant trois jours, dès que la diarrhée ou les selles diarrhéiques annonceront le retour des vers, ou même lorsqu'ils se feront sentir sans l'apparition de la diarrhée.

Pendant trois autres jours, on ne prendra plus le médicament qu'à la dose d'une cuillerée tous les deux jours.

Dès que de nouveaux symptômes l'exigent, on revient à ce médicament ; mais il est rare qu'au bout d'une vingtaine de jours l'affection ne soit pas détruite.

Je préviens que l'usage du *Veratrum* produit très-souvent chez les enfants une cécité subite (ou perte de la vue), qui ne dure que quelques instants. Ce symptôme n'a rien de dangereux ; on peut le faire cesser avec un seul globule de *Staphys agria*, mis à sec sur la langue une heure et demie après avoir mangé, ou avant de manger.

Il faut en outre soumettre les enfants atteints d'affections vermineuses à un régime tonique, composé spécialement de viandes rôties et de bon vin ; on doit les priver de crudités, de pâtisseries et de laitage ; ou du moins, de ne pas faire abus de ce dernier, et n'en donner que de temps à autre.

On peut aussi, pour détruire la prédisposition aux vers et en empêcher la reproduction, donner pendant quelques mois (trois mois, par exemple), mais tous les quinze jours seulement, une dose de deux ou trois globules de *Sulfur*, 30me dilution, mis à sec sur la langue, le matin à jeûn, et suivis, deux jours après, d'une semblable dose de *Calcarea carbonica*, 30me dilution.

DU TÉNIA

(vulgairement dit Ver solitaire.)

Ce ver dont le corps est blanc, plat comme une tresse, et composé d'articulations semblables à des pépins ou noyaux de courge ajoutés bout-à-bout, habite l'intestin grêle, et peut acquérir une longueur de trente à quarante pieds.

Les symptômes qu'il provoque chez l'homme ou la femme, ne diffèrent pas de ceux des lombrics; mais l'expulsion de fragments du ténia est le signe le plus certain de son existence.

TRAITEMENT.

Bien des médicaments ont été préconisés contre le ténia, tels que : *Filix max, Granatum, Stannum,* etc., etc.; aucun d'eux n'a, non pas procuré l'expulsion du ténia, mais fait cesser les symptômes qu'il provoquait chez un enfant de douze ans que j'ai eu en traitement.

C'est alors que m'étant procuré du *Kousso,* je le fis préparer homœopathiquement par M. Maür, pharmacien à Dole, et je l'administrai comme suit :

Kousso, 1re dilution,   10 gouttes.
Eau,   120 grammes.

Une cuillerée à dessert, trois fois par jour.

Après la prise de cette potion, l'enfant qui avait déjà rendu des fragments de ténia, et qui était en proie à des coliques, des convulsions et des défaillances presque continuelles, fut plus tranquille; il n'accusa plus que quelques ondulations du ver, qui, disait-il, le piquait dans tel ou tel endroit.

Je lui fis cette seconde prescription :

Kousso, 4me dilution,   10 gouttes.
Eau,   120 grammes.

A prendre comme d'habitude.

Calme complet à la suite de cette potion ; l'enfant redevient gai et semble revivre ; il dit ne plus sentir le ver ; seulement il accuse des étourdissements tournoyants pour peu qu'il remue la tête, avec des douleurs vives dans les coudes.

(Sont-ce des effets pathogénétiques du Kousso?... je m'en assurerai.)

Mon intention est de faire prendre à cet enfant de la 6me dilution de Kousso, puis d'attendre les effets de la prescription.

Il serait bon de faire préparer du Kousso par MM. Catellan, à Paris, et de l'expérimenter ; je pense être le seul encore qui l'ait employé homœopathiquement.

DU CANCER.

Matière d'une formation inconnue, sans analogue dans l'économie, tendant sans cesse à envahir et à détruire les parties environnantes. Si on l'extirpe, il se reproduit presque toujours, soit au même lieu, soit sur un autre point.

Nous ne parlerons ici que du cancer de la face.

CANCER DES LÈVRES

(*ou Ulcère carcinomateux.*)

Cette tumeur squirreuse, qui se transforme ensuite en ulcération, est souvent produite chez les fumeurs par la pression du tuyau de la pipe ; aussi le mal siége-t-il presque toujours à la lèvre inférieure.

TRAITEMENT.

Au début :

Conium maculatum, 12me dilution, 7 globules.
Eau,   120 grammes.
Une cuillerée, matin et soir.

Si *Conium* ne produisait pas au bout de quelque temps l'effet voulu, on donnera en place :

Arsenicum album, 50me dilution, 7 globules.
Eau,   120 grammes.

Une cuillerée, matin et soir (si le cas est chronique, une cuillerée le matin seulement.)

Arsenicum Album convient pour le cancer siégeant spécialement à la face ; il se prescrit comme il vient d'être dit.

Il y a deux ans, j'ai guéri avec l'usage de ce médicament le nommé Grillot, jardinier, demeurant dans un des faubourg de Dole, atteint d'un cancer situé à la lèvre inférieure (côté gauche.) Cet homme avait été cautérisé plusieurs fois, et M. Corbet, chirurgien en chef de l'hôpital St.-Jacques de Besançon, qu'il était allé consulter, lui avait conseillé l'ablation de la lèvre, comme le seul moyen pouvant offrir une chance de guérison.

Au moyen de la méthode homœopathique, un mois fut suffisant pour opérer sa guérison, qui ne s'est pas démentie depuis.

Contre le cancer naissant du sein, lorsqu'il n'est qu'à l'état de glandes douloureuses, j'ai obtenu d'excellents résultats de deux médicaments, qui sont : *Conium maculatum* et *Phosphorus*, alternés comme suit :

Prescription.

Conium maculatum, 12me dilution, 7 globules.
Eau,   120 grammes.

Une cuillerée, matin et soir.

Quatre jours après avoir achevé la potion, on prendra :

Phosphorus, 12me ou 15me dilution, 7 globules.
Eau,   120 grammes.

Une cuillerée, matin et soir.

Revenir à *Conium* quatre jours après, et continuer de même, en ayant soin de diminuer les doses au fur et à mesure que le mieux se produira, pour les cesser dès que les symptômes alarmants auront disparu.

DES SCROFULES

(vulgairement Humeurs froides, Ecrouelles, etc.)

Maladie caractérisée par des lésions, tant des os que des parties molles, mais spécialement par l'engorgement chronique des ganglions lymphatiques.

SYMPTÔMES.

Engorgement et tuméfaction par fois énorme des ganglions (ou glandes) situées sous la mâchoire inférieure et le long du cou ; puis, au bout d'un temps variable, ramollissement, et ulcération de ces tumeurs, sans inflammation préalable la plupart du temps ; écoulement d'un pus séreux, mêlé de grumeaux caséeux, etc. (Voyez *abcès froids ou lymphatiques*, page 199.)

Ces ganglions engorgés peuvent occuper aussi les aînes, les aisselles, le creux poplité (sous le jarret); en même temps, les articulations s'engorgent, se tuméfient et suppurent ; les os se carient, se nécrosent, ou bien se ramollissent et se dévient ; la plupart des malades sont pâles, étiolés, sans force et ont de la diarrhée ; d'autres, au contraire, sont frais et ont de l'embonpoint ; presque tous présentent des tubercules dans divers organes, ou du moins, ont une tendance à la diathèse tuberculeuse. Les tempéraments lymphatiques y sont prédisposés ; cette affection est héréditaire.

Les logements humides, privés d'air et de soleil, ou l'exposition prolongée à un froid humide, déterminent l'apparition du mal, et réveillent la diathèse scrofuleuse.

TRAITEMENT.

J'ai essayé une foule de médicaments contre la scrofule ; malheureusement cette maladie étant très-commune dans les villages situés sur les confins de la Bresse, les sujets ne m'ont pas manqué ; or, voici le traitement qui m'a toujours réussi dans tous les cas et sur tous les tempéraments :

Calcarea carbonica, 15me ou 50me dilution, selon que le cas est récent ou ancien,   7 globules.

Eau,   120 grammes.

Sulfur, 15me ou 50me dilution, 7 globules.

Eau,   120 grammes.

Alterner ces deux médicaments (un jour l'un, un jour l'autre, à la dose d'une cuillerée, matin et soir, tous les deux jours.)

Ces potions achevées, laissez-les agir pendant six jours ; puis, s'il y a quelque carie des os, on prescrira :

Silicea, 50me dilution, 6 globules.

Eau,   60 grammes.

Une cuillerée, tous les matins ; puis, au bout de six jours, on donnera *Nux jugulans*, comme il est dit plus bas.

S'il n'y avait pas de carie, on donnera, au lieu de *Silicea* :

Nux jugulans, 15me dilution, 7 globules.

Eau,   120 grammes.

Une cuillerée, matin et soir.

Cette potion achevée (soit *Silicea* ou *Nux jugulans*), on la laissera agir pendant six jours, et l'on recommencera le traitement comme ci-avant, mais en laissant un jour de plus entre chaque dose ; ainsi, donner *Calcarea* et *Sulfur* tous les trois jours au lieu de tous les deux jours ; *Silicea*, tous les deux jours, et *Nux jugulans*, tous les matins seulement.

Ce traitement m'a réussi sur plus de soixante enfants scrofuleux, que j'ai traités et guéris.

Il faut en même temps une nourriture tonique, composée de viandes rôties et de bon vin ; exposition au soleil et à l'air pur ; éviter les lieux bas et humides ; propreté excessive ; exercices gymnastiques gradués ; promenades à l'air libre, etc. ; éviter les légumes aqueux, les fruits verts et les crudités.

NEUVIÈME CLASSE

DE MALADIES.

NÉVROSES.

Maladies sans fièvre, caractérisées par diverses perturbations du système nerveux, sans lésion matérielle appréciable.

NÉVRALGIES

(*Douleurs des nerfs.*)

Névroses caractérisées par une douleur excessivement vive. Nous ne parlerons ici que de quelques-unes, qui sont : la *Névralgie faciale*, la *Migraine*, la *Sciatique*, la *Gastralgie* et l'*Entéralgie*.

NÉVRALGIE FACIALE ou PROSOPALGIE.

Douleur à la face, dont l'une est fixe, contusive, et va en s'aggravant ; l'autre, vive et lancinante, semblable à des traits de feu, à une torsion, un tenaillement ou à un déchirement.

Ces douleurs, qui suivent le trajet du nerf *trifacial*, reviennent à des intervalles plus ou moins rapprochées.

TRAITEMENT.

Si le siége de la névralgie occupe spécialement les **os ma-laires** (pommettes), ou tous les os de la face, avec violentes douleurs, palpitations ou frémissements des muscles du vi-sage, rougeur et gonflement de la joue ou de la figure, avec plaques rouges et sensation d'une chaleur vive; ou si les douleurs occupent le front, ou bien le côté droit ou le côté gauche de la face, on prescrira :

Belladonna, 12me dilution,   6 globules.
Eau,   90 grammes.

Une cuillerée à café ou à dessert (selon l'âge), de trois en trois heures.

Si le malade ressent des douleurs d'arrachement, d'élance-ment ou de brûlement dans la tête, les tempes, l'oreille et les mâchoires d'un des côtés de la tête, mais surtout le *gauche,* avec cris et redoublement des souffrances par le toucher ou par la moindre pression, on prescrira :

Colocynthis, 12me dilution,   6 globules.
Eau,   90 grammes.

Une cuillerée à café, de trois en trois heures.

Comme ce médicament produit souvent une forte aggrava-tion, on y remédiera en administrant une petite cuillerée de café à l'eau chaque fois qu'elle se produira.

Si la névralgie était semi-latérale, c'est-à-dire si elle oc-cupait un seul côté de la face, et qu'elle consistât en dou-leurs de pression, de crampes, de contractions ou de pulsa-tions (battements), avec pleurs, gémissements, et aggra-vation des souffrances par le plus léger travail, ainsi qu'à l'approche du soir ou pendant la nuit, on ordonnera :

Pulsatilla, 12me dilution,   6 globules.
Eau,   90 grammes.
Mercurius vivus ou **solubilis**, 12me
                      dilution,   6 globules.
Eau,   90 grammes.

Alterner ces deux médicaments (une fois de l'un, une fois

de l'autre), à la dose d'une cuillerée à café, de trois en trois heures.

Si les douleurs névralgiques occupent toute la cavité orbitaire (fond de l'œil), pour de là se répandre aux os malaires et maxillaires (pommettes), ainsi qu'au front et jusque dans la profondeur du cerveau, avec agitation, cris, découragement, yeux rouges, avec sensation comme si l'un d'eux était arraché de l'orbite, on prescrira :

Spigelia, 15ᵐᵉ dilution,   6 globules.
Eau,   90 grammes.

Une cuillerée à café, de deux en deux heures.

S'il y avait du délire, on l'alternerait avec *Belladonna*, une fois de l'une, une fois de l'autre. (*Belladonna* se préparerait comme *Spigelia*.)

Si, chez les personnes irritables, sujettes surtout à la constipation, la névralgie occupe la tempe ou le trou sous-orbitaire (au-dessous de l'œil) ; ou la racine du nez, avec sensation d'une douleur violente, semblable à celle d'un clou ou d'une vrille que l'on enfoncerait dans la chair ou les os du crâne ; aggravation de ces douleurs par la chaleur du lit et pendant la nuit, avec cris, jactation (remuement continuel), emportements ; sensation de froid et d'engourdissement dans les parties atteintes, avec larmoiement ; dans ce cas on prescrira :

Nux vomica, 15ᵐᵉ dilution,   6 globules.
Eau,   90 grammes.
Chamomilla, 12ᵐᵉ dilution,   6 globules.
Eau,   90 grammes.

Alterner ces deux médicaments (une fois de l'un, une fois de l'autre), à la dose d'une cuillerée à café, de trois en trois heures.

Si la névralgie ne consiste qu'en légers tiraillements des muscles de la face, avec mouvements convulsifs de ces derniers, on donnera :

Coffea cruda, 12ᵐᵉ dilution,   6 globules.
Eau,   90 grammes.

Une cuillerée à café, de trois en trois heures.

Si l'on avait à traiter ce cas chez des personnes prenant habituellement du café, au lieu de prescrire *Coffea cruda*, on ferait prendre *Causticum* de la même manière.

MIGRAINE ou HÉMICRANIE.

Névrose caractérisée par une douleur plus ou moins vive, presque toujours bornée à la moitié frontale de la tête.

Elle occupe le plus souvent la région sourcillière, la tempe ou la cavité de l'orbite, et s'accompagne de perte d'appétit, nausées ou vomissements; potophobie (aversion pour la lumière); malaise, avec face rouge ou pâle: l'œil du côté affecté est contracté, larmoyant et quelquefois très-rouge. Cette affection présente souvent un type périodique (revient, à peu de chose près, à une époque fixe.)

TRAITEMENT.

Chez les individus aux yeux noirs et cheveux bruns, d'un tempérament bilieux et irritable, sujets à la constipation, on prescrira :

Nux vomica, 15me ou 30me dilution,
  (selon l'ancienneté du mal), 6 globules.
Eau, 90 grammes.

Une cuillerée à dessert, de quatre en quatre heures pendant les accès, et une cuillerée, le soir seulement, pendant trois jours de suite, une fois la névralgie passée.

On donne *Nux* le soir, car ce médicament, pris dans la journée, trouble les digestions et ôte l'appétit.

Si *Nux* ne remplit pas le but, on prescrira :

Glonoïnum, 15me ou 30me dilution, 6 globules.
Eau, 90 grammes.

Une cuillerée à dessert, de quatre en quatre heures.

Ce médicament, nouvellement introduit dans la matière médicale homœopathique, m'a rendu d'immenses services;

il embrasse presque toutes les variétés de la migraine dans sa
sphère d'action; et bien de ces affections qui s'étaient mon-
trées rebelles jusqu'ici à beaucoup de médicaments homœopathiquement choisis, ont été radicalement guéris par quelques cuillerées d'une solution de *Glonoïnum*.

S'il y a douleur de tête, surtout au front, avec sensation
d'ondulation ou de ballonnement dans le cerveau en remuant
la tête; face rouge, ou alternativement rouge et pâle; impossibilité de supporter la lumière ni le moindre bruit, qui
semble se répercuter dans le cerveau; veines de la tête enflées et comme engorgées; élancements au front ou au côté
droit du crâne, ou bien battements, bouillonnement, sensation de balancement ou de fluctuation d'un liquide dans le
cerveau, ou sensation de froid glacial ou de chaleur brûlante au vertex (sommet de la tête); yeux rouges, larmoyants, avec nausées ou vomissements; si les douleurs
s'aggravent par le mouvement, le toucher, et si, en appuyant
la tête sur quelque chose, ou en la renversant en arrière on
éprouve du soulagement, on prescrira :

Aconitum, 12me dilution,   6 globules.
Eau,   90 grammes.

Belladonna, 12me dilution,   6 globules.
Eau,   90 grammes.

Alterner ces deux médicaments (une fois de l'un, une fois
de l'autre), à la dose d'une cuillerée à café, de trois en trois
heures.

Si ces deux médicaments ne soulageaient pas, on prescrirait :

Sanguinaria canadensis, 15me di-
                               lution, 6 globules.
Eau,   90 grammes.

Une cuillerée à café, de deux en deux heures.

Ce médicament convient à une foule de migraines présentant les symptômes d'*Aconit* et *Belladonna*; aussi peut-on le
donner de prime-abord, ou le faire prendre après *Aconit* et
Belladonna, si ces derniers ne suffisaient pas.

Chez les personnes d'un tempérament scrofuleux qui ressentent : douleurs, principalement au sommet de la tête et au front, consistant en battements réguliers, comme ceux d'un marteau ; ou en pression, avec aggravation le matin par le bruit, la parole et en étant dehors ; froid à la tête, douleur au cuir chevelu, nausées ; soulagement des douleurs lorsqu'on est couché, on prescrira :

Calcarea Carbonica, 15me dilution, 6 globules.
Eau, 90 grammes.

Une cuillerée, de quatre en quatre heures.

Si *Calcarea* ne produisait pas d'effet, on donnerait *Sepia*, 30me dilution, aux mêmes doses et de la même manière que *Calcarea*. *Sepia* convient surtout aux femmes au teint jaune et sale.

Si, chez les personnes d'un caractère doux et facile, d'un tempérament lymphatique, ayant les yeux bleus, les cheveux bruns ou blonds, on observe les symptômes suivants : douleurs de tête pressives, lancinantes, pulsatives, ou douleurs de térébration (d'enfoncement), de déchirement dans le cerveau, apparaissant le soir et occupant surtout l'occiput (derrière de la tête), ou un seul côté de la face ; dégoût pour la nourriture, absence de soif, vomissements, frissons ; aggravation des douleurs en étant couché ou dans la chambre, avec soulagement au grand air et en pressant la partie affectée ; migraine débutant surtout avant ou après les règles, on prescriva :

Pulsatilla, 12me dilution, 6 globules.
Eau, 90 grammes.

Une cuillerée à café, de trois en trois heures.

Si les douleurs se propageaient aux dents, à l'oreille, à la gorge et au cou, avec engorgement ou sans engorgement des glandes sous-maxillaires, on alternera *Mercurius solubilis* avec *Pulsatilla*. (*Mercurius* se préparera absolument comme *Pulsatilla*.)

Si, chez les personnes au teint jaunâtre il y a : douleurs martelantes ou déchirantes, occupant surtout le sommet de la tête et s'améliorant au grand air ou en y appliquant quelque chose de chaud ; jactation continuelle de la tête et des jambes ; bouffissure de la face ou du corps, avec frissons, grande faiblesse, et besoin de se chauffer, on prescrira :

Arsenicum album, 10me dilution, 6 globules.
Eau,   90 grammes.

Une cuillerée à café, de trois en trois heures.

Si les douleurs deviennent insupportables chez les personnes nerveuses, avec pleurs, cris, hurlements, jactation continuelle, avec frissons et horreur des courants d'air ; sensibilité excessive à tout bruit quelconque, avec sensation d'une vrille qu'on enfonce dans un des côtés de la tête, ou sensation de contusion et de lacération (déchirement du cerveau), on prescrira :

Coffea cruda, 12me dilution, 6 globules.
Eau,   90 grammes.

Une cuillerée à café, de deux en deux heures.

Si *Coffea*, au bout de quelques doses, ne remplissait pas le but, on le cesserait pour donner de la même manière *Ignatia amara*.

Si le mal de tête se déclarait à la suite d'une éruption répercutée, on prescrirait :

Bryonia, 12me dilution, 6 globules.
Eau,   90 grammes.

Une cuillerée, matin et soir.
Cette potion achevée, si le mal persistait, on redonnerait :

Sulfur, 30me dilution, 6 globules.
Eau,   90 grammes.

Une cuillerée, matin et soir.

DE LA SCIATIQUE

(*ou Névralgie fémoro-poplitée.*)

Douleur atroce s'étendant du pli de la fesse à la hanche, la cuisse, et même à toute l'étendue de l'une ou l'autre jambe, avec exacerbation des douleurs le soir, après le repas, ou la nuit ; cette affection s'accompagne rarement de fièvre.

TRAITEMENT.

Chez les femmes ou chez les hommes aux yeux bleus, aux cheveux blonds ou châtains, et au tempérament lymphatique, on prescrira : *Pulsatilla*, *Chamomilla*, *Ignatia* et *Calcarea carbonica*.

Chez les hommes ou chez les femmes aux yeux et cheveux noirs, au caractère irritable, on prescrira : *Bryonia*, *Rhus*, *Arsenicum*, *Colocynthis*, *Chinum sulfuricum* et *Nux vomica*.

Prescription pour les hommes ou femmes au tempérament lymphatique.

Pulsatilla, 12me ou 15me dilution, 6 globules.
Eau,   90 grammes.
Chamomilla, 12me dilution, 6 globules.
Eau,   90 grammes.

Alterner ces deux médicaments (un jour l'un, un jour l'autre), à la dose d'une cuillerée, toutes les quatre heures.

Si ces deux médicaments n'amènent pas de changement, on prescrira :

Ignatia amara, 12me ou 15me dilution, 6 globules.
Eau,   90 grammes.

Une cuillerée à dessert, de quatre en quatre heures.

Ce médicament convient surtout aux femmes hystériques, à l'humeur chagrine et pleureuse, et qui s'affectent facilement.

Enfin, si *Ignatia* ne suffit encore pas, on donnera *Calcarea carbonica*, de la même manière et à la même dilution, en l'alternant avec *Chinum sulfuricum*, 15me dilution, mêmes doses.

Chez les hommes ou les femmes aux yeux et cheveux noirs, tempérament bilioso-nerveux, on prescrira :

Bryonia alba, 12me dilution, 6 globules.
Eau,   90 grammes
Rhus, 10me ou 12me dilution, 6 globules.
Eau,   90 grammes.

Alterner ces deux médicaments (un jour l'un, un jour

l'autre), à la dose d'une cuillerée à dessert, de quatre en quatre heures.

S'il y avait frissons ou froid, avec besoin de remuer constamment le membre malade ; constipation ou diarrhée, on donnerait :

Arsenicum album, 15me dilution, 6 globules.
Eau,   90 grammes.

Nux vomica, 12me dilution, 6 globules.
Eau,   90 grammes.

Alterner ces deux médicaments (un jour l'un, un jour l'autre), à la dose d'une cuillerée à dessert, trois fois par jour.

Si le malade ressentait des douleurs crampoïdes très-douloureuses, avec contraction du membre, raccourcissement des tendons, avec impossibilité d'étendre la jambe ; élancements, et quelquefois tendance à s'évanouir ; on prescrirait :

Colocynthis, 12me dilution, 6 globules.
Eau,   90 grammes.

Une cuillerée à café, de quatre en quatre heures, en suspendant le médicament dès qu'une aggravation se fera sentir.

Si ni l'un ni l'autre des médicaments cités n'ont apporté de changement dans l'état, et surtout si les douleurs revêtent une forme périodique, on fera prendre :

Chinum sulfuricum, 15me dilution, 6 globules.
Eau,   90 grammes.

Une cuillerée, toutes les quatre heures.

On pourra aussi, si rien de ce qui vient d'être prescrit n'amène d'amélioration, ordonner le traitement recommandé pour les tempéraments lymphatiques, aux yeux bleus et cheveux châtains ou blonds.

J'ai peu traité de sciatiques, et celles que j'ai guéries, tant chez les hommes que chez les femmes, l'ont été au moyen des premières prescriptions de l'un ou de l'autre des deux traitements que nous venons d'exposer.

DE LA GASTRALGIE

(vulgairement Crampes ou Coliques d'estomac.)

Affection caractérisée par une douleur vive, lancinante, déchirante ou brûlante, ou bien par un sentiment de pression, distension ou de ballonnement.

Cette douleur se répand dans le dos et vers les épaules, et il y a assez souvent constipation, renvois, nausées, régurgitations des aliments, ou régurgitations acides et amères; quelquefois il y a grande anxiété, suffocation, défaillance et même délire; afflux de matières liquides ou glaireuses dans la bouche.

- Cette affection, dans laquelle l'appétit est conservé, offre des intermittences et existe sans fièvre; trois circonstances qui la différencient de la gastrite chronique, qui présente l'opposé, c'est-à-dire, perte d'appétit, vomissement des aliments, marche continue de la maladie, et souvent mouvement fébrile peu après avoir mangé, etc.

TRAITEMENT.

Aux personnes brunes, irrascibles, sujettes à la constipation, on prescrira :

Nux vomica, 12me ou 50me dilution,   6 globules.
Eau,   90 grammes.

Bryonia, 12me ou 50me dilution,   6 globules.
Eau,   90 grammes.

Alterner ces deux médicaments (un jour l'un, un jour l'autre), à la dose d'une cuillerée, matin et soir.

Si ces deux médicaments font du bien, sans cependant suffire complètement à la guérison, on donnera après :

Carbo vegetabilis, 50me dilution,   6 globules.
Eau,   90 grammes.

Une cuillerée, matin et soir.

Chez les femmes nerveuses et délicates, on pourra prescrire aussi :

Chamomilla, 12me dilution,   6 globules.
Eau,   90 grammes.

Une cuillerée, matin et soir.

Ce médicament est très-efficace chez les jeunes personnes ou les jeunes femmes, et s'il ne détruit pas complètement l'affection, on fera prendre après :

Belladonna, 12me dilution,   6 globules.
Eau,   90 grammes.

Une cuillerée à dessert, matin et soir.

Aux tempéraments scrofuleux ou sujets aux ulcérations et maladies de la peau, on prescrira *Calcarea carbonica* et *sulfur*, tous deux à la 50me dilution, 6 globules pour 90 grammes d'eau ; une cuillerée, matin et soir, en les alternant (un jour l'un, un jour l'autre.)

Si le malade se plaint d'une grande faiblesse de la digestion, avec ballonnement de l'estomac et pression douloureuse dans cet organe, après avoir bu et mangé fort peu, on prescrira :

China, 12me ou 15me dilution,   6 globules.
Eau,   90 grammes.

Une cuillerée, matin et soir.

Si le malade, outre la perte d'appétit, offre un teint pâle, avec ballonnement de l'estomac, vomissements, sensibilité douloureuse excessive de l'épigastre (creux de l'estomac) au toucher, avec chaleur ardente dans l'estomac, pression comme par une pierre, frissons, diarrhée, soif vive et dégoût des aliments, on prescrira :

Arsenicum album, 10me dilution,   6 globules.
Eau,   90 grammes.

Une cuillerée, matin et soir.

Dans le cas où la gastralgie serait très-opiniâtre et résisterait aux médicaments ci-dessus (ce qui arrive rarement), on pourra prescrire, surtout si le symptôme dominant est une *douleur pressive*, ou la sensation d'un *poids excessif* dans l'estomac :

Bismuthum, 30ᵐᵉ dilution, 6 globules.
Eau, 90 grammes.

Une cuillerée à dessert, matin et soir.

Si la gastralgie est produite par l'abus du café, on devra donner avant tout la prescription ci-après :

Coffea cruda, 12ᵐᵉ dilution, 6 globules.
Eau, 90 grammes.

Une cuillerée, matin et soir.

ENTÉRALGIE

(*ou Colique nerveuse.*)

Douleur vive se répandant dans tout le ventre, mais plus forte à la région ombilicale, avec cris, traits de la face plus ou moins altérés, pieds et mains froids et sueur abondante, borborygmes (grondements dans le ventre), évacuations de vents par le bas qui soulagent.

TRAITEMENT.

Les meilleurs médicaments à employer dans cette affection, sont : *Aconitum* et *Belladonna*, *Chamomilla*, *Colocynthis*, *Nux vomica*, *Arsenicum*, *Mercurius vivus*, *Carbo vegetabilis*, et *Croton tiglium*.

Prescription.

Si les coliques occupent la région ombilicale, qu'il y ait sensibilité douloureuse du ventre au contact, avec borborygmes, douleurs de crampes, de griffement, de torsion des intestins, ou élancements dans le ventre, comme par des coups de couteaux, avec constipation ou ténesme, et selles diarrhéiques, sueur et chaleur, face rouge ou alternativement rouge et pâle, on prescrira :

Aconitum, 12me dilution, 6 globules.
Eau,   90 grammes.
Belladonna, 12me dilution, 6 globules.
Eau,   90 grammes.

Alterner ces deux médicaments, à la dose d'une cuillerée à dessert, de trois en trois heures (une fois de l'un, une fois de l'autre.)

S'il y a : face rouge, ou pâle et creuse ; yeux cernés, ou rougeur d'une des joues et pâleur de l'autre ; jactation, cris et gémissements, avec coliques venteuses excessivement douloureuses ; ballonnement du ventre, avec tranchées et tiraillements ; renouvellement des souffrances par l'air froid, et surimpressionnabilité de tout le système nerveux ; selles muqueuses ou aqueuses, jaunes, vertes, ou blanchâtres, ou semblables à des œufs brouillés, avec odeur fétide ou sulfureuse ; dans ce cas, on fera prendre (surtout aux femmes et aux enfants) :

Chamomilla vulgaris, 12me dilution, 6 globules.
Eau,   90 grammes.

Une cuillerée à café, d'heure en heure.

Ce médicament agit très-efficacement dans ce cas.

Si, dans le premier traitement cité, l'alternation d'*Aconit* et *Belladonna* n'avait pas amené de mieux au bout de quelques doses, on les remplacera par :

Mercurius solubilis, 12me ou 15me
                    dilution, 6 globules.
Eau,   90 grammes.

Une cuillerée à dessert, de trois en trois heures.

Ce médicament convient surtout lorsque le moindre mouvement aggrave les douleurs.

S'il y a : ballonnement du ventre, avec douleurs constrictives dans le ventre ; coliques effroyablement atroces, forçant à se plier en deux, avec anxiété ; horripilation à la face, frissonnement des membres, sensation de meurtrissure dans le ventre, avec élancements comme par des coups de poignard ; grondements avec sensation de griffement soulagé par des mouvements brusques et violents ; face pâle et souffrante, avec yeux abattus ; soulagement des coliques par le café, et l'action de fumer ou de respirer l'odeur de la fumée de tabac ; dans ce cas, on fera prendre :

Colocynthis, 12me dilution, 6 globules.
Eau, 90 grammes.

Une cuillerée à café, d'heure en heure.

S'il survient de l'aggravation, on donnera quelques petites cuillerées de café à l'eau.

Si, après quelques doses de *Colocynthis*, nulle amélioration ne se produisait, on administrera :

Croton tiglium, 6me dilution, 4 globules.
Eau, 60 grammes.

Une cuillerée à café, d'heure en heure.

Ce médicament convient surtout, lorsqu'il y a beaucoup de borborygmes ou ballonnement du ventre, avec sortie de vents fétides et prolapsus du rectum (chute ou sortie de l'anus.)

Si, outre les coliques, il y avait : borborygmes, mouvements dans le ventre, sortie bruyante de flatuosités, oppression et vents inodores ou infects, on prescrirait :

Carbo vegetabilis, 6me dilution, 6 globules.
Eau, 90 grammes.
Une cuillerée à dessert, de quatre en quatre heures.

S'il y avait : maux de ventre intolérables, surtout du côté gauche, avec déchirement, rongement, tiraillement, sensation de froid, ou bien brûlement intolérable dans le ventre, gonflement du ventre, avec borborygmes ou grondements et flatuosités d'odeur putride ; frissons, avec besoin de se réchauffer ; face pâle ; renouvellement des coliques aussitôt après avoir bu ou mangé ; nausées, constipation, ou bien ténesme, avec brûlement à l'anus et diarrhée ; à l'aspect de ces symptômes, on fera prendre :

Arsenicum album, 10me dilution, 6 globules.
Eau, 90 grammes.
Une cuillerée à café, de deux en deux heures.

Si, chez les personnes au tempérament bilieux, il y a :
coliques flatuentes (causées par des vents), avec incarcération (ou emprisonnement) des vents, qui ne peuvent sortir,
se ramassent dans les hypochondres (coins du ventre), ou
remontent vers l'estomac, avec tension et pression dans le
ventre comme par des pierres ; borborygmes et bruits divers,
douleurs dans les reins et constipation opiniâtre ; dans ce cas,
on leur prescrira :

Nux vomica, 12me ou 15me dilution,   6 globules.
Eau,   90 grammes.

Une cuillerée à café, de trois en trois heures.

Chez les femmes ou les jeunes filles au tempérament lymphatique, yeux bleus et cheveux blonds, on pourra prescrire, dans des cas de coliques flatuentes se produisant le
soir après le repas ou pendant la nuit, avec bruits, grouil-
lements ou grondements dans le ventre ; sortie de vents fétides, avec lancinations à l'anus ; leucorrhée ou règles irrégulières ; envie fréquente d'aller à la selle, humeur pleureuse,
baillements ; on prescrira, dis-je :

Pulsatilla, 12me dilution,   6 globules.
Eau,   90 grammes.

Une cuillerée à café, de deux en deux heures.

On peut aussi, comme palliatif, appliquer sur le ventre,
dans la colique nerveuse, des serviettes chaudes, pliées en
quatre.

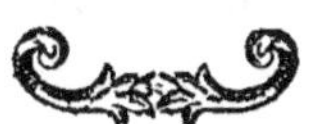

NÉVROSES

CARACTÉRISÉES PAR DES LÉSIONS DE MOUVEMENTS,

OU

CONVULSIONS.

Les convulsions sont des contractions involontaires, violentes et désordonnées des muscles soumis à l'empire de la volonté. On les divise en *toniques*, ou contractions permanentes dans lesquelles les parties affectées sont immobiles et raides ; et en *cloniques*, ou contractions dans lesquelles il y a alternativement contraction et relâchement ; on peut s'en faire une idée par les mouvements qu'exécute un pantin dont on tire et relâche tour-à-tour le fil qui fait mouvoir ses membres.

DU TÉTANOS.

Nous ne traiterons pas ici de cette terrible névrose qui réclame les soins spéciaux d'un médecin ; nous dirons seulement que, dans le *tétanos général*, les membres sont fixes et dans une complète immobilité ; le malade, privé de tout mouvement, ressemble à une statue de pierre, et on peut le lever tout d'une pièce, soit en le prenant par les pieds ou par la tête, tant la raideur est grande ; aucune force humaine ne peut faire céder les muscles ainsi convulsés. Dans ce terrible état, l'intelligence reste intacte ; généralement, les malades sont plus calmes la nuit ; les crises cessent, quoique la raideur existe toujours ; il n'y a ni fièvre, ni délire ; quelquefois le malade devient hydrophobe (a horreur de l'eau.)

Dans le *tétanos partiel*, la raideur tétanique ne s'empare que de quelques muscles ; si elle envahit ceux qui servent à élever la mâchoire inférieure , la maladie se désigne sous le nom de *Trismus ;* si elle s'empare des muscles de la partie antérieure du tronc, le corps est fléchi en avant , de tel façon que le menton touche la poitrine , et que les genoux sont portés très en avant ; cet état se désigne sous le nom d'*Emprosthonotos* (tension en devant.)

Si , au contraire , la tête est renversée en arrière , et que le corps suive la même direction , on désigne cet état sous le nom d'*Opisthotonos* (tension en arrière.)

Si le corps est fléchi dans le sens latéral ou de côté, c'est alors le tétanos latéral , ou le *Pleurothotonos* (tension latérale.)

INDICATIONS POUR LE TRAITEMENT.

Six médicaments , parmi tous ceux cités , sont surtout précieux pour combattre cette redoutable affection, si toutefois on peut l'espérer , quand elle n'est pas la suite d'une lésion traumatique , ce sont : *Cicuta , Belladonna , Ipeca , Opium , Camphora* et *Nux vomica.*

Si le tétanos a une origine traumatique , c'est-à-dire s'il survient à la suite d'une plaie contuse, d'une chute sur la tête, ou après une opération chirurgicale, on doit d'abord débrider la plaie , s'il est nécessaire, ou la débarrasser des corps étrangers qu'elle peut contenir ; souvent une esquille osseuse peut produire le tétanos ; puis après, les médicaments a donner de prime-abord, sont : *Arnica , Angustura* et *Rhus.*

Contre le tétanos des nouveaux nés, *Chamomilla ,* puis *Ipeca ,* si *Chamomilla* ne produit pas l'effet voulu ; et contre le *trismus* (serrement des mâchoires), dont quelques-uns sont affectés , *Aconitum* et *Belladonna* alternés ; et s'ils ne suffisent pas, *Opium* ou *Ignatia.* (Ce dernier convient surtout aux petites filles.)

24

La dose de l'un ou de l'autre sera de 4 globules dans 60 grammes d'eau ; une cuillerée à café, toutes les deux heures.

TRAITEMENT.

Contre le tétanos *traumatique*, on prescrira, pendant le jour :

Arnica, 6me ou 12me dilution,   7 globules.
Eau,   90 grammes.

Une cuillerée à café, d'heure en heure.
On donnera pendant la nuit, surtout s'il y a des nausées :

Ipeca, 6me ou 12me dilution,   7 globules.
Eau,   90 grammes.

Une cuillerée à café, d'heure en heure.
Si, au bout de vingt-quatre heures, il n'y a pas de mieux, on donnera :

Angustura, 15me dilution,   7 globules,
Eau,   90 grammes.

Une cuillerée à café, de deux en deux heures.
Si le tétanos ne consiste qu'en un violent *Trismus* (serrement convulsif des mâchoires, que nulle force ne peut écarter), ce qui se produit ordinairement, surtout au début, on donnera :

Belladonna, 12me dilution,   7 globules.
Eau,   90 grammes.
Mercurius vivus, 12me dilution,   7 globules.
Eau,   90 grammes.

Une cuillerée à café, de deux en deux heures, en les alternant (une fois de l'un, une fois de l'autre.)
Contre le tétanos *non traumatique*, on prescrira :

Cicuta virosa, 12me dilution,   7 globules.
Eau,   90 grammes.

Une cuillerée à café, de deux en deux heures.
Si, au bout de vingt-quatre heures, *Cicuta* n'amène pas de mieux, on prescrira, pendant le jour :

Belladonna, 12me dilution, 7 globules.
Eau, 90 grammes.

Une cuillerée à café, de deux en deux heures.
Et pendant la nuit :

Opium, 6me ou 12me dilution, 7 globules.
Eau, 90 grammes.

Une cuillerée à café, de deux en deux heures.
Si enfin ces deux médicaments n'amenaient pas de résultat au bout de vingt-quatre heures, on fera prendre :

Ipeca, 6me ou 12me dilution, 7 globules.
Eau, 90 grammes.

Une cuillerée à café, de deux en deux heures, pendant le jour.

Nux vomica, 12me ou 15me dilution, 7 globules.
Eau, 90 grammes.

Une cuillerée à café, de deux en deux heures, pendant la nuit.

Si l'individu atteint du tétanos offre, en outre, les symptômes suivants : extension rigide du corps, avec perte de connaissance ; froid, haleine courte, mouvements convulsifs, serrement des mâchoires, figure bleuâtre et froide comme marbre, ainsi que les mains et les avant-bras ; ouïe presque nulle, pouls très-lent, soupirs, plaintes, douleurs ou crampes dans les muscles des membres inférieurs ; dans ce cas, on prescrira d'abord de préférence :

Camphora, 6me dilution, 8 globules.
Eau, 60 grammes.

Une cuillerée à café, de demi-heure en demi-heure.
Ces symptômes dissipés, on reprendra le traitement *Cicuta*, puis *Belladonna* et *Opium*, s'il est nécessaire.

Contre le tétanos qui atteint les femmes, on prescrira, après *Cicuta*, *Belladonna* et *Platina* aux mêmes doses et de la même manière que sont prescrits *Belladonna* et *Opium*.

Si le tétanos est partiel, et s'il ne consiste qu'en une raideur du dos et de la nuque, on prescrira :

Sepia, 12me ou 15me dilution , 7 globules.
Eau , 90 grammes.

Une cuillerée à café , de deux en deux heures.

Si , avec le renversement de la tête en arrière, il y a tremblement convulsif des muscles , on donnera :

Stramonium, 15me dilution, 7 globules.
Eau , 90 grammes.

Une cuillerée à café , de deux en deux heures.

P. S. Voir, pour plus de détails , le traitement des affections nerveuses de M. le docteur Jarh, chez **J.-B.** Baillière , libraire de l'Académie impériale de médecine, rue Hautefeuille , 19 , à Paris.

CHORÉE

(*ou danse de Saint-Guy, de Saint-Wit.*)

Maladie apyrétique (sans fièvre), caractérisée par des mouvements irréguliers et involontaires, limités à plusieurs membres ou à un seul, ou bien à certains muscles de la face; dans ce dernier cas, il y a grimaces et contorsions des plus ridicules et des plus bizarres.

Si l'affection occupe les membres , ils se portent en tous sens , malgré la volonté la plus énergique; la démarche est irrégulière et ressemble à celle d'un homme ivre , qui décrit des courbes en tous sens en marchant; ou bien , il y a sautillement.

Si elle siége dans les muscles du cou , la tête oscille de droite à gauche , ou se balance d'avant en arrière; enfin, si l'affection est intense , il y a agitation continuelle de la face , rotation (tournoiement) incessante du globe de l'œil, et impossibilité de se servir de ses membres ; le malade est irritable ; il rit ou pleure sans sujet.

Cette maladie est plus commune à l'enfance qu'à l'âge adulte; elle peut être partielle, c'est-à-dire n'envahir qu'une moitié du corps.

TRAITEMENT.

Les médicaments à employer dans la *Chorée* partielle ou peu intense, sont : *Causticum, Silicea, Colchicum, Cocculus.*

Dans la *Chorée* intense (ou grande *Chorée* générale) : *Belladonna, Stramonium, Conium, Silicea, Cuprum, Opium, Colchicum, Zincum sulfuricum.*

Prescription.

Causticum, 12me dilution,   7 globules.
Eau,   120 grammes.

Une cuillerée à dessert, matin et soir.

Continuer ce remède pendant une semaine, puis laisser le malade tranquille pendant six jours, et s'il ne va pas mieux, on lui donnera la semaine suivante :

Cocculus, 12me dilution,   7 globules.
Eau,   120 grammes.

Une cuillerée à dessert, matin et soir, pendant une semaine.

Laisser encore une semaine s'écouler sans donner de médicaments ; puis, si le malade ne va pas mieux, on prescrira :

Colchicum, 12me dilution,   7 globules.
Eau,   120 grammes.

Une cuillerée à dessert, matin et soir, pendant une semaine.

Quinze jours après, si les accidents se produisent toujours, on prescrira :

Silicea, 15me dilution,   6 globules.
Eau,   90 grammes.

Une cuillerée à dessert, matin et soir.

Contre la grande *Chorée*, c'est-à-dire les mouvements convulsifs, violents de tous les membres, on prescrira :

Petroleum, 15me dilution,   6 globules.
Eau,   90 grammes.

Une cuillerée, matin et soir.

Si *Petroleum* fait du bien, on le répétera à une dilution

plus élevée (à la 30me dilution) ; s'il ne produit rien, on donnera :

Belladonna et **Stramonium**, 12me dilution, alternés (une semaine de l'un, une semaine de l'autre), à la dose d'une cuillerée à dessert, matin et soir, en laissant une semaine d'action au médicament donné avant de passer à l'autre.

Si ces deux médicaments ne produisent rien, on prescrira :

Cuprum metallicum, 15me dilution,   6 globules.

Eau,   90 grammes.

Une cuillerée à dessert, matin et soir.

Si *Cuprum* est impuissant, ce qui est rare, on donnera :

Coninm maculatum, 12me dilution, à préparer et prendre comme *Cuprum*.

Si la *Chorée* se déclare chez une jeune fille à l'âge de la puberté, par suite de troubles dans la menstruation, on prescrira :

Pulsatilla, 12me dilution,   6 globules.

Eau,   90 grammes.

Une cuillerée, matin et soir.

On pourra aussi, en cas d'insuccès dans la *Chorée*, faire prendre le médicament suivant, duquel il en est résulté de bons effets dans le cas où il a été employé empiriquement :

Zincum sulfuricum, 15me dilution,   6 globules.

Eau,   90 grammes.

Une cuillerée, matin et soir.

Bains froids pendant la saison d'été.

TREMBLEMENT DES MEMBRES.

Agitation rapide et en sens contraire des membres, par des mouvements de va-et-vient égaux.

Prescription.

Cicuta, 12me ou 15me dilution,   6 globules.

Eau,   90 grammes.

Une cuillerée à dessert, matin et soir.

Si *Cicuta* n'amène aucun changement, on donnera *Cuprum* de la même manière et à la même dilution.

DE LA PARALYSIE.

Perte absolue, ou bien diminution du sentiment et du mouvement. La paralysie du sentiment, qui fait qu'on ne sent point la douleur qu'un coup, une blessure ou une brûlure pourrait produire, s'appelle *Anesthésie* (privé de sensibilité.)

Si la paralysie n'occupe qu'un côté du corps, on la nomme *Hémiplégie* (frappé à moitié.)

Si elle envahit les jambes, elle prend le nom de *Paraplégie* (frapper incomplètement.)

Enfin, si elle affecte le bras droit et la jambe gauche, et *vice-versâ*, elle est dite *croisée*.

Elle peut dépendre d'une affection générale ou d'une lésion locale.

TRAITEMENT.

Contre l'*Hémiplégie* (ou paralysie d'un seul côté du corps), on prescrira :

Causticum, 15me ou 30me dilution, 7 globules.
Eau, 120 grammes.

Une cuillerée, matin et soir, ou une seule cuillerée le matin, selon la chronicité du cas.

Si *Causticum* n'amène pas d'amélioration, on le remplacera par *Cocculus*, qu'on donnera aux mêmes doses et de la même manière.

Si *Cocculus* est impuissant, on administrera *Plumbum*, 30me dilution, de la même manière que Cocculus.

Chez les individus replets et sanguins, au teint coloré et aux yeux bleus, on administrera de prime-abord :

Belladonna, 12me ou 30me dilution, 6 globules.
Eau, 90 grammes.

Et on l'alternera avec *Argentum nitricum*, 15me dilution, mêmes doses que *Belladonna* (un jour l'un , un jour l'autre.)

Chez les sujets épuisés, maigres, au tempérament triste ou colérique, on prescrira :

Lachesis, 30me dilution ,   6 globules.
Eau,   90 grammes.

Une cuillerée, matin et soir.

Si *Lachesis* ne produit rien, on l'alternera avec *Causticum*, 15me ou 50me dilution, aux mêmes doses que *Lachesis* (un jour de l'un , un jour de l'autre.)

On pourra prescrire contre la *Paraplégie* (ou paralysie des jambes), savoir :

Cocculus , 12me ou 30me dilution , 7 globules.
Eau ,   120 grammes.

Une cuillerée, une ou deux fois par jour , selon la chronicité du cas.

Si *Cocculus* ne suffit pas, il faudra prescrire :

Nux vomica, 30me dilution , 6 globules.
Eau ,   90 grammes.

Une cuillerée à soupe, tous les soirs.

Si *Nux vomica* ne remplissait encore pas le but, on donnera *Belladonna* et *Rhus toxicodendron* , 15me ou 50me dilution , 7 globules de chacun pour 120 grammes d'eau ; en prendre une cuillerée, matin et soir, en les alternant (un jour de l'un , un jour de l'autre.)

Enfin, on pourra donner aussi *Plumbum* , 24me dilution, 6 globules pour 90 grammes d'eau , une cuillerée tous les matins.

Contre la *Paralysie croisée* , on administrera :

Calcarea, 50me dilution, 7 globules.
Eau,   120 grammes.

S'il ne produit pas l'effet voulu, on le fera suivre des suivants :

Lachesis , 50me dilution,   7 globules.
Eau ,   120 grammes.
Silicea, 50me dilution, 6 globules.
Eau ,   120 grammes.

Alterner ces deux médicaments (un jour l'un , un jour l'autre), à la dose d'une cuillerée , matin et soir.

TRAITEMENT DES PARALYSIES LOCALES.

Contre l'état paralytique de l'articulation scapulo-humérale (jonction du bras à l'épaule), ou du bras, on prescrira :

Lachesis, 50me dilution, 7 globules.
Eau, 120 grammes.

Une cuillerée, matin et soir.

Ce médicament est le seul qui m'ait réussi dans ce cas ; cependant on pourrait prescrire aussi, surtout chez les individus psoriques (sujets aux dartres, furoncles et autres éruptions) :

Staphys agria, 15me dilution, 7 globules.
Eau, 120 grammes.

Une cuillerée, matin et soir.

Outre *Staphys*, un médicament qui peut rendre de grands services, est *Natrum muriaticum ;* on le donnera à la 30me dilution, et aux mêmes doses que *Staphys*.

Si la paralysie, ayant son siége dans l'articulation huméro-cubitale (coude), a envahi l'avant-bras, on donnera :

Silicea, 50me dilution, 7 globules.
Eau, 120 grammes.

Une cuillerée, matin et soir.
On donnera après, s'il n'y a pas de mieux :

Ambra grisea, même dilution, même préparation, et mêmes doses que *Silicea*.

La paralysie des mains ou des poignets exige :

Carbo vegctabilis, 50me dilution, 7 globules.
Eau, 120 grammes.

Mercurius vivus, 15me dilution, 7 globules.
Eau, 120 grammes.

Alterner ces deux médicaments (un jour l'un, un jour l'autre), à la dose d'une cuillerée, matin et soir.

S'ils ne suffisent pas, on pourra donner :

Bovista, même dilution, même préparation et mêmes doses que *Mercurius*.

Contre la paralysie des doigts, on prescrira :

Calcarea carbonica, 15me dilution,   7 globules.
Eau,   120 grammes.

Silicea, 50me dilution,   7 globules.
Eau,   120 grammes.

Alterner ces deux médicaments (un jour l'un, un jour l'autre), à la dose d'une cuillerée à dessert, matin et soir.

Contre celle des genoux ou des jambes, on donnera :

Anacardium orientale, 50me dilution, 7 globules.
Eau,   120 grammes.

Une cuillerée, matin et soir.

Ce médicament rendra, dans ce cas, les plus grands services. On pourra prescrire aussi, en cas d'insuffisance :

Berberis vulgaris, 50me dilution,   7 globules.
Eau,   120 grammes.

Une cuillerée, matin et soir.

Ou bien :

Oleander, 15me dilution, même préparation et mêmes doses que *Berberis*.

Si la paralysie siége dans les pieds, on ordonnera :

Oleander. (Voyez sa formule deux lignes plus haut.)

Ou bien :

Plumbum. (Voyez la formule, à l'article *Hémiplégie*, traitement, page 575.)

Ou après *Plumbum*, s'il ne suffit pas :

Ruta Graveolens, 12me dilution,   6 globules.
Eau,   90 grammes.

Une cuillerée, tous les matins.

Ruta convient surtout aux femmes ayant des règles abondantes, ou des règles de trop courte durée.

Contre la paralysie des orteils, on administrera :

Aurum Foliatum, 9me ou 12me dilution, 6 globules.
Eau,   90 grammes.

Une cuillerée, matin et soir.

La paralysie des muscles de la face se combat par les médicaments suivants :

Causticum, 50me dilution,   7 globules.
Eau,   120 grammes.

Une cuillerée, tous les matins et tous les soirs.

Si *Causticum* n'améliorait que légèrement l'état, et que le mieux ne fit plus de progrès, on donnera :

Graphites, même dilution, mêmes doses et même prescription que *Causticum*.

S'il y avait distorsion de la bouche (bouche tordue), on pourrait prescrire :

Opium, 12me dilution,   6 globules.
Eau,   90 grammes.

Une cuillerée, matin et soir.

Contre la paralysie des paupières, on prescrira :

Sepia, 50me dilution,   7 globules.
Eau,   120 grammes.

Une cuillerée, matin et soir.

Ce médicament convient surtout aux filles ou aux femmes.

Si *Sepia* ne suffit pas, on prescrira, dans l'ordre où ils sont, les médicaments suivants : *Spigelia, Veratrum, Zincum*, tous, à la 50me dilution, mêmes doses et même prescription que *Sepia*; seulement, on aura soin de laisser une semaine d'intervalle entre chacun d'eux, avant de passer de l'un à l'autre.

La paralysie de la langue réclame :

Belladonna, 12me ou 50me dilution,   6 globules.
Eau,   90 grammes.

Une cuillerée, matin et soir.

Si *Belladonna* ne remplit pas le but, on donnera *Causticum*, même préparation et mêmes doses que *Belladonna*.

Enfin, si ni l'un ni l'autre n'avançait la guérison, on donnera :

Dulcamara, 50me dilution,   7 globules.
Eau,   120 grammes.
Lachesis, 50me dilution,   7 globules,
Eau,   120 grammes.

Alterner ces deux médicaments (un jour l'un, un jour l'autre), à la dose d'une cuillerée, tous les matins et tous les soirs.

Contre la paralysie du pharynx (gorge), ou de l'œsophage (conduit alimentaire), on prescrira :

Arsenicum album, 50me dilution, 6 globules.
Eau, 90 grammes.
Lachesis, 50me dilution, 6 globules.
Eau, 90 grammes.

Alterner ces deux médicaments à la dose d'une cuillerée, matin et soir (un jour l'un, un jour l'autre.)

Si ces deux médicaments ne suffisaient pas, on donnera :

Causticum, 50me dilution, 7 globules pour 120 grammes d'eau ; une cuillerée, matin et soir.

Si, à la paralysie de la gorge, il se joint une saveur métallique, ou un goût de cuivre dans la bouche, on prescrira :

Cuprum metallicum, 15me dilution, 6 globules.
Eau, 90 grammes.

Une cuillerée, matin et soir.

Contre la paralysie du rectum (anus), on prescrira : *Aconitum* et *Belladonna*, tous deux à la 12me dilution et à la dose de six globules pour 90 grammes d'eau ; une cuillerée, matin et soir, en les alternant (un jour l'un, un jour l'autre.)

S'ils ne suffisent pas, on donnera :

Hyosciamus niger, 12me dilution, 7 globules.
Eau, 120 grammes.

Une cuillerée, matin et soir.

La paralysie de la vessie sera combattue par :

Belladonna, 12me dilution, 6 globules.
Eau, 120 grammes.
Hyosciamus, 12me dilution, 6 globules.
Eau, 120 grammes.

Alterner ces deux médicaments (de deux en deux jours), à la dose d'une cuillerée, matin et soir.

S'ils ne suffisent pas, ou s'ils ne produisent nul bien, on prescrira :

Dulcamara, 50me dilution, 6 globules.
Eau,   120 grammes.

Une cuillerée, trois fois par jour.
Enfin on pourra donner aussi :

Arsenicum album, 50me dilution, 6 globules.
Eau,   90 grammes.

Une cuillerée, matin et soir.

CONSIDÉRATIONS GÉNÉRALES.

Si la paralysie s'est produite à la suite de causes affaiblissantes (onanisme, perte de sang, d'humeurs, de sperme), il faudra choisir de préférence dans les médicaments suivants : *China, Ferrum, Sulfur, Rhus, Nux vomica, Cocculus,* 30me dilution, et mêmes doses que les dernières formules de la paralysie de la vessie ; ainsi on donnera d'abord : *Nux vomica* et *Sulfur,* alternés (un jour l'un, un jour l'autre) ; puis après *China,* s'il est nécessaire de le faire ; puis *Cocculus,* et, en dernier lieu, *Ferrum.*

Si elle s'est produite à la suite de convulsions, on choisira dans les médicaments suivants : *Causticum* et *Cuprum,* alternés entre eux ; puis ensuite *Calcarea* et *Silicea,* alternés aussi ; enfin *Belladonna,* puis *Cocculus,* et, en dernier lieu, *Cicuta.*

On laisse une semaine d'action avant de passer d'un médicament à un nouveau. (Mêmes doses et même préparation que plus haut.)

Si la paralysie est la suite d'une éruption répercutée (ou rentrée), on choisira : *Causticum* et *Sulfur ;* donner *Causticum,* comme il est dit plus haut ; puis, six ou huit jours après, donner *Sulfur* de la même manière.

Si elle est la suite de l'ivrognerie, on donnera : *Nux vomica* et *Sulfur,* alternés (un jour l'un, un jour l'autre, à la 30me dilution (doses et préparation comme il est prescrit plus haut.)

Si elle est produite par des émotions morales, on choisira, ou plutôt on parcourra la série suivante : *Cocculus, Nux vomica*, *Sepia*, *Chamomilla*, *Staphys* et *Belladonna*. (Mêmes préparation, doses et prescription que plus haut.)

Si elle provient d'abus de mercure, on choisira : *Sepia*, *Opium* et *Plumbum*, toujours 30me dilution, mêmes doses et même prescription que celles recommandées dans l'alinéa plus haut. (Laisser toujours six jours d'intervalle entre chaque médicament, avant d'en changer.)

NÉVROSES CONSISTANT EN UN TROUBLE DE L'INTELLIGENCE.

DÉLIRE.

Mots sans suite, visions, idées étranges ou ridicules, divagations et actes opposés à la raison.

TRAITEMENT.

Si le délire consiste en délires nocturnes, visions de feu, d'animaux ; fureur, avec envie de mordre, de déchirer ou frapper ; visions terribles, avec envie de s'enfuir ; face et yeux rouges, étincelants, on prescrira :

Belladonna, 12me dilution, 6 globules.
Eau, 90 grammes.

Une forte cuillerée à café, de deux en deux heures.

Si le délire consiste en chants, vers, prophéties, improvisations, avec exaltation et véhémence, et qu'il s'y joigne quelques-uns des symptômes pour lesquels nous venons de prescrire *Belladonna*, alors on fera prendre :

Agaricus muscarius, 12me dilution, 6 globules.
Eau, 90 grammes.

Une cuillerée à café, de deux en deux heures.

Si, après un état de mélancolie et d'abattement, le malade, jusqu'alors silencieux, sort de cet engourdissement ; si son teint se colore, si ses yeux brillent, et s'il parle à tort et à travers, en ne faisant alternativement que parler et rire sans motifs ; si, de plus, il a une petite toux sèche, il faut donner :

Coffea cruda, 6me dilution, 6 globules.
Eau,   90 grammes.

Une cuillerée à café, d'heure en heure.

Si le délire consiste en fureur et envie de tuer quelqu'un, convulsions, gestes bouffons, ridicules, lascivité, rires, vue de diables ou de fantômes, on prescrira :

Hyosciamus niger, 12me dilution, 6 globules.
Eau,   90 grammes.

Une cuillerée à café, de deux en deux heures.

Si le délire est composé de divagations, prières, gestes pieux, chants, extases, fureur, perte de connaissance ou visions de fantômes, entretiens avec le diable ou avec les anges, danses ou bouffonneries alternant avec des gestes tristes et de la mélancolie ; dans ces cas, on fera prendre :

Stramonium, 15me dilution, 6 globules.
Eau,   90 grammes.

Une cuillerée à café, de deux en deux heures.

HYPOCHONDRIE

(*ou Vapeurs.*)

Maladie imaginaire, reconnaissable à une tristesse vague, une préoccupation ridicule et incessante de sa santé, et dans laquelle, quoique bien portant ou ayant une légère affection, on se croit atteint d'une maladie des plus graves, devant amener une mort certaine, plus ou moins proche.

TRAITEMENT.

China, 12me ou 50me dilution, 6 globules.
Eau,   90 grammes.

Calcarea carbonica, 12me ou 30me

dilution, 6 globules.

Eau, 90 grammes.

Alterner ces deux médicaments (un jour l'un, un jour l'autre), à la dose d'une cuillerée, matin et soir.

Si ces deux médicaments ne suffisaient pas, on donnera *Nux vomica* et *Sulfur* alternés, 30me dilution, et préparés de la même manière que *China* et *Calcarea*, en observant seulement de faire prendre *Sulfur* le matin et *Nux* le surlendemain au soir. (Les alterner tous les deux jours.)

ECLAMPSIE ou CONVULSIONS.

CONVULSIONS DES ENFANTS.

Elles présentent trois formes distinctes qu'il importe de connaître, si l'on veut les traiter avec succès ; nous allons les passer en revue rapidement.

PREMIÈRE FORME. — SYMPTÔMES.

Coloration subite de la face, avec yeux largement ouverts et fixes ; vacillations légères, puis renversement de la tête en arrière ; allongement et raideur du corps ; trismus (ou serrement des mâchoires) ; secousses dans les membres ; après un léger temps d'arrêt, la respiration semble se suspendre ; la face devient violacée ou bleuâtre ; les veines se gonflent, puis toutà-coup les yeux se renversent et semblent disparaître sous la paupière supérieure ou sont agités dans tous les sens ; le visage contracté prend les expressions diverses les plus étranges, et est par fois hideux ou effrayant ; les doigts, les mains, les bras et les jambes sont pris par intervalles de spasmes cloniques, qui les

font se démener comme ceux d'un pantin dont on tire
la ficelle ; la respiration est irrégulière et précipitée ;
l'urine et les selles sont rendues involontairement ; le
pouls est très-accéléré ; enfin cette crise se termine
quelquefois par de profonds soupirs ou par un cri, et
l'enfant, pendant un certain temps, reste comme hébêté ou tombe dans un profond sommeil.

TRAITEMENT DE CETTE PREMIÈRE FORME.

Belladonna, 12me dilution, un globule mis dans la
bouche, d'heure en heure.

Ou bien :

Belladonna, teinture mère, 6 à 8 gouttes dans un tube
de verre ; le faire respirer au malade (pendant une minute),
de 10 en 10 minutes.

DEUXIÈME FORME. — SYMPTÔMES.

Le début ressemble à celui de la première forme ;
seulement, au lieu de devenir violet ou bleuâtre, le
visage devient pâle, les paupières sont fermées ; mais
si on les soulève, on voit que le globe de l'œil est fixe
ou convulsé (tourné légèrement en haut); les mâchoires
sont légèrement serrées, et quand on les entr'ouvre,
elles restent dans cette position ; la respiration est régulière, mais très-faible ; tous les muscles sont relâ-
chés, et les membres obéissent assez aux impulsions
qu'on leur donne ; le pouls est mou, petit ; l'intelligence paraît suspendue ; les selles sortent involontairement, et souvent des sueurs froides et des vomissements
ont lieu ; quelquefois le malade ouvre les yeux, regarde,
puis il les referme et retombe dans le même état qu'auparavant ; cet accès peut se terminer ou par un profond
sommeil, ou par des mouvements précipités d'extension

et de flexion des membres, ou enfin, par un retour brusque à l'état habituel.

Le durée de cet accès varie de quelques minutes à plusieurs heures, et même à plusieurs jours.

TRAITEMENT DE CETTE DEUXIÈME FORME.

Opium, 6me ou 12me dilution, un globule introduit dans la bouche, d'heure en heure.

Ou bien :

Opium, teinture mère, 6 à 8 gouttes dans un tube de verre ; le faire respirer au malade toutes les 10 minutes (pendant une minute.)

TROISIÈME FORME. — SYMPTÔMES.

Cette forme n'est autre que le *Tétanos,* elle offre : raideur, extension ou courbure du corps en divers sens; c'est la plus redoutable des formes de l'*Eclampsie;* la mort est certaine, si elle se prolonge au-delà de quatre ou cinq heures. (*Voyez* Tétanos.)

TRAITEMENT.

Conium maculatum, 6me ou 12me dilution, un ou deux globules dans la bouche, d'heure en heure, ou bien, respirer la teinture mère de *Conium*.

Si, au bout de deux doses, nulle amélioration n'arrive, on donnera :

Cicuta, 6me ou 12me dilution, de la même manière que *Conium,* tant pour les globules que pour la teinture mère.

Si les convulsions avaient pour cause une chute sur la tête ou une perte de sang un peu grave (hémorrhagie), on prescrirait :

Arnica, 6me ou 12me dilution, un globule d'heure en heure, dans la bouche, ou bien respirer *Arnica,* teinture mère, comme nous l'avons dit pour *Belladonna* et *Opium*.

ECLAMPSIE

OU

CONVULSIONS DES FEMMES EN COUCHES.

S'il y a, chez la femme : yeux convulsés , renversement du corps en arrière ou latéralement, sommeil soporeux ou coma , avec face rouge ou pâleur subite ;
regard égaré ou hagard , pupilles dilatées, peau très-
chaude , émission involontaire des selles ou des urines,
perte de connaissance , avec convulsions fixes ou passant d'un endroit à une autre ; cris , respiration râlante , avec stupeur ou bien délire ; pouls accéléré et
fort , avec gonflement des veines du cou et battement
violent des artères de la tête , on prescrira :

Belladonna, 12me dilution,   4 globules.

Eau ,   90 grammes.

Hyosciamus niger, 12me dilution ,   4 globules.

Eau ,   90 grammes.

Alterner ces deux médicaments (l'un le matin, l'autre l'a-
près midi), à la dose d'une cuillerée à café, de demi-heure en
demi-heure, ou d'heure en heure, selon la gravité du cas.

S'il y a chez la femme : raideur de tout le corps comme
dans le tétanos, avec serrement des mâchoires, ou encore
tension et crampes dans les membres, alternant avec des
secousses convulsives ; face enflée et rouge ; balbutiement en
parlant et difficulté d'avaler , comme si la langue et la gorge
étaient paralysées ; coma, ou sommeil profond, avec ronflement ; chaleur, avec soif inextinguible ; traits altérés et
langue sèche ; urine abondante ; dans ces cas, on prescrira :

Stramonium, 12me dilution,   4 globules.

Eau ,   90 grammes.

Une cuillerée à café, de demi-heure en demi-heure, ou
d'heure en heure, selon le cas.

Si chez la femme on observe : raideur spasmodique des

membres ou du corps, mais sans perte de connaissance ; serrement des mâchoires, yeux convulsés, avec tremblottement des paupières et des commissures des lèvres (coins de la bouche); baillements convulsifs, décubitus dorsal (coucher sur le dos), avec jambes relevées vers le ventre ; visage pâle; accès se manifestant surtout dès que le jour paraît ; dans ce cas, on prescrira :

Platina, 6me ou 15me dilution, 4 globules.

Eau, 90 grammes.

Une cuillerée à café, de demi-heure en demi-heure, ou d'heure en heure, selon le cas.

Si chez la femme on observe les symptômes suivants, et surtout si une frayeur a provoqué l'accès : tremblement convulsif des membres, avec secousses dans le corps et tressaillements spasmodiques des bras ou des jambes, avec cris ; ensuite, sommeil soporeux, avec bouche ouverte et ronflement ; face rouge, bouffie et yeux étincelants ; accès *apparaissant surtout la nuit ;* dans ce cas, on prescrira :

Opium, 6me dilution, 4 globules.

Eau, 90 grammes.

Une cuillerée à café, de demi-heure en demi-heure, ou d'heure en heure.

Si les accès avaient subitement lieu, avec perte totale de connaissance ; raideur tétanique du corps, alternant avec des convulsions excessivement violentes ; pouls faible et accéléré, ou petit et presque imperceptible, dans ce cas, on donnera :

Laurocerasus, 6me ou 15me dilution, 4 globules.

Eau, 90 grammes.

Une cuillerée à café, d'heure en heure.

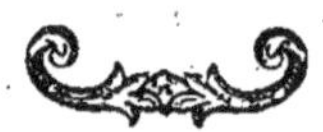

SOMNAMBULISME.

Névrose caractérisée par une habitude de faire pendant la nuit des actes qui ne se font habituellement que le jour.

TRAITEMENT.

On commencera par donner :

Aconitum, 12ᵐᵉ ou 30ᵐᵉ dilution, 6 globules.
Eau, 90 grammes.
Bryonia, 12ᵐᵉ ou 30ᵐᵉ dilution, 6 globules.
Eau, 90 grammes.

Alterner ces deux médicaments, à la dose d'une cuillerée à dessert, matin et soir.

Si l'affection ne cède pas, on fera prendre :

Phosphorus, 12ᵐᵉ ou 30ᵐᵉ dilution, 4 globules.
Eau, 90 grammes.

Une cuillerée à dessert, matin et soir.

Si *Phosphorus* ne suffit pas, on donnera *Silicea* aux mêmes dilutions et de la même manière que *Phosphorus*, puis enfin *Sulfur*, mêmes doses.

ÉPILEPSIE

(ou *Mal caduc, haut Mal.*)

Névrose caractérisée par une perte subite de la connaissance, avec insensibilité complète et relâchement de tous les muscles soumis à l'empire de la volonté, ou bien, le plus souvent, avec convulsions générales ou partielles; gonflement rouge de la face, distortion des yeux et des lèvres, avec écume à la bouche et pouces appliqués convulsivement contre le creux de la main. Au moment de l'attaque, le malade pousse un cri en tombant. Cette affection est intermittente et apyrétique.

L'allopathie regarde généralement cette affection comme

incurable : cela est vrai si l'affection est congéniale ; mais, dans beaucoup de cas, la maladie est curable ; je pourrais en citer plusieurs exemples. J'ai traité moi-même une jeune fille du village de Parcey, Mademoiselle E. P., atteinte depuis cinq ans de cette névrose, et je l'ai guérie en moins de deux mois de traitement, au moyen de *Lachesis* ; cependant j'avouerai qu'il est des cas excessivement réfractaires à tout traitement, faute de médicaments s'adaptant exactement aux symptômes.

Les médicaments les plus généralement employés sont : *Belladonna*, *Lachesis*, *Calcarea*, *Silicea*, *Ignatia*, *Argentum nitri* et *Stannum* ; cependant ce sont sur les deux premiers qu'on doit le plus compter, quoique *Calcarea* et *Silicea* puissent être par fois très-utiles.

Prescription.

Chez les sujets au teint jaunâtre, sujets aux éruptions de dartres, boutons, etc., ou adonnés à l'onanisme, on prescrira :

Calcarea carbonica, 50me dilution, 4 globules.
Eau,   120 grammes.
Belladonna, 50me dilution, 4 globules.
Eau,   120 grammes.

Alterner ces deux médicaments, à la dose d'une cuillerée, matin et soir.

Ces potions achevées, laissez huit jours d'intervalle, pendant lesquels le malade ne prendra pas de médicaments ; puis donnez (si la maladie n'a pas été améliorée) :

Lachesis, 50me dilution, 4 globules.
Eau,   120 grammes.

Une cuillerée, matin et soir.

Si les attaques ont lieu surtout la nuit, et qu'elles soient plus fréquentes à l'époque de la nouvelle lune, on prescrira, après *Calcarea* et *Belladonna* :

Silicea, 50me dilution, 4 globules.
Eau,   120 grammes.

Une cuillerée, matin et soir.

Puis, après huit jours d'intervalle, on donnera *Lachesis*, comme la formule l'indique.

Si l'épilepsie était la suite d'une frayeur, on donnerait :

Opium, ou bien **Ignatia amara**, 50me dilution,   4 globules.

Eau,   120 grammes.

Une cuillerée, matin et soir.

Après huit jours d'intervalle, on répétera le médicament qui aura fait du bien, mais à une dilution plus élevée, sinon on donnera *Calcarea* et *Belladonna*, puis *Lachesis*.

Si les convulsions épileptiques étaient causées par une affection vermineuse (surtout chez les enfants), on administrera :

Stannum, 50me dilution,   4 globules.
Eau,   120 grammes.

Une cuillerée, matin et soir.

Si elle était causée par une chute sur la tête, on prescrira :

Arnica, 50me dilution,   4 globules.
Eau,   120 grammes.

Une cuillerée, matin et soir.

Si *Arnica* ne suffisait pas, on donnera huit jours après :

Cuprum metallicum, 50me dilution,   4 globules.
Eau,   120 grammes.

Une cuillerée, matin et soir.

Enfin, en l'absence de tous renseignements et de toute indication, on pourra donner, après *Calcarea* et *Belladonna*, surtout chez les individus atteints de rhumatismes avec douleurs lancinantes (aux articulations) :

Argentum nitri, 50me dilution,   4 globules.
Eau,   120 grammes.

Une cuillerée, matin et soir.

Il est bien entendu que si l'un des médicaments cités ci-dessus fait du bien, il faudra le répéter, mais en haussant la dilution d'un tiers en plus, et en mettant des intervalles doubles entre les doses ; cependant si l'affection ne cède pas,

on aura soin de réserver *Lachesis*, comme dernier moyen ca-
pital, de n'administrer ce médicament qu'en dernier lieu,
et après avoir parcouru la série de tous les autres médicaments indiqués selon les cas qui ont donné naissance à l'affection.

P. S. Il est bon aussi d'être prévenu que par l'usage de
Belladonna, *Lachesis*, etc., etc., les accès deviennent plus
rapprochés et plus violents d'abord, puis ils cèdent peu à peu.

CATALEPSIE.

Affection intermittente, non fébrile, dans laquelle
il y a perte de connaissance, raideur tétanique générale ou partielle (elle diffère du tétanos, en ce que les
membres conservent pendant toute l'attaque la position
qu'ils avaient au début du mal, ou celle qu'on leur
donne, quelque difficile qu'elle soit); sensibilité nulle
ou peu développée; respiration libre et pouls lent (dans
quelques cas, l'un et l'autre sont presque insensibles);
quelques malades avalent et digèrent; peau froide,
articulations très-raides.

La durée de ces symptômes varie de quelques minutes à quelques heures, et même quelques jours;
l'attaque dissipée, les malades n'en gardent nul sou-
venir.

TRAITEMENT.

L'esprit de camphre de Hahnemann en olfaction (respiré),
ou à la dose d'une goutte dans une cuillerée d'eau, de quart
en quart d'heure; si cela ne peut détruire la crise, on donnera *Belladonna* et *Hyosciamus*, alternés, comme nous l'a-
vons dit dans l'*Eclampsie*; ou *Laurocerasus*, si le malade offre
l'image complète d'un mort; et si *Laurocerasus* ne suffit pas,
on donnera *Cicuta*. Ces divers médicaments s'administreront
absolument de la même manière que ceux prescrits dans l'*E-
clampsie* ou *Convulsions*.

Chamomilla se prescrira aux enfants qui seraient atteints

de catalepsie, ou bien *Mercurius solubilis*, s'il y avait affections vermineuses, avec immobilité complète du corps, face rouge et animée.

CAUCHEMAR

(*vulgairement Incube.*)

Rêve effrayant, dans lequel l'existence se trouve compromise, ou bien dans lequel un corps fantastique, hideux, s'accroupit sur la poitrine, ou poursuit le rêveur ; il y a alors oppression, étouffement, efforts inutiles pour crier, fuir ou se défendre ; sueur abondante, pouls accéléré, battements de cœur et anxiété terrible. Le réveil met heureusement terme à ce pénible état. C'est ordinairement pendant le premier sommeil que le cauchemar se produit.

TRAITEMENT.

Aconitum, 12me dilution, 6 globules.
Eau,   90 grammes.
Pulsatilla, 12me dilution, 6 globules.
Eau,   90 grammes.

Alterner ces deux médicaments (un jour l'un, un jour l'autre), à la dose d'une cuillerée, matin et soir.

S'ils ne détruisent pas complètement cet état, on donnera :

Opium, 6me ou 9me dilution, 6 globules.
Eau,   90 grammes.

Une cuillerée, matin et soir.

NÉVROSES SPÉCIALES A CERTAINS ORGANES.

COQUELUCHE.

Toux convulsivé, revenant par quintes , pendant lesquelles plusieurs mouvements d'expiration bruyante se succèdent avec rapidité , et sont suivis d'une inspiration lente , pénible et retentissante.

Dans les fortes quintes , la respiration est difficile , et la suffocation presque imminente ; la face se congestionne et bleuit ; les yeux sont saillants , larmoyants , et les efforts du malade amènent souvent des vomissements.

On lui connaît *trois périodes* : la première est dite *catarrhale ,* vu que cette affection commence par un simple catarrhe, avec enrouement ; la seconde est dite *spasmodique ,* et la troisième de *déclin.*

Cette affection peut se compliquer de pneumonie, de bronchite capillaire, ou amener la formation d'une hernie.

TRAITEMENT.

Le traitement consiste en des médicaments appropriés au génie de cette épidémie ; une foule ont été préconisés , mais leur choix laissait le public dans l'embarras ; ce qui était convenable une année , se trouvait nul pour l'autre , même d'individu à individu , le médicament variant selon la constitution.

Je rapporte ici le traitement conseillé par **M.** le docteur Teste , car outre qu'il est judicieux , c'est celui qui m'a toujours le mieux réussi.

On commencera donc à donner au début (conseil de Hahnemann):

Drosera, 15me dilution,   4 globules.
Eau,   60 grammes.

Une cuillerée, matin et soir.

Laissez agir ce médicament pendant six jours ; puis, s'il y a du mieux, répétez-le ; sinon, donnez :

Coralia rubra, 50me dilution,   7 globules.
Eau,   120 grammes.

Une cuillerée, trois fois par jour, pendant quatre jours.

Dès que l'amélioration produite par ce médicament cessera, on donnera :

Chelidonium majus, 6me dilution,   7 globules.
Eau,   120 grammes.

Une cuillerée, matin et soir.

On continuera ce médicament tant qu'il ne surviendra pas de fortes quintes spasmodiques ou de convulsions chez les jeunes enfants, car, dans ce cas, il faudrait redonner *Coralia* jusqu'à ce que la coqueluche se transforme en *rhume simple*.

Dès que cette transformation aura lieu, on cessera tout pour donner :

Pulsatilla, 12me dilution,   7 globules.
Eau,   120 grammes.

Une cuillerée, matin et soir.

Quand la coqueluche est à sa période d'état chez des enfants sanguins ou blonds, d'humeur vive, ayant des sueurs pendant les accès ou pendant la nuit, selles molles ou diar-rhéiques, on prescrira :

Ipeca, 8me dilution,   7 globules.
   ou en teinture mère,   10 gouttes.
Eau,   120 grammes.

Quatre cuillerées à café, par jour.

Chez les enfants nerveux, vifs, irritables, plutôt *constipés* que *relachés*), on pourra prescrire, pour ramener la coqueluche à l'état de simple bronchite : *Coffea*, *Cocculus* et *Causticum*, 12me dilution, aux mêmes doses qu'*Ipeca*.

Un médicament précieux contre les coqueluches qui apparaissent au commencement de l'automne, et surtout chez les petites filles robustes, très-brunes, aux cheveux noirs, ayant des selles à l'état normal, et sujettes à des névralgies, est celui-ci :

Capsicum, 12me dilution, 7 globules.
Eau, 120 grammes.
Une cuillerée à dessert, trois fois par jour.

S'il y a : rêvasseries, spasmes, convulsions, surtout chez des enfants lymphatico-nerveux, à la tête volumineuse, on prescrira *Belladonna*, 12me dilution, à préparer et prendre comme *Capsicum*.

Si la coqueluche passait à l'état chronique, mais en perdant en partie son caractère spasmodique ou convulsif, on donnera :

China, 12me dilution, 7 globules.
Eau, 120 grammes.
Une cuillerée, matin et soir.

Dans les cas ou le sujet est maigre, jaune, débile, épuisé, et où l'on n'agit qu'en désespoir de cause, on donnera :

Arsenicum album, 30me dilution, 6 globules.
Eau, 90 grammes.
Une cuillerée, matin et soir.

En outre, il faut pendant le traitement une alimentation tonique, et changer d'air lorsque la coqueluche commence à disparaître.

PALPITATIONS NERVEUSES DU COEUR.

Mouvements plus accélérés, plus brusques, plus désordonnés du cœur qu'à l'état normal, accompagnés souvent d'un sentiment de malaise et de douleur, avec accélération de la respiration, et anxiété ; elles se montrent particulièrement pendant le premier sommeil et sous l'influence d'émotions vives ; leur durée est courte, et elles se reproduisent à des intervalles plus ou moins éloignées ; les urines des sujets qui en sont atteints sont claires, ténues et incolores (comme de l'eau.)

TRAITEMENT.

Aconitum, 12me dilution,   6 globules.
Eau,   90 grammes.

Pulsatilla, 12me dilution,   6 globules.
Eau,   90 grammes.

Alterner ces deux médicaments (un jour l'un, un jour l'autre), à la dose d'une cuillerée, matin et soir.

Si ces deux médicaments ne réussissent pas, ce qui est rare, on prescrira, chez les individus aux yeux bleus et cheveux blonds, au tempérament lymphatique :

Phosphorus, 30me dilution,   7 globules.
Eau,   120 grammes.

Une cuillerée, matin et soir.

Chez les individus pâles, maigres, frileux, offrant la cachexie particulière à ceux qui habitent des localités marécageuses, on prescrira : *Arsenicum*, même dilution, même préparation et mêmes doses que *Phosphorus* ; on peut le donner à la 100me dilution, si on le répète.

Aux personnes faibles et épuisées par de longues maladies ou des pertes de sang, d'humeur, on prescrira :

China, 30me dilution,   7 globules.
Eau,   120 grammes.

Une cuillerée, matin et soir.

NÉVROSES PROPRES A L'APPAREIL CIRCULATOIRE.

SYNCOPE ou DÉFAILLANCES.

Perte complète et plus ou moins prompte du sentiment et du mouvement, avec suspension des battements du cœur et de la respiration ; on croirait que l'individu a cessé de vivre, car la face est pâle, les lèvres sont décolorées, les bras et les jambes sont froids, et une sueur gluante couvre une partie du corps ; le sentiment et le mouvement sont anéantis ; enfin, les battements du cœur ainsi que la respiration , ne sont plus perçus.

On dit qu'il y a *lipothymie*, lorsque le sentiment et le mouvement sont seulement diminués , et que la respiration et la circulation continuent leurs fonctions.

TRAITEMENT.

Il est bien entendu que nous ne parlons ici que des syncopes fortuites ou accidentelles , et non des syncopes symptômatiques qui ont lieu dans le cours de graves maladies.

Si la défaillance a été causée par une frayeur ou autre vive émotion , et qu'il y ait de forts battements de cœur, avec congestion de sang à la tête , face alternativement rouge et pâle , renouvellement de l'accès en se redressant de la position couchée, etc. , on prescrira :

Aconitum, 12me dilution, 4 globules.
Eau , 60 grammes.

Une cuillerée à café , de quart en quart d'heure pendant une heure , et s'il ne survient pas d'amélioration au bout de ce temps, on administrera :

Opium, 6me ou 9me dilution, 4 globules.
Eau , 60 grammes.

Une cuillerée à café , de quart en quart-d'heure.

Chez les personnes excessivement nerveuses et impressionnables, on pourra prescrire de préférence : *Coffea, Ignatia* ou *Chamomilla*, aux mêmes doses et mêmes dilutions que les précédents. *Coffea* ou *Chamomilla* conviennent également, quand ce sont de vives douleurs qui provoquent les syncopes.

Si les défaillances proviennent de fortes pertes débilitantes (sang ou humeur), ou bien si elles sont la suite de graves et longues maladies, on administrera :

Phosphorus, 50me dilution, 7 globules.
Eau , 120 grammes.
China, 30me dilution, 7 globules.
Eau, 120 grammes.

Alterner ces deux médicaments (un jour l'un, un jour l'autre), à la dose d'une cuillerée à dessert, matin et soir.

Si les syncopes survenaient à la suite d'une maladie aiguë, de courte durée, ces mêmes médicaments seraient également applicables, mais à la 12ᵐᵉ au lieu de la 30ᵐᵉ dilution.

NÉVROSES AFFECTANT LES VOIES DIGESTIVES.

DYSPEPSIE

(*Digestion difficile.*)

SYMPTÔMES.

Lenteur et difficulté des digestions; pesanteur des aliments dans l'estomac, malaise, douleurs, baillements, éructations (rots) fréquentes, renvois aigres, envies de vomir, borborygmes, quelquefois douleur vive dans l'estomac, avec gêne par suite des gaz qui s'y forment; ballonnement du ventre chez quelques-uns; vomissements, constipation alternant quelquefois avec la diarrhée; tête lourde, embarrassée, mélancolie.

La durée de cette maladie est longue et indéterminée.

TRAITEMENT.

Si la dyspepsie est récente, et qu'il y ait diarrhée jaunâtre ou diarrhée muqueuse, avec aliments non digérés, teint pâle ou jaune, on prescrira:

China, 12ᵐᵉ ou 15ᵐᵉ dilution, 7 globules.

Eau, 120 grammes.

Une cuillerée, matin et soir.

S'il ne suffit pas, on donnera trois ou quatre jours après:

Arnica, 6ᵐᵉ ou 12ᵐᵉ dilution, 7 globules.

Eau, 120 grammes.

Une cuillerée, matin et soir.

Ces deux médicaments conviennent aux personnes sèches, nerveuses, épuisées, au teint jaunâtre, ayant souvent des renvois d'un goût d'œufs pourris, et de la diarrhée.

Chez les personnes sujettes à la constipation, on prescrira aussi *China*; et si ce médicament est insuffisant, on le fera suivre de *Bryonia*, surtout s'il y a dégoût pour tous les aliments, avec goût amer, ou fade et pâteux; pression à l'estomac comme par une pierre, surtout après avoir mangé du pain; renvois fréquents après le repas; régurgitation ou vomissement des aliments; écoulement par la bouche d'une eau douceâtre et abondante, semblable à de la pituite; sensibilité douloureuse de l'épigastre (creux de l'estomac) au toucher, avec impossibilité de souffrir des vêtements serrant la ceinture; sensation de brûlure ou de gonflement au creux de l'estomac; constipation ou selles dures et difficiles; caractère emporté et irrascible.

Prescription.

Bryonia, 12me dilution, 7 globules.
Eau, 120 grammes.

Une cuillerée, matin et soir.
Si *Bryonia* ne suffit pas, on prescrira :

Nux vomica, 10me dilution, 7 globules.
Eau, 120 grammes.

Sulfur, 15me dilution, 7 globules.
Eau, 120 grammes.

Alterner ces deux médicaments de la manière qui suit: une cuillerée de *Nux*, matin et soir; puis, le surlendemain prendre une cuillerée de *Sulfur*, matin et soir aussi, pour, après avoir laissé un jour d'intervalle, reprendre *Nux*, et continuer de même.

Si la dyspepsie est passée à l'état chronique, on administrera de prime-abord :

Hepar sulfur, 50me dilution, 2 globules, matin et soir, dissous dans une cuillerée d'eau, à prendre tous les six jours seulement.

Si *Hepar* ne suffit pas , on donnera *Nux* et *Sulfur* , mais à la 50me dilution , et à la dose de deux globules, matin et soir, en les alternant de six en six jours (c'est-à-dire , deux globules de *Nux*, matin et soir ; puis, après six jours, pendant lesquels on ne prend pas de remède, prendre *Sulfur*, deux globules, matin et soir, pour, après six jours encore, prendre *Nux*, etc.)

S'il se joint des crampes d'estomac à la dyspepsie, et que le malade y éprouve des espèces de picottements insupportables, on intercallera dans le traitement le médicament suivant :

Coffea cruda, 12me dilution ,   6 globules.

Eau,   90 grammes.

Une cuillerée, matin et soir.

Si la dyspepsie provient d'atonie de l'estomac (vulgairement estomac froid), on prescrira un médicament que je ne saurais trop préconiser, vu que par l'expérimentation que j'en ai faite sur moi-même et sur d'autres personnes, tous les symptômes qu'il développe agissent spécialement sur l'estomac dans le même sens que les dyspepsies atoniques les plus intenses ; ce médicament est le *Gingembre*. J'ignore s'il en existe une préparation homœopathique, ne l'ayant vu figurer encore dans aucune pathogénésie. Voici sa formule :

Zingiber, 12me dilution ,   6 globules.

Eau,   90 grammes.

Une cuillerée , matin et soir.

Je ne connais pas l'antidote du *Gingembre*.

Si la dyspepsie a atteint des individus de constitution maladive et scrofuleuse, on prescrira *Calcarea carbonica* et *Sulfur*, aux mêmes doses, mêmes dilutions, alternés de la même manière que nous avons prescrit *Nux* et *Sulfur*. (*Voyez après la formule de Bryonia.*)

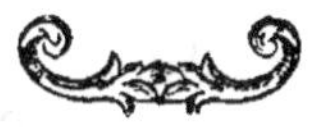

APPÉTIT DÉPRAVÉ

(*ou Malacie et Pica.*)

Cette maladie occasionne une telle dépravation du goût, que ceux qui en sont atteints mangent ou désirent manger des substances non usitées comme aliments, mais qui cependant contiennent des principes nutritifs (nourrissants), tels que des rats, du cheval, de la chair humaine, des punaises, poux ou araignées, etc.; ou bien, boire de l'encre, de l'eau bourbeuse, de l'urine, etc.; dans ce cas, on dit qu'il y a *malacie* (mollesse); ou bien l'appétit convoite des objets qui n'ont rien d'assimillable, tels que du charbon, de la craie, de la terre, etc.; dans ce second cas, on dit alors qu'il y a *pica*.

Les femmes enceintes et les filles à l'époque de la puberté y sont sujettes.

TRAITEMENT.

On prescrira d'abord, surtout si l'on a affaire à des individus au teint et cheveux bruns, au tempérament colérique, irritable et sujets à la constipation, savoir :

Nux vomica, 10me ou 15me dilution, 7 globules.
Eau, 120 grammes.
Bryonia, 12me dilution, 7 globules.
Eau, 120 grammes.

Une cuillerée, matin et soir, en les alternant (un jour l'un, un jour l'autre.)

Si la guérison se faisait attendre, ou que ces deux médicaments n'aient produit nulle amélioration, on prescrira :

Nitri acidum, 30me dilution, 7 globules.
Eau, 120 grammes.

Une cuillerée, matin et soir.

BOULIMIE

(ou Faim canine, et vulgairement Fringale.)

C'est une faim dévorante et, pour ainsi dire, insatiable, qui est tellement pressante, que si on ne la satisfait pas immédiatement, elle occasionne des défaillances, et même des syncopes.

TRAITEMENT.

Calcarea carbonica, 15me dilution, 7 globules.
Eau,   120 grammes.
China, 15me ou 30me dilution, 7 globules.
Eau,   120 grammes.

Alterner ces deux médicaments, à la dose d'une cuillerée, matin et soir (un jour l'un, un jour l'autre.)

INCONTINENCE D'URINE.

Ecoulement involontaire de ce liquide ; celle qui est nocturne, est particulière aux enfants et jeunes gens de l'un et l'autre sexe.

TRAITEMENT.

Si l'incontinence d'urine a lieu principalement pendant le jour, on prescrira :

Causticum, 15me ou 30me dilution, 8 globules.
Eau,   120 grammes.

Une cuillerée à café ou à dessert (selon l'âge), matin et soir.

Si *Causticum* ne remplissait qu'imparfaitement le but qu'on se propose, on donnerait quelques jours après :

Pulsatilla, 12me ou 30me dilution, 8 globules.
Eau,   120 grammes.
Rhus toxicodendron, 10me ou 30me
                                   dilution, 8 globules.
Eau,   120 grammes.

Alterner ces deux médicaments, à la dose d'une cuillerée à café ou à dessert, matin et soir.

Si l'incontinence d'urine n'avait lieu que la nuit (pissement au lit), on prescrira (surtout chez les enfants blonds, à tête largement développée) :

Belladonna, 12me ou 50me dilution, 7 globules.
Eau, 120 grammes.

Une cuillerée à café ou à dessert, matin et soir.

Si *Belladonna* ne suffisait pas (cela est rare), on donnera *Pulsatilla* et *Rhus*, alternés, comme plus haut ; enfin, si cela ne suffit pas, on prescrira (surtout chez les enfants au teint jaune, souffreteux ou prédisposés aux scrofules) :

Sulfur, 15me ou 50me dilution, 6 globules.
Eau, 90 grammes.

Une cuillerée à café, matin et soir, ou une cuillerée à dessert, le matin.

On peut donner aussi *Silicea* après *Sulfur*, de la même manière.

PARALYSIE DE LA VESSIE.

Dans cette maladie, la vessie perd le pouvoir de se contracter pour expulser l'urine, qui alors s'amasse dans sa cavité, et la distend outre mesure.

SYMPTÔMES.

Douleur, gêne dans le ventre ; si l'urine coule à la suite d'efforts, elle ne forme pas un jet arqué, mais elle s'échappe le long des cuisses ; et si elle ne peut avoir son cours, alors le contour de la vessie se dessine à travers la paroi du ventre.

Dans les graves rétentions d'urine, les reins deviennent le siége de lésions graves ; alors, il peut y avoir fièvre, délire, coma, diarrhée et odeur urineuse ou fétide des sueurs, si l'urine venait à être résorbée.

TRAITEMENT.

Belladonna, 12me ou 30me dilution,
      selon l'état aigu ou chronique, 6 globules.
Eau,   90 grammes.

Arsenicum, 30me dilution, 6 globules.
Eau,   90 grammes.

Alterner ces deux médicaments (un jour l'un, un jour l'autre), à la dose d'une cuillerée à dessert, matin et soir.

Si ce traitement ne produit qu'une amélioration passagère, on fera prendre :

Belladonna, 12me ou 30me dilution, 6 globules.
Eau,   90 grammes.

Hyosciamus, 12me ou 30me dilution, 6 globules.
Eau,   90 grammes.

Alterner ces deux médicaments, à la dose d'une cuillerée à dessert, matin et soir (un jour l'un, un jour l'autre.)

On pourra administrer aussi *Dulcamara*, à la 12me ou 30me dilution, et à la dose de 8 globules pour 120 grammes d'eau, pour en prendre une cuillerée, matin et soir.

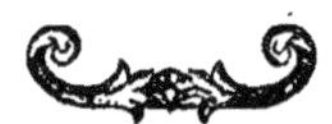

DIXIÈME CLASSE

DE MALADIES.

MALADIES AFFECTANT CERTAINS ORGANES.

DENTITION.

Nous allons donner un léger aperçu des médicaments propres à combattre les accidents que la dentition détermine si souvent chez les jeunes enfants ; nous serons excessivement succincts, et c'est encore à l'ouvrage de M. le docteur Teste que nous emprunterons les matériaux qui nous sont nécesaires.

INDICATIONS.

Si l'on remarque chez l'enfant : insomnie inquiète, flatuosités, avec diarrhée blanchâtre ou verdâtre, ou présentant l'aspect d'œufs brouillés, avec coliques avant la selle, et formation de gaz, (vents) ; rougeur d'une des joues, avec froid et pâleur de l'autre ; colère ou cris et mauvaise humeur, on prescrira :

Chamomilla, 6me ou 12me dilution, 8 globules.
Eau,   120 grammes.
Une cuillerée à café, matin et soir.
Si des symptómes, à peu près semblables à ceux que nous

venons de décrire existaient, mais qu'il n'y ait pas de diarrhée, ou même qu'il y eut constipation, besoin fréquent d'uriner, tendance des mains, et surtout des pieds, à se refroidir, on fera prendre *Coffea cruda* de la même manière que *Chamomilla*.

Si l'on observe chez l'enfant : insomnie complète, avec pâleur du visage ; douleurs se produisant par accès, tristesse et mauvaise humeur continuelles, renvois, froid des pieds, constipation ; dans ce cas, on préparerait :

Causticum, 15me ou 50me dilution, 8 globules.
Eau,   120 grammes.

Une cuillerée à café, le matin, et une demi-cuillerée à café, le soir.

Si, outre les symptômes que nous venons de décrire, il survenait subitement une violente diarrhée précédée de constipation, il faudrait, dans ce cas, donner *Causticum* à la dose d'une cuillerée à café, d'heure en heure, puis de deux en deux heures, dès que l'amélioration se produira.

Si l'on remarque chez l'enfant : bouffissure rouge ou pâle de la face, gonflement mou des gencives et autres parties de la bouche, avec aphtes dans cette dernière ; grosseur du ventre, diarrhée le matin surtout, avec ténesme et selles délayées de couleur blanchâtre, d'odeur aigre, avec matières non digérées ; humeur maussade ; chair molle, flasque ; salivation excessive et visqueuse, engorgement des glandes du cou et de la mâchoire (parotides) ; pleurs continuels et à tout propos ; on fera prendre :

Calcarea carbonica, 15me ou 50me
                              dilution, 6 globules.
Eau,   90 grammes.

Une cuillerée à café, tous les matins seulement.

Chez les enfants souffreteux, à peau maladive, et presque habituellement constipés, si l'on observe à peu de chose près les symptômes indiqués pour *Calcarea*, on leur donnera :

Kreosotum, 12me dilution, 6 globules.
Eau,   90 grammes.

Une cuillerée à café, trois fois par jour.

Si, par suite de l'éruption des dents, une violente diarrhée jaunâtre se déclarait chez l'enfant, on lui donnerait :

Bismuthum, 15me ou 50me dilution,   6 globules.
Eau,   90 grammes.

Une cuillerée à café, matin et soir.

S'il y avait forte fièvre chez l'enfant (surtout s'il est d'un tempérament vif et sanguin), on lui fera prendre :

Aconitum, 12me dilution, 1 globule à sec sur la langue, ou dans une cuillerée à café d'eau, de deux en deux, ou de trois en trois heures.

Si, par suite de l'éruption des dents canines (vulgairement œillières, dents de l'œil), il survenait chez l'enfant une ophtalmie indolente, on lui ferait prendre :

Dulcamara, 12me dilution,   6 globules.
Eau,   90 grammes.

Une cuillerée à café, matin et soir.

Si, par suite d'une dentition difficile, il survenait des convulsions, on administrerait à l'enfant *Belladonna*, et *Opium* s'il y avait des symptômes tétaniques. (*Voyez neuvième classe de maladies, à l'article Eclampsie des enfants.*)

CHUTE DU RECTUM

(*ou Fondement.*)

On administrera pour en opérer la réduction, savoir : si le rectum parait noirâtre et sanguinolent à sa sortie :

Mercurius vivus ou **solubilis**
   (selon l'âge et le sexe), 12me dilution,   6 globules.
Eau,   90 grammes.

Une cuillerée à café ou à bouche (selon l'âge), matin et soir.

Si l'accident se produit toutes les fois qu'on va à la selle, on prescrira :

Sulfur, 50me dilution,   6 globules.
Eau,   90 grammes.

Calcarea carbonica, 50me dilution , 6 globules.
Eau, 90 grammes.

Alterner ces deux médicaments (un jour l'un , un jour l'autre), à la dose d'une cuillerée à soupe , tous les matins , pour les adultes , et à café , pour les enfants.

Si *Calcarea* et *Sulfur* ne guérissaient pas cette affection , on remplacera *Calcarea* par *Nux vomica*, et on alternera *Nux* et *Sulfur* de la même manière qu'on a donné *Calcarea* et *Sulfur*.

INDIGESTION.

Trouble plus ou moins grand et passager de la digestion.

TRAITEMENT.

(*Voyez* Gastrite aiguë, *troisième classe de maladies.*)

EMBARRAS GASTRIQUE

(*ou Gastroses.*)

Maladie apyrétique (sans fièvre), offrant les symptômes suivants: langue blanche ou jaunâtre ; bouche amère, inappétence, envies de vomir , mal de tête occupant la partie supérieure des orbites, avec malaise, accablement, soif vive, haleine fétide, constipation alternant avec diarrhée ; les aliments pris semblent amers.

P. S. Malgré le traitement que nous allons donner ici, on pourra consulter l'article *Gastrite aiguë*, page 116, et l'article *Gastralgie*, neuvième classe de maladies.

TRAITEMENT.

Si le malade présente les symptômes suivants : nausées ou vomissements de matières amères, verdâtres ou muqueuses; sensibilité dans la région du foie, avec tension des hypochondres ; constipation , ou petites selles répétées , avec ténesme ; mal de tête qui s'aggrave par le mouvement ou la parole, consistant en douleurs d'élancements ou de pulsations; goût amer de la bouche et de tout ce que l'on boit ou mange (hors l'eau pure qu'on trouve bonne), avec renvois amers et langue chargée d'un enduit jaunâtre ; dans ce cas, on prescrira :

Aconitum, 12me dilution,   6 globules.
Eau,   90 grammes.

Une cuillerée, matin et soir.

S'il y a affection gastrique à la suite d'une chute, d'un coup reçu dans l'estomac, ou bien à la suite de travaux prolongés trop avant dans la nuit, ou exigeant une application continuelle de l'esprit, et que cette affection présente les symptômes suivants: langue sèche ou jaune ; goût aigre, amer ou nauséabond, avec mauvaise odeur de l'haleine; désir de choses acides ; renvois ayant le goût d'œufs pourris ; envies de vomir; flatuosités, accablement ou lourdeur du corps ; mal de tête, avec chaleur et étourdissements ; on prescrira alors :

Arnica, 6me ou 12me dilution,   6 globules.
Eau,   90 grammes.

A prendre comme *Aconitum*.

Si l'on ressent : douleur et plénitude dans la tête, avec sensation comme si les hypochondres et le creux de l'estomac étaient tendus et ballonnés ; diarrhée verdâtre, ou semblable à des œufs brouillés, ou écumeuse et d'odeur aigre; face brûlante et rouge, ou rougeur d'une des joues et pâleur de l'autre; fétidité de l'haleine, avec goût amer des aliments; nausées, renvois, ou bien vomissements verdâtres, amers ou aigres; emportement ou susceptibilité excessive ; dans ce cas, l'on prendra :

Chamomilla, 6me ou 12me dilution,   6 globules.
Eau,   90 grammes.

Une cuillerée, matin et soir.

Ce médicament convient surtout aux femmes et aux enfants, ainsi qu'à ceux qui font abus du café.

Si le malade éprouve aussi comme une sensation de brûlure

au creux de l'estomac, avec sensibilité douloureuse de cette partie au toucher; grande faiblesse, diarrhée comme de l'eau, de couleur verdâtre ou brunâtre, qui se reproduit dès qu'il prend des boissons; renvois brûlants et amers, avec grande soif et besoin de boire peu mais souvent; nausées continuelles, ou vomissements de matières bilieuses, jaunâtres, verdâtres, ou d'aliments; douleurs brûlantes, ou coliques dans le ventre et l'estomac, avec frisson ou froid et anxiété; en présence de ces symptômes, on prescrira :

Arsenicum album, 10me dilution, 6 globules.
Eau,   90 grammes.

Une cuillerée à café, de deux en deux heures.

Si l'on observe (surtout pendant les chaleurs de l'été), grande soif, goût amer, punais, ou pâteux; langue blanche ou jaune, avec de petites vésicules à la pointe ou sur les côtés; répugnance pour les aliments solides (pain, viande, beurre, etc.), avec désir de vin, de café ou de liquides acides; constipation, avec pression au creux de l'estomac comme par une pierre, surtout après avoir mangé; mal de tête, principalement au front, avec vertiges (étourdissements); froid avec frissons, ou chaleur âcre et sèche, dans ce cas, on fera prendre :

Bryonia, 12me dilution, 6 globules.
Eau,   90 grammes.

Une cuillerée, matin et soir.

Si l'on observe : fétidité de l'haleine, avec goût amer de tout ce qu'on prend; langue propre ou chargée d'un enduit épais ou jaunâtre; dégoût des aliments, somnolence, vomissement des aliments ou de glaires; vives douleurs dans l'estomac, avec pesanteur; coliques, avec diarrhée jaunâtre; froid ou frissons, teint pâle ou terreux, pesanteur de tête, avec douleurs dans le front ou dans tout le crâne; donner dans ce cas :

Ipeca, 6me ou 12me dilution, 6 globules.
Eau,   90 grammes.

Une cuillerée, trois fois par jour.

Si l'on remarque chez le malade : lèvres sèches et brûlantes (et quelquefois couvertes de petites vésicules) ; langue humide, blanchâtre ou jaunâtre ; goût amer ou de fumier dans la bouche ; envies de vomir, ou vomissements muqueux ou bilieux ; sensibilité du ventre et de l'estomac à tout contact ; somnolence le jour et insomnie la nuit ; soif, avec répugnance pour les boissons ; inquiétude sur son état ; dans ce cas, on lui fera prendre :

Mercurius vivus ou **solubilis**
(selon le sexe), 12me dilution, 6 globules.
Eau, 90 grammes.

Une cuillerée, matin et soir.

Si l'on observe : amertume, ou mauvais goût de la bouche, avec langue sèche, blanche ou jaune ; nausées continuelles, ou vomissements des aliments ; absence de soif, ou soif ardente, avec *pyrosis* (brûle-cou) ; amas de glaires ou d'eau dans la bouche, avec goût et renvois amers ; poids, avec douleur dans tout l'épigastre et les hypochondres ; constipation, ou envie incessante et inutile d'aller à la selle ; ou encore, petites selles presque en diarrhée ou en petits rubans comme de la coulisse ; vertiges et mal de tête, surtout à l'occiput (derrière la tête) ; grande fatigue, avec face rouge ou jaune ; caractère colérique et emporté ; on prescrira dans ce cas :

Nux vomica, 15me dilution, 6 globules.
Eau, 90 grammes.

Une cuillerée, matin et soir.

Si, chez les personnes douces et d'humeur tranquille ou mélancolique, aux yeux bleus et cheveux blonds ou châtains, l'on observe : langue blanche, avec goût amer ou désagréable ; répugnance pour les aliments cuits, et surtout pour la viande et la graisse ; écoulement d'une salive liquide par la bouche, désir de boissons acides ou d'eau-de-vie et de liqueurs ; régurgitations des aliments, ou envies de vomir, surtout après avoir mangé ; vomissement des aliments ou de matières amères, aigres ou aqueuses ; constipation ou diarrhée ; aigreurs d'estomac ; ventre dur, un peu ballonné, avec vents et borborygmes ; frissons , lassitude, mauvaise humeur , prédisposition à se fâcher pour rien , malgré qu'on ait un caractère tout opposé (c'est-à-dire très-doux.)

On prescrira alors :

Pulsatilla, 12me dilution,   6 globules.
Eau,   90 grammes.

Une cuillerée , matin et soir.

(Voyez aussi , troisième classe de maladies , l'article *Gastrite*, et neuvième classe , celui *Gastralgie*.)

LIENTERIE

(*signifie poli , glissant.*)

Affection diarrhéïque , dans laquelle les aliments sont rendus par le bas , peu ou point digérés , c'est-à-dire avec leur forme et leur couleur naturelle.

TRAITEMENT.

M. le docteur Teste préconise trois médicaments contre cette affection, qui sont : *Arsenicum , China , Phosphori acidum ;* puis il en recommande un quatrième, qui est *Oleander;* mais , dit-il , je n'ai pas encore vérifié par moi-même sa spécificité dans cette affection, quoiqu'il soit très-vanté par Hartmann. Ayant eu à traiter bon nombre de lientéries chez des enfants de la classe pauvre, l'on me pardonnera de donner ici mon avis après celui d'un médecin aussi distingué que M. le docteur Teste ; mais j'espère que l'on m'excusera en faveur de la bonne intention qui m'anime. Je me résume donc : *Arsenicum* est, en effet, un remède héroïque dans la plupart des lientéries ; mais il en est qu'il ne fait qu'aggraver, surtout chez les enfants aux yeux et cheveux noirs et au tempérament colérique ; je ne sais si cela tient à la latitude du lieu ou à une idiosyncrasie particulière, mais cela m'est arrivé plusieurs fois. Quant à *China ,* je ne me rappele pas en avoir tiré grand avantage, sinon qu'un peu plus de dénaturation dans la forme ou la couleur des aliments rendus parmi les selles ; quant à l'*Acide phosphorique*, il ne se montre le plus souvent efficace que lorsque la coction des aliments s'opère à peu près entièrement ; il modifie alors la diarrhée , autrement il est rare qu'on en retire toujours un avantage marqué ou une amélioration soutenue ; quant à *Oleander*, il n'a de sûre réussite que chez les enfants débiles et acariâtres, aux facultés intellectuelles peu développées, à l'esprit obtus, sujets surtout aux dartres et autres éruptions de la peau ou du cuir chevelu ; aussi *Arsenicum* lui est-il préférable, malgré qu'il soit infidèle (dans la localité que j'habite), lorsqu'on l'emploie chez les enfants dont j'ai parlé.

Maintenant il est un médicament que j'ai employé à doses homœopathiques (empiriquement, il est vrai), dans l'affection dont il s'agit, et dont on retirera toujours un grand avantage ; ce médicament est *Zingiber* (gingembre.) Toutes les fois qu'*Arsenicum* ne remplira pas le but qu'on se propose, on administrera au malade , sur un peu de sucre, une goutte d'esprit de camphre de Hahnemann (comme antidote), puis, une heure après, on lui donnera :

Zingiber, 50me dilution, 9 globules.
Eau, 120 grammes.

Une cuillerée, trois et même quatre fois par jour.

L'amélioration ne se fait pas attendre au-delà de trois ou quatre jours. Maintenant je vais décrire le traitement conseillé par M. le docteur Teste. On peut toujours débuter par *Arsenicum*, comme je l'ai déjà dit; puis donner ensuite *Oleander*, car il y a peu à compter sur *China*, et *Phosphori acidum* n'est efficace que dans la circonstance que j'ai rapportée plus haut. Ainsi si *Arsenicum* et *Oleander* échouent, on aura recours au *Gingembre*, dont on verra l'effet. Qu'on me pardonne cet empirisme basé sur des observations faites pendant mon séjour aux iles situées dans la mer des Indes, et que j'ai expérimentées ici.

Prescription.

Arsenicum album, 10me dilution, 9 globules.
Eau , 120 grammes.
Une cuillerée, matin et soir.

Si la bouche est sèche, qu'il y ait de la soif, avec perte d'appétit ; lèvres et langue sèches, brunâtres ; âpreté ou saveur métallique dans la gorge, on prescrira :

China, 12me dilution,   9 globules.
Eau,   120 grammes.

Une cuillerée, matin et soir. (On peut l'alterner avec *Arsenicum*, un jour l'un, un jour l'autre.)

Si la coction (ou digestion) des aliments semble mieux se faire, ou qu'elle soit à-peu-près complète, mais que les selles soient diarrhéiques et grisâtres, on donnera :

Phosphori acidum, 6me ou 12me
                 dilution,   8 globules.
Eau,   120 grammes.

Une cuillerée, trois fois par jour.

Si aucun des médicaments cités n'arrête le cours de la maladie, on prescrira :

Oleander, 15me dilution,   8 globules.
Eau,   120 grammes.

Une cuillerée, trois fois par jour.

Enfin si *Oleander* ne réussit pas mieux que les autres médicaments, c'est alors qu'on donnera *Zingiber* comme il a été prescrit de le faire, si déjà on ne l'a pas donné après *Arsenicum*.

CONSTIPATION.

Rétention plus ou moins longue des selles dans l'intestin, avec difficulté extrême de les excréter (rendre.)

TRAITEMENT.

On pourra débuter, surtout si la constipation est chronique et opiniâtre, avec besoin continuel d'aller, mais sans résultat, et s'il y a souffrances hémorrhoïdales, par :

Sulfur, 30me dilution,   8 globules.
Eau,   120 grammes.
Nux vomica, 30me dilution,   8 globules.
Eau,   120 grammes.

Alterner ces deux médicaments, à la dose d'une cuillerée de *Sulfur* le matin, et d'une cuillerée de *Nux* le soir du même jour ; continuer ainsi jusqu'à amélioration évidente, pour reculer ensuite l'intervalle des doses.

Si la constipation résiste et semble se lier à un état de faiblesse ou d'inaction des intestins, on prescrira :

Natrum muriaticum, 50me dilution,   9 globules.
Eau,   120 grammes.

Une cuillerée, matin et soir.

Si la constipation est la suite d'une vie trop sédentaire, il faudra, tout en prenant le plus d'exercice que l'on pourra, faire usage du médicament ci-après :

Bryonia, 12me ou 50me dilution,   6 globules.
Eau,   90 grammes.

Une cuillerée, matin et soir, pour, après avoir pris cette potion, rester six jours à en attendre l'effet, et s'il est nul, prendre *Nux* et *Sulfur*, alternés, comme plus haut.

S'il semble au malade que l'anus est resserré au point d'être complètement fermé, avec douleur de pression ou de resserrement dans l'estomac ; sécheresse de la bouche, perte d'appétit, sentiment de pesanteur dans le ventre, tête lourde et embarrassée, avec rougeur du visage, on lui prescrira :

Opium, 12me dilution,   6 globules.
Eau,   90 grammes.

Une cuillerée, matin et soir.

La constipation des femmes enceintes se détruit au moyen de *Sepia*, surtout s'il y a envie fréquente d'aller à la selle sans pouvoir rien rendre, ou émission seulement de vents et de mucosités ; *Sepia* se prépare et se donne comme *Opium*.

Si *Sepia* ne suffisait pas, on pourrait donner aussi *Opium*, puis *Nux*, toujours préparés et administrés comme *Sepia* ou *Opium* ; seulement on mettra une semaine d'intervalle entre l'administration de chaque médicament.

Si la constipation consiste en des selles rares, très-dures et difficiles à expulser, par suite d'une espèce d'atonie des intestins, et quelquefois mélangées de glaires, avec douleur ou démangeaison à l'anus, on prescrira :

27

Alumnia, 50me dilution, 6 globules.
Eau,   90 grammes.

Une cuillerée, matin et soir.

Si la constipation est opiniâtre, avec besoin fréquent d'aller à la selle, et simple expulsion de petits fragments d'excréments après de violents efforts ; après quoi, sensation d'un frissonnement de tout le corps, ou faiblesse dans le bas-ventre, avec ténesme et fourmillement à l'anus; dans ces cas, on ordonnera :

Platina, 50me dilution, 6 globules.
Eau,   90 grammes.

Une cuillerée, matin et soir.

S'il y a constipation excessivement opiniâtre, avec envie fréquente et sans résultat d'aller à la selle ; ou bien, selles très-difficiles et douloureuses à évacuer, semblables à des crottes de mouton ou de chèvre ; ou bien, à de petites billes très-dures, accompagnées quelquefois de resserrement spasmodique très-douloureux de l'anus ; ou bien, de chute du rectum ; dans ce cas, on prescrira :

Plumbum metallicum, 24me dilution, 6 globules.
Eau,   90 grammes.

Une cuillerée, matin et soir.

Chez les personnes blondes, d'un tempérament lymphatique et d'un caractère doux et mélancolique, on pourra prescrire *Pulsatilla*, 15me ou 30me dilution, dans les mêmes cas où *Nux* est indiqué ci-dessus.

La constipation des jeunes enfants réclame (d'après M. le docteur Teste), *Nux vomica*, *Lycopodium* et *Belladonna*. Aux enfants vifs et irritables, on prescrira :

Nux vomica, 15me dilution, 1 globule sur la langue, le soir, en couchant l'enfant, pendant deux ou trois jours de suite.

Aux enfants nourris encore au lait et à la fécule (ou bouillie), on prescrira :

Lycopodium, 50me dilution, 1 globule sur la langue, tous les matins. (On cessera de l'administrer dès qu'il se manifestera une petite érosion ou fissure oblique au coin des lèvres ; c'est un signe que le *Lycopodium* ne convenait pas ou ne convient plus. (M. Teste.)

Chez les enfants nerveux, à grosse tête, aux pupilles dilatées, sujets aux rêvasseries, aux soubresauts et aux mouvements convulsifs pendant le sommeil, on prescrira :

Belladonna, 12me dilution, 1 globule sur la langue, matin et soir, pendant deux ou trois jours de suite.

DIABÈTES.

Affection très-grave, dans laquelle la quantité de l'urine rendue augmente successivement jusqu'à des quantités énormes, qui cependant sont en rapport avec les boissons absorbées pendant la journée.

Il s'y joint une soif insatiable, un énorme appétit et un grand dépérissement ; les urines rendues contiennent une plus ou moins grande quantité de sucre de fécule. La terminaison la plus ordinaire de la maladie est la mort par épuisement ou par suite d'une affection de poitrine intercurrente (ou venant s'ajouter.)

TRAITEMENT.

On connaît encore très-peu de médicaments susceptibles d'améliorer ou de détruire cette affection ; cependant on peut obtenir une grande amélioration, sinon une guérison, des prescriptions ci-après :

Causticum, 50me dilution, 6 globules.
Eau, 90 grammes.

Une cuillerée, matin et soir.

Si ce médicament ne produit nulle amélioration, on prescrira :

Phosphori acidum, 12me dilution, 8 globules.
Eau, 120 grammes.

Une cuillerée, matin et soir.

PYROSIS (Feu)

(*vulgairement Brûle-cou.*)

Sensation brûlante qui, partant de l'estomac, se propage de l'œsophage jusqu'à la gorge, en y produisant l'impression d'un fer chaud ; souvent il s'y joint de la soif et de la constipation.

TRAITEMENT.

Deux médicaments combattent avantageusement cette affection, qui a le plus ordinairement pour causes l'usage d'aliments trop gras, de salaisons ou de vieux fromage ; ces médicaments sont :

Capsicum annum, 12me dilution, 6 globules.
Eau, 90 grammes.

Une cuillerée, matin et soir.

Ce médicament convient surtout lorsqu'il y a prédominance d'un goût d'aigre de la bouche, avec brûlement à l'estomac (surtout au creux), après avoir mangé, et ventre tendu, avec beaucoup de vents.

On prescrira aussi, surtout s'il y a nombreux renvois amers ou sans goût, avec sensation de constriction de l'estomac et vomissements aqueux ; coliques très-violentes situées dans le bas-ventre, et s'irradiant jusqu'aux reins :

Acidum sulfuris, 12me dilution, 6 globules.
Eau, 90 grammes.

Une cuillerée, matin et soir.

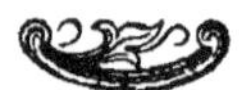

MALADIE SPÉCIALE DU FOIE.

ICTÈRE

(*vulgairement Jaunisse.*)

Maladie caractérisée par la coloration en jaune de la peau, par suite du passage de la matière colorante de la bile dans le sang, avec urines épaisses, jaunes ou rougeâtres, peu abondantes, et selles de couleur grise, cendrée, ou argileuse.

L'Ictère simple, idiopathique (existant par elle-même), est sans fièvre.

TRAITEMENT.

Les deux médicaments qui couvrent à eux seuls tous les symptômes de cette affection, et qui m'ont toujours réussi, même dans des cas où la maladie datait de trois ans, sont:

Mercurius vivus ou **solubilis**, 12me
ou 50me dilution, 8 globules.
Eau,   120 grammes.
China, 12me ou 50me dilution, 8 globules.
Eau,   120 grammes.

Alterner ces deux médicaments de deux en deux jours, en laissant toujours un jour d'action à chacun d'eux, à la dose d'une cuillerée, matin et soir.

Si l'*Ictère* survenait à la suite d'une chute ou d'une contusion du foie, on prescrirait de prime-abord :

Arnica, 12me dilution, 6 globules.
Eau,   90 grammes.

Une cuillerée, matin et soir, pour le continuer tant qu'il fera du bien ; dès qu'il n'agira plus, on donnera *Mercurius* et *China*, comme il est dit plus haut.

MALADIES SPÉCIALES AUX ORGANES GÉNÉRATEURS DE LA FEMME.

DYSMÉNORRHÉE

(*Règles difficiles.*)

Dans cette maladie, l'époque des règles s'accompagne de vives douleurs à l'utérus (matrice), à la partie inférieure de la poitrine, aux reins et aux cuisses; il s'y joint des coliques, des frissons, des maux de tête, quelquefois des vomissements, de la perte de connaissance, et plus rarement des convulsions.

Il y a perte de l'appétit, ou appétit dépravé; courbature, palpitations et malaise général.

TRAITEMENT.

Chez les jeunes filles frêles et délicates, de constitution offrant un cachet phthisique, on administrera :

Kali carbonicum, 12me dilution, 6 globules.
Eau, 90 grammes.

Une cuillerée, tous les matins.

Si ce médicament ne suffit pas, on prescrira quelques jours après son administration :

Sepia, 15me dilution, 6 globules.
Eau, 120 grammes.

Une cuillerée, matin et soir.

Après *Sepia*, on pourra donner *Sulfur*, mêmes doses, si *Sepia* ne suffit pas.

Chez les jeunes personnes au tempérament lymphatique ou scrofuleux, on ordonnera :

Graphites, 15me dilution, 6 globules.
Eau, 120 grammes.

Une cuillerée, tous les matins.

On pourra, s'il ne suffit pas, le faire suivre de *Sulfur*, comme il est prescrit plus haut.

Chez les jeunes personnes d'un tempérament vif, sanguin et colérique, au teint coloré, menant une vie sédentaire, et sujettes aux congestions, on prescrira d'abord :

Aconitum, 12ᵐᵉ dilution,   6 globules.
Eau ,   90 grammes.

Une cuillerée, matin et soir.
Ensuite on donnera, surtout s'il y a grande oppression, battements de cœur, vertiges, etc. :

Natrum muriaticum, 15ᵐᵉ dilution,   6 globules.
Eau,   90 grammes.

Une cuillerée, matin et soir.
Chez les jeunes filles à la taille svelte, d'un tempérament lymphatique, aux yeux bleus et cheveux blonds, d'humeur douce et mélancolique, on prescrira :

Pulsatilla, 12ᵐᵉ dilution,   6 globules.
Eau ,   90 grammes.

Une cuillerée, matin et soir.
Si la jeune personne éprouve des vertiges et des chaleurs à la face, avec pesanteur de tête, somnolence, oppression, battements de cœur, tressaillement au moindre bruit, on alternera *Aconitum*, 12ᵐᵉ dilution, avec *Pulsatilla*, aux mêmes doses que cette dernière (un jour l'un, un jour l'autre.)

Chez les jeunes filles au tempérament froid ou phlegmatique, sujettes à une grande fatigue à la moindre marche (surtout dans les genoux), avec douleurs articulaires par les temps froids ou humides, somnolence, et difficulté habituelle de digérer après le repas, on prescrira d'abord :

Nux moshata, 12ᵐᵉ dilution,   7 globules.
Eau,   90 grammes.

Une cuillerée, matin et soir.
Si, chez des jeunes filles faibles de constitution, il survient des symptômes chlorotiques (pâles couleurs), on prescrira :

Ferrum metallicum, 50ᵐᵉ dilution,   5 globules.
Eau ,   15 grammes.

Une dose semblable, à prendre tout d'un coup, tous les deux jours, le matin. (*Voyez deuxième classe de maladies*, Anémie, *page* 81, *et* Chlorose, *page* 87.)

Une fois les symptômes chlorotiques dissipés, si les règles ne se montrent pas, on cherchera dans les médicaments que nous venons de citer celui qui sera le plus convenable, selon l'état symptomatique actuel.

AMÉNORRHÉE

(ou absence, suppression, ou grande diminution des règles.)

Voyez, pour le traitement et les symptômes divers, la deuxième classe de maladies, article *Anémie*, page 81, on y trouvera des indications suffisantes ; on peut aussi consulter l'article *Dysménorrhée*, qui précède celui-ci, afin de compléter les recherches ; le traitement de l'*Aménorrhée* étant le même que celui de l'*Anémie*, nous y renvoyons le lecteur.

MÉTRORRHAGIE

(ou perte de sang par la matrice.)

Ecoulement de sang considérable pendant ou hors l'époque menstruelle, avec caillots sanguins plus ou moins volumineux.

Cette maladie indique souvent une grave lésion du col de l'utérus, ou l'existence de polypes dans cet organe ; cependant elle peut ne se relier à aucun de ces symptômes, et n'être qu'une anomalie de la menstruation.

TRAITEMENT.

Les médicaments sur lesquels on peut compter sûrement dans cette affection, sont : *Chamomilla, Ipeca, Platina, Sabina, China, Belladonna, Calcarea carbonica, Secale, Ferrum, Crocus, Arnica, Hyosciamus*, etc.

Prescription.

Si le sang qui s'écoule présente une couleur d'un rouge sombre ou noirâtre, parmi lequel se trouvent des caillots, avec violentes coliques; pieds, jambes, mains et avant-bras froids; pâleur du visage, avec bourdonnement dans les oreilles; vue trouble et sensation comme si on allait s'évanouir; dans ce cas, on prescrira :

Chamomilla, 12me dilution, 7 globules.
Eau, 90 grammes.

Une forte cuillerée à café, d'heure en heure.

Si le sang qui s'écoule est en grande quantité et sans intermittence (coulant continuellement); qu'il soit liquide et d'un rouge clair, avec coliques autour du nombril et pression dans le bas-ventre; frissons, avec froid au tronc et aux membres; grande débilité, face pâle, chaleur humide à la tête et envies de vomir; dans ce cas, on prescrira :

Ipeca, 6me ou 9me dilution, 7 globules.
Eau, 90 grammes.

Une cuillerée à café, d'heure en heure.

Si le sang est noirâtre et épais, avec sensation de pesanteur ou traction dans le bas-ventre, douleurs dans les reins, surexcitation des parties; dans ce cas, on ordonnera :

Platina, 15me ou 30me dilution, 7 globules.
Eau, 90 grammes.

Une cuillerée à café, d'heure en heure.

Si le sang est très-foncé, presque noir et mélangé de nombreux caillots, avec tranchées dans le ventre; douleurs atroces dans les reins, les bras, les jambes et la tête; urines rouges, brûlantes, s'évacuant difficilement et avec douleur; augmentation de la perte par le moindre mouvement ou changement de position; dans ce cas, on prescrira :

Sabina, 12me dilution, 6 globules.
Eau, 90 grammes.

Une cuillerée à café, d'heure en heure.

Si l'écoulement offre un sang à l'état normal, avec douleurs violentes dans le ventre, semblables à des coups de couteau ; maux de reins, comme si les os étaient brisés par des tenailles ; face rouge, boursoufflée, avec violent mal de tête ; étourdissements et violentes pulsations des artères carotides et temporales ; dans ce cas, on fera prendre *Belladonna*, de la même manière et aux mêmes doses que *Sabina*.

Belladonna convient surtout aux personnes blondes et obèses (grasses.)

Si *Belladonna* ne remplissait pas le but, on l'alternera avec *Calcarea carbonica*, qui se préparera et s'administrera de la même manière,

Si la perte de sang survient chez des personnes faibles, épuisées, d'un tempérament cachectique, avec visage pâle ou couleur de terre, extrémités froides, pouls petit ou presque nul, anxiété avec crainte de mourir, il faudra donner alors :

Secale cornutum, 12me dilution, 6 globules.
Eau, 90 grammes.

Une cuillerée à café, d'heure en heure.

Si l'écoulement est en grande quantité, avec sang dont une partie est liquide et l'autre épaisse, et, pour ainsi dire, presque coagulée, de couleur rouge très-foncée ; s'il y a, en outre, maux de reins, coliques, mal de tête et étourdissements, pouls plein, dur, avec visage excessivement coloré, il faut donner alors :

Ferrum metallicum, 12me dilution, 7 globules.
Eau, 90 grammes.

Une cuillerée à café, d'heure en heure.

Si le sang est très-noir, visqueux (ou gluant), rempli de caillots, avec teint hâve, terreux, vertiges, défaillances, pleurs, tristesse, anxiété et sensation d'un corps qui se meut dans le ventre ; dans ce cas, si *Ferrum* ou *Chamomilla* n'avaient pas suffi pour dissiper ces symptômes, on prescrira :

Crocus sativus, 9me ou 12me dilution, 6 globules.
Eau, 90 grammes.

Une cuillerée à café, d'heure en heure.

Si, outre l'écoulement, il y avait : grande chaleur du corps, avec pouls large et accéléré ; coliques, avec douleurs dans les reins ; gonflement et saillie des veines des extrémités ; grande agitation, avec tremblement des membres, ou encore engourdissement des bras et des jambes ; ouïe dure, vue trouble, délire, secousses convulsives des membres interrompues par une raideur du corps, comme dans le tétanos ; dans ce cas, on donnera :

Hyosciamus, 12ᵐᵉ dilution, 6 globules.
Eau,   90 grammes.

Une cuillerée à café, d'heure en heure.

Si la métrorrhagie est survenue à la suite d'un coup ou d'une chute, on prescrira :

Arnica, 6ᵐᵉ ou 12ᵐᵉ dilution, 6 globules.
Eau, .   90 grammes.

Une cuillerée à café, d'heure en heure.

Si l'on était appelé tardivement à combattre une perte, et qu'il y eût déjà une grande quantité de sang de perdu, avec lourdeur de tête, vertiges, ouïe et vue ne remplissant plus leurs fonctions qu'avec peine ; froid glacial des extrémités, avec pouls presque insensible ; face pâle, syncopes ou défaillances, mouvements convulsifs du corps ; dans ce cas des plus graves, on prescrira :

China, 6ᵐᵉ ou 9ᵐᵉ dilution, 7 globules.
Eau,   90 grammes.

Une cuillerée à café, de quart-d'heure en quart-d'heure, puis de demi-heure en demi-heure, et enfin d'heure en heure.

Si le sang qui s'écoule est pâle, aqueux, avec face jaune ; grande débilité, chute des forces et accès d'évanouissement ; dans ce cas, on prescrira *Ferrum*, comme nous l'avons conseillé un peu plus haut, mais à la dose d'une cuillerée à café, de demi-heure en demi-heure. Malgré tous ces détails, c'est sur *Chamomilla*, *Ipeca*, *Sabina*, *Platina* et *Secale* sur lesquels on doit le plus compter.

MÉNOPAUSE (CESSATION DES MOIS)

(*vulgairement âge critique.*)

L'âge où arrive la suppression des règles varie selon les individus et les climats ; l'époque ordinaire est de 45 à 50 ans ; à ce moment, la plupart des femmes sont affectées de divers troubles du côté du cerveau ou des organes digestifs, qu'on ne saurait définir ici. Seulement, nous dirons que les médicaments qui pourront leur procurer le plus de soulagement, parce que leurs symptômes couvrent à peu près la variété de ceux qu'elles éprouvent, sont : *Aconitum*, *Belladonna*, *Pulsatilla*, *Sulfur*, *Nux vomica*, *Sepia*, et surtout *Lachesis*.

TRAITEMENT.

Il est, à peu de chose près, celui de l'*Aménorrhée* et de l'*Anémie*. (Voyez dixième classe, l'article *Aménorrhée*; voyez aussi *Métrorrhagie*, pour les complications qui pourraient survenir.) Cependant nous allons donner quelques indications pour l'emploi des médicaments désignés ci-dessus.

Prescription.

S'il y a vertiges, pesanteur de tête, yeux et face rouges, ou face alternativement rouge et pâle ; envie de dormir après le repas ; bouffées de chaleur montant des pieds à la tête ; jambes et pieds froids, battements de cœur, frissons, oppression ; ces symptômes exigent :

Aconitum, 12ᵐᵉ dilution, 7 globules.
Eau, 90 grammes.

Une cuillerée, matin et soir.

S'il y a face rouge et comme bouffie, yeux injectés de sang, sensation d'eau bouillante dans le cerveau, ou sensation comme si le cerveau ballotait dans la boite osseuse de la tête ; céphalalgie atroce occupant le front ou le vertex ; ou bien, sentiment d'un froid glacial sur le sommet de la tête, nausées ou vomissements, avec sommeil agité ou délire; dans ce cas, on prescrira *Belladonna* à la même dilution et aux mêmes doses qu'*Aconitum*.

S'il y a violents maux de reins, avec constipation et mal de tête occupant surtout la tempe, avec sensation comme si une vrille y perçait un trou; caractère emporté et colérique; dans ces cas, on fera prendre:

Nux vomica, 10me ou 15me dilution, 6 globules.

Eau, 90 grammes.

Une cuillerée, tous les soirs.

S'il y a mal de tête semi-latéral, avec douleurs se propageant jusque dans l'oreille et les mâchoires; douleurs d'estomac, avec écoulement d'eau par la bouche; nausées, flueurs blanches, suppression des règles, avec battements de cœur; mélancolie et humeur pleureuse; alors on prescrira:

Pulsatilla, 12me dilution, 7 globules.

Eau, 60 grammes.

Une cuillerée, matin et soir.

Ce médicament convient surtout aux personnes blondes et élancées, de constitution lymphatique.

Si *Pulsatilla* n'améliorait pas l'état, et qu'il y eût constipation opiniâtre, on prescrirait *Sepia*, 50me dilution. (Même préparation et mêmes doses que *Pulsatilla*.)

Chez les femmes psoriques, c'est-à-dire chez celles atteintes d'éruptions à la peau, de nature dartreuse ou vésiculeuse, on prescrira:

Sulfur, 15me ou 50me dilution, 6 globules.

Eau, 90 grammes.

Une cuillerée, tous les matins.

Si l'on observe chez la malade: grande faiblesse, avec perte journalière des forces; accès d'évanouissement, grande oppression, avec sueur glaciale; envies de vomir et étourdissements avec pâleur de la face; syncopes, avec immobilité, absence du pouls, suspension des sens et insensibilité; accès de convulsions, hémorrhagies ou ecchymoses dans les tissus des organes ; somnolence le jour avec insomnie la nuit ; chaleur et agitation ; chaleur sèche, ou froid glacial, avec frissons (alternativement) ; violent mal de tête, consistant en battements et pulsations, avec étincelles devant les yeux; bruits dans les oreilles ; manque d'appétit ou faim maladive, avec soif qu'on ne peut satisfaire ; douleurs et crampes à l'estomac, avec sensibilité telle, que toute pression y est insupportable ; nausées ou vomissements ; ventre dur, ballonné, avec tranchées, tiraillements ou brûlement; constipation, ou bien diarrhée, avec chute du rectum ; envie fréquente d'uriner, avec brûlement dans l'urètre ; règles faibles, avec beaucoup de souffrances, et souvent sensation d'un corps rond qui du ventre remonte dans l'estomac ; enrouement ou toux sèche, avec sensation d'étranglement ; haleine courte, avec accès de suffocation; battements de cœur, avec presion à la poitrine comme par un corps lourd ; douleurs rhumatismales dans les reins, la nuque, les bras et les jambes ; souvent les souffrances siégent au bras droit et à la jambe gauche, et *vice versâ.*

Devant l'ensemble de tous ces symptômes, on prescrira :

Lachesis, 50me dilution, 8 globules.
Eau, 120 grammes.

Une cuillerée, tous les matins.

C'est un des meilleurs médicaments à opposer aux troubles de l'âge critique, dont il représente la plupart du temps tous les symptômes.

MALADIES PROPRES AUX MUSCLES ET AUX TISSUS FIBREUX.

DU RHUMATISME.

Maladie excessivement mobile, sujette aux déplacements, aux récidives, et siégeant communément dans les parties musculaires et fibreuses ; ses symptômes sont : douleur plus ou moins vive, que le mouvement ou la pression aggrave ou diminue. On le divise en *Rhumatisme musculaire*, lorsqu'il siége dans les muscles, et en *articulaire*, s'il réside dans les articulations.

Il peut exister à l'état aigu ou chronique.

DIAGNOSTIC.

On distingue le *Rhumatisme* de la *Névralgie*, en ce que, dans le premier, la douleur est vague et suit une route indécise, tandis que dans la névralgie la direction de la douleur est bien déterminée, et reste toujours la même ; de plus, dans le rhumatisme, la douleur occupe un assez grand espace, tandis que dans la névralgie elle existe çà et là, sur divers points, ou suit assez ordinairement le trajet invariable et connu de certains nerfs.

RHUMATISME MUSCULAIRE.

Le muscle qui en est atteint est le siége d'une douleur, ou sourde, ou vive, ou lancinante, ou déchirante ; elle s'exaspère ou se calme par le mouvement. Quand le rhumatisme musculaire est peu intense, il ne s'accompagne pas de fièvre.

TRAITEMENT.

Deux médicaments m'ont toujours rendu de grands services au début de cette affection ; ce sont : *Aconitum* et *Arnica*, employés tous deux alternativement comme suit :

Aconitum, 12me dilution, 6 globules.
Eau, 90 grammes.
Arnica, 12me dilution, 6 globules.
Eau, 90 grammes.

Alterner ces deux médicaments (un jour l'un, un jour l'autre), à la dose d'une cuillerée, matin et soir.

Si (surtout chez les femmes ou filles, blondes et élancées), la moindre pression sur les muscles affectés est douloureuse, et que les deux médicaments ci-dessus n'aient [pas suffi à achever la cure, on prescrira :

Pulsatilla, 12ᵐᵉ dilution, 6 globules.
Eau, 90 grammes.

Une cuillerée, matin et soir.

(*Voyez, pour les détails des divers traitements, l'article qui suit le traitement du Rhumatisme articulaire.*)

RHUMATISME ARTICULAIRE.

Reconnaissable à une douleur plus ou moins insupportable, qui occupe une ou plusieurs jointures, et occasionne le plus souvent du gonflement et de la rougeur aux parties malades ; de plus, il y a presque toujours une fièvre plus ou moins vive.

Les douleurs, qui sont plus vives la nuit, augmentent ou diminuent par le mouvement ou la pression ; mais il arrive très-fréquemment que tout mouvement de la partie atteinte est presque impossible.

Cette maladie peut se compliquer de deux graves affections, qui sont : la *Péricardite* (ou inflammation d'une membrane appelée *péricarde*, qui enveloppe le cœur, sans le contenir cependant dans sa cavité), et l'autre, l'*Endocardite* (ou inflammation de la partie interne de la membrane *endocarde*, qui tapisse les cavités internes du cœur.)

TRAITEMENT.

Une foule de médicaments ont été recommandés contre le rhumatisme articulaire aigu, mais les principaux sont : *Aconitum, Bryonia, Rhus, Lycopodium, Sulfur, Chamomilla, Pulsatilla, Ignatia.*

S'il y a fièvre très-vive, avec douleurs d'élancement qui

augmentent d'intensité la nuit ; gonflement rouge, brillant et tendu de la partie atteinte, avec sensibilité extrême au moindre mouvement et même au toucher ; chaleur ardente, avec soif; rougeur du visage (ou rougeur alternant avec de la pâleur) ; irritation, plaintes, murmures, etc. ; aggravation des accidents par le vin et les boissons échauffantes ou par toute émotion quelconque ; dans ce cas, on prescrira :

Aconitum, 12me dilution, 6 globules.
Eau, 90 grammes.

Une cuillerée, trois fois par jour.

S'il y a gonflement pâle, ou rouge et luisant de la partie affectée, avec tension et chaleur, aggravation des douleurs par le mouvement, et surtout si le rhumatisme occupe les articulations (principalement les genoux); dans ce cas, on prescrira *Bryonia* de la même manière et aux mêmes doses qu'*Aconitum*.

S'il y a raideur des articulations, avec sensation comme si la chair était arrachée d'après les os ; élancements ou douleur de déchirement dans les reins, les membres et leurs articulations, avec aggravation excessive pendant le repos, et soulagement quand on donne du mouvement à la partie atteinte, on prescrira *Rhus toxicodendron*, de la même manière que *Bryonia*.

Si *Rhus* ne remplissait pas le but, et surtout si l'on avait affaire à des individus sujets à la constipation, d'un tempérament lymphatique, ou scrofuleux, ou d'un caractère doux, mélancolique; dans ce cas, on donnerait :

Lycopodium, 30me dilution, 6 globules.
Eau, 90 grammes.

Une cuillerée, matin et soir.

Ce médicament convient surtout aux femmes dans le cas dont nous venons de parler.

Si, chez les femmes hystériques, ou chez celles qui sont excessivement sensibles ou nerveuses, en proie à un chagrin concentré, disposées aux pleurs et à la tristesse, l'on observe les symptômes rhumatismaux suivants : douleurs de luxation ou d'écartement dans les articulations, ou douleurs contusives, comme si les os étaient meurtris ; ou bien encore, douleurs violentes, semblables à des élancements se produisant surtout en appuyant sur les parties affectées, ou ayant lieu immédiatement après le repas, ainsi qu'étant couché, ou le matin en se levant, et s'améliorant par le changement de position ; dans ces cas, on prescrira :

Ignatia, 15me dilution,   6 globules.
Eau,   90 grammes.

Une cuillerée, matin et soir.

Si, chez ces mêmes personnes, les douleurs étaient soulagées par la pression, ou bien, si *Ignatia* n'avait pas suffi pour faire cesser entièrement les symptômes rhumatismaux, on leur administrerait *Pulsatilla*, 12me dilution, de la même manière et aux mêmes doses que *Ignatia*.

S'il y avait (surtout chez les femmes et les enfants), douleurs rhumatismales consistant en une espèce de *traction* (tirement), ou de pulsation, avec sensation d'engourdissement ou de paralysie dans les parties atteintes, ce qui force à les mouvoir très-souvent ; si ces douleurs apparaissent principalement la nuit, et qu'il y eût sensibilité excessive à la douleur, avec surexcitation du système nerveux, soif et rougeur d'une joue, avec pâleur de l'autre ; diarrhée ou constipation ; dans ce cas, on prescrira :

Chamomilla, 6me ou 12me dilution,   6 globules.
Eau,   90 grammes.

Une cuillerée à café, de trois en trois heures dans les cas aigus, et une cuillerée ordinaire, matin et soir, dans ceux chroniques.

Dans les cas de rhumatisme chronique, chez lesquels aucun des remèdes ci-dessus désignés n'auraient suffi, et surtout si le sujet est d'une constitution psorique ou scrofuleuse, on administrera :

Sulfur, 50me dilution,   6 globules.
Eau,   120 grammes.

Une cuillerée, matin et soir.
Huit jours après cette potion achevée on redonnera *Sulfur*,

mais à la 100me dilution , et à la dose d'une cuillerée, le matin seulement.

DU RHUMATISME MUSCULAIRE PROPRE A CERTAINS ORGANES.

RHUMATISME DE LA TÊTE.

Le muscle *occipito-frontal* (ou cuir chevelu), est le plus souvent atteint de rhumatisme ; toute pression sur la tête, ou tout mouvement de contraction est excessivement sensible ; la chaleur ou l'affluence du sang vers la tête augmente cette douleur.

La cause consiste le plus ordinairement en une brusque exposition à l'air froid, ayant la tête en sueur, ou à la suite d'une immersion dans l'eau.

TRAITEMENT.

On oppose à cette affection les deux médicaments suivants:

Aconitum , 12me dilution ,   6 globules.
Eau ,   90 grammes.
Pulsatilla , 12me dilution,   6 globules.
Eau ,   90 grammes.

Alterner ces deux médicaments (un jour l'un, un jour l'autre) , à la dose d'une cuillerée , matin et soir.

PLEURODYNIE (DOULEUR DE CÔTÉ)

(Rhumatisme des muscles des parois de la poitrine.)

SYMPTÔMES.

Douleur vive , lancinante ou déchirante , siégeant près du sein , et devenant plus vive, soit par la toux , soit par les mouvements du corps ou ceux du bras qui y correspond ; il y a rarement de la fièvre.

TRAITEMENT.

Aconitum, 12me dilution,   6 globules.
Eau,   90 grammes.

Une cuillerée, trois fois par jour.

Si *Aconitum* ne détruit pas complètement la douleur, on fera prendre au malade *Arnica*, 12me dilution, mêmes doses qu'*Aconitum*.

TORTICOLIS

(ou Rhumatisme des muscles du cou.)

Le médicament à opposer à cette affection, est *Lycopodium*, 30me dilution, 6 globules pour 6 cuillerées d'eau ; une cuillerée, matin et soir.

LUMBAGO

(ou Rhumatisme des muscles de la région des lombes.)

Rhumatisme caractérisé par une douleur occupant un seul, où les deux côtés des lombes à la fois ; le malade ne peut se ployer ni en avant, ni en arrière, sans que la douleur ne devienne insupportable ; lever un corps lourd est impossible, et quand le mal est violent, on est forcé de rester couché sur le dos dans une complète immobilité.

TRAITEMENT.

Nux vomica, 10me ou 15me dilution,   6 globules.
Eau,   90 grammes.

Une cuillerée à café, de trois en trois heures.

Si *Nux* ne suffit pas, on donnera *Rhus toxicodendron* à la même dilution et de la même manière, et enfin, dans les cas les plus rebelles, on prescrira *Sulfur*, 30me dilution, 6 globules pour huit cuillerées d'eau ; en prendre une cuillerée, matin et soir.

NOTALGIE

(*ou maux de reins.*)

Douleur vive dans la région des reins, qui, lorsqu'on est couché, ne permet souvent pas de se relever ; les mouvements du corps ou la marche l'exaspèrent.

TRAITEMENT.

Celui du *Lumbago*.

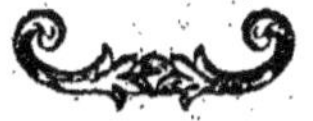

ONZIÈME CLASSE

DE MALADIES.

MALADIES
CONCERNANT LES FONCTIONS INDÉPENDANTES
DE LA VOLONTÉ, ET SE PRODUISANT
SANS LÉSIONS MATÉRIELLES APPRÉCIABLES.

INSOMNIE

(ou suspension de l'acte du sommeil.)

Certains états maladifs sont, le plus souvent, la cause
de l'insomnie ; mais il peut arriver aussi que l'absence de sommeil soit le symptôme principal, et je dirai
même le symptôme unique à combattre ; dans ces cas,
on prendra en considération, pour diriger le traitement, les circonstances suivantes.

TRAITEMENT.

Si des affaires épineuses ou délicates empêchent de dormir,
on prescrira *Aconitum.*

Si ce sont des terreurs paniques, avec agitation et visions
fantastiques dès qu'on ferme les yeux ; ou bien, s'il y a quelque peu de sommeil le soir ou le matin, avec insomnie la

nuit, on prescrira *Belladonna* ou *Opium*, si la première ne suffit pas.

Si des événements agréables, l'attente de quelque chose qui plaise, ou une surexcitation produite par des veilles fréquentes ou l'abus du café, produisent l'insomnie, on donnera *Coffea cruda*, et chez les personnes irritables et habituellement constipées, *Nux vomica*.

Si l'insomnie provient d'une grande surexcitation nerveuse par suite de maladies débilitantes, ou bien chez des personnes excessivement impressionnables ou hypochondriaques, on prescrira *Hyosciamus*, et si cela ne suffit pas, on donnera *Moschus*.

Si l'insomnie est causée par des idées tristes, par des chagrins ou des peines cuisantes, on prescrira *Ignatia amara*.

Si c'est une grande affluence d'idées incohérentes qui empêchent de dormir, ou bien un afflux du sang à la tête ou à la poitrine, avec bouffées de chaleur, on prescrira *Pulsatilla*.

L'insomnie chez les enfants se combat par *Aconitum*, s'il y a forte chaleur avec fièvre et légers frissons.

Coffea, s'il y a grande agitation, avec yeux brillants et fièvre.

Chamomilla, s'il y a agitation, mauvaise humeur, cris, diarrhée jaunâtre, avec coliques.

Belladonna, s'il y a cris continuels, avec spasmes ou légères convulsions, que rien n'explique.

Tous les médicaments que nous venons de citer contre l'insomnie se donneront à la 12me dilution, et à la dose de 6 globules pour 6 cuillerées d'eau ; le malade en prendra une cuillerée à soupe, matin et soir. (Les enfants n'en prendront qu'une cuillerée à café.)

SOMNOLENCE,

Ou envie de dormir à des heures inaccoutumées, c'est-à-dire, soit après le repas, ou le soir de trop bonne heure, ou encore le matin.

TRAITEMENT.

Contre ces diverses envies de dormir, on prescrira,

Belladonna, 12me dilution,   6 globules.
Eau,   90 grammes.

Une cuillerée, matin et soir.

Si *Belladonna* ne suffit pas, on donnera au bout de quatre à six jours :

Sulfur, 50me dilution,   6 globules.
Eau,   90 grammes.

Une cuillerée, matin et soir.

Si, outre la somnolence, il y avait état de stupeur et d'étourdissement au réveil, avec téte pesante et pouls dur ou plein, on prescrirait :

Aconitum, 12me dilution,   7 globules.
Eau,   90 grammes.

Une cuillerée, matin et soir.

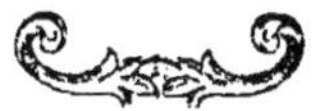

DOUZIÈME CLASSE

DE MALADIES.

MALADIES PROPRES A LA VESSIE ET SES ANNEXES.

TROUBLES DANS LA SÉCRÉTION HABITUELLE DE L'URINE.

DYSURIE ou STRANGURIE

(difficulté d'uriner.)

Dans cette affection, l'urine ne sort que goutte à goutte, avec douleur et sensation brûlante; il y a, en outre, ténesme vésical, ou sensation d'un besoin continuel d'uriner abondamment, sans pouvoir le satisfaire, ou du moins très-imparfaitement; il y a aussi pesanteur très-douloureuse dans le bas-ventre, avec un peu de fièvre.

S'il survient une autre affection, que l'on désigne sous le nom d'*Ischurie* (rétention d'urine), il se produit alors une fièvre intense; il y a distension (gonflement) énorme de la vessie, qui peut se rompre, se gangrener, ou contracter une inflammation des plus graves. (*Voyez troisième classe de maladies, article* Cystite, *ou inflammation de la vessie, page* 184.)

Ces diverses affections peuvent provenir de calculs

urinaires (pierres ou gravelle), d'inflammation ou de rétrécissement de l'urètre, ou de paralysie de la vessie. (*Voyez huitième classe de maladies, Produits morbides accidentels; l'article* Gravelle *ou* Calculs, *page 336; voyez aussi neuvième classe de maladies,* Névroses caractérisée par des lésions de mouvements, *l'article* Paralysie de la vessie, *page 380.*)

TRAITEMENT.

Le même que celui de la *Cystite.*

(*Voyez ce mot; voyez aussi celui réclamé par les différentes affections de la vessie aux articles* Gravelle, Paralysie de la vessie, *etc.*

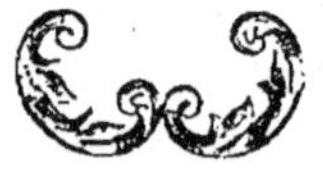

TREIZIÈME CLASSE

DE MALADIES.

MALADIES MORALES ou DE L'AME.

NOSTALGIE

(*vulgairement Mal du pays.*)

Espèce de névrose de l'intelligence, consistant en
une grande tristesse, avec désir irrésistible de revoir
son pays. Cette grave affection peut conduire très-rapidement le malade à la tombe.

TRAITEMENT.

Deux médicaments combattent victorieusement cette affection, comme on pourra s'en convaincre ; ce sont : *Capsicum
annum* et *Zingiber*.

Prescription.

Capsicum annum, 9me ou 12me dilution, 7 globules.

Eau, 90 grammes.

Une cuillerée, matin et soir.

Si ce médicament produit peu d'amélioration, ou si cette
dernière reste stationnaire, on donnera alors :

Zingiber, 50ᵐᵉ dilution , 7 globules.
Eau , 90 grammes.

Une cuillerée , matin et soir.

DÉGOUT DE LA VIE , PENCHANT AU SUICIDE.

On peut détruire cette idée fixe au moyen de trois médicaments , qui sont , selon les cas : *Arsenicum album , Pulsatilla , Nux vomica.*

Chez les personnes épuisées, au tempérament leucophlegmatique, sujettes aux dartres et autres éruptions ; ou bien, chez les personnes d'un tempérament bilieux, vif, sujettes à la colère, prédisposées à une grande mélancolie, avec humeur sombre, on prescrira :

Arsenicum album, 50ᵐᵉ dilution , 6 globules.
Eau , 90 grammes.

Une cuillerée, tous les matins.

Chez les personnes très-brunes, aux yeux et cheveux noirs, à l'humeur sombre et revêche, ou hypochondriaque et triste, habituellement constipées et sujettes aux hémorrhoïdes, on prescrira :

Nux vomica, 50ᵐᵉ dilution , 6 globules.
Eau , 90 grammes.

Une cuillerée, tous les soirs.

Chez les personnes habituellement d'un caractère doux et plaisant, ou triste et porté aux pleurs, d'une physionomie douce et mélancolique, avec teint pâle, yeux bleus et cheveux blonds, sujettes aux rhumes de cerveau, on prescrira :

Pulsatilla, 12ᵐᵉ ou 30ᵐᵉ dilution , 6 globules.
Eau , 90 grammes.

Une cuillerée, tous les matins.

FRAYEUR , PUSILLANIMITÉ

(ou penchant à la frayeur.)

Donner *Aconitum*, surtout si l'on a affaire à des personnes d'un tempérament sanguin , au teint fortement coloré ; mais si l'on avait à traiter l'accident même, c'est-à-dire **un accès** de saisissement par suite de frayeur (ou même de joie), ce serait *Opium* qu'il faudrait donner immédiatement, surtout s'il y avait diarrhée, évanouissement, ou convulsions, ou tremblement, cris, sueur froide, sommeil comateux avec ronflement, on ne donnerait *Aconitum* qu'autant qu'on n'aurait pu donner *Opium* de suite, et qu'il y aurait congestion à la tête, avec forte fièvre, chaleur et anxiété.

Si même il y avait cris continuels ou délire, et que ni *Opium*, ni *Aconit* n'aient pu dissiper cet état, il faudrait administrer *Belladonna*.

Pour la forte disposition à s'effrayer, surtout étant seul dans l'obscurité, ou à propos de bagatelles, on prescrira, surtout chez les personnes impressionnables et très-nerveuses, *Ignatia amara*.

Prescription.

Au moment même des accidents causés par l'accès de frayeur, on prescrira :

Opium, 9ᵐᵉ ou 12ᵐᵉ dilution, 5 globules sur la langue, ou 6 globules dans six cuillerées d'eau.

Une cuillerée à café, de demi-heure en demi-heure.

La prescription d'*Aconitum* se fera de même, ainsi que celle de *Belladonna*.

Quant à celle d'*Ignatia*, elle se formulera ainsi :

Ignatia amara, 12ᵐᵉ dilution, 6 globules.
Eau, 90 grammes.

Une cuillerée, tous les matins.

TRISTESSE, TACITURNITÉ, MÉLANCOLIE RELIGIEUSE.

On oppose à ces divers états les médicaments suivants : *Pulsatilla*, *Aurum foliatum*, *Calcarea carbonica*, *Ignatia* et *Sulfur*.

Chez les personnes d'un caractère doux, mélancolique, aux yeux bleus et cheveux blonds (surtout les personnes du sexe), on prescrira :

Pulsatilla, 12me dilution,   7 globules.
Eau,   90 grammes.

Une cuillerée, matin et soir.

Si *Pulsatilla* ne produit pas tout l'effet cherché, on donnera après ce médicament :

Aurum foliatum, 9me ou 12me dilution, 6 globules.
Eau,   90 grammes.

Une cuillerée, tous les matins.

Chez les personnes au teint jaunâtre et souffrant, au tempérament lymphatique et scrofuleux, on prescrira :

Calcarea carbonica, 15me ou 30me dilution, 6 globules.
Eau,   90 grammes.

Sulfur, 15me ou 30me dilution, 6 globules.
Eau,   90 grammes.

Alterner ces deux médicaments (un jour de l'un, un jour de l'autre), à la dose d'une cuillerée, tous les matins.

Chez les personnes nerveuses, très-impressionnables ou hystériques, on prescrira :

Ignatia, 12me dilution, 6 globules.
Eau,   90 grammes.

Une cuillerée, tous les matins.

Il est bien entendu que le choix de tel ou tel médicament, selon les tempéraments, est, autant que faire se peut, de rigueur ; mais si cependant il n'était pas possible de déterminer rigoureusement la relation du médicament avec le *facies* ou le tempérament de la personne, il n'en faudrait pas moins administrer les médicaments, en se basant sur un *à peu près* qui offre au moins quelque vague ressemblance avec l'*habitude* physique ou moral de l'individu.

MISANTHROPIE.

Cet état se combat par les médicaments suivants, qu'on administrera à la 12me ou à la 30me dilution (selon le plus ou moins d'ancienneté de la maladie), et à la dose de 6 globules pour autant de cuillerées d'eau , afin d'en faire prendre au malade une cuillerée , matin et soir , si l'état est aigu , ou une cuillerée , tous les matins seulement , s'il est chronique.

Ces médicaments sont : *Natrum muriaticum* , *Acidum fluoris* , *Aurum* et *Calcarea carbonica*.

Ils se donnent dans l'ordre suivant : *Natrum muriaticum* , s'il ne suffit pas à détruire l'état morbide de l'intellect , on fera prendre *Acidum fluoris* ; puis , en cas d'insuffisance encore , *Calcarea carbonica* , et enfin *Aurum foliatum* , s'il en est besoin.

Avant de passer à un autre médicament , on laissera agir pendant quatre ou cinq jours le dernier qu'on aura donné.

Dans la misanthropie , c'est sur *Natrum muriaticum* et *Fluoris acidum* qu'on doit le plus compter.

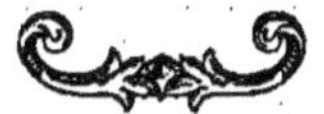

QUATORZIÈME CLASSE

DE MALADIES.

PERVERSIONS DU SENS DE LA VUE.

AMAUROSE (OBSCURCISSEMENT)

(vulgairement Goutte sereine.)

Affaiblissement ou perte totale de la vue, survenant sans aucune lésion apparente de l'œil, et sans qu'il existe un obstacle à l'arrivée des rayons lumineux. Cette affection dépend le plus souvent d'un état d'*anesthésie* ou de *paralysie* de la rétine ou du nerf optique.

TRAITEMENT.

Si l'amaurose est la suite d'un coup, d'une contusion, on prescrira :

Arnica, 12me ou 30me dilution, 6 globules.
Eau,   90 grammes.

Une cuillerée à dessert, matin et soir.

Si *Arnica* ne produit aucune amélioration, ou que cette dernière ne fasse plus de progrès par son emploi, on prescrira :

Conium maculatum, 12ᵐᵉ ou 30ᵐᵉ

dilution, 6 globules.

Eau, 90 grammes.

Une cuillerée à dessert, matin et soir.

Pour les autres cas d'amaurose non traumatique, je me suis toujours bien trouvé du traitement suivant. On donnera au début :

Belladonna, 12ᵐᵉ ou 30ᵐᵉ dilution, 6 globules.
Eau, 90 grammes.

Une cuillérée à dessert, matin et soir.

Cette potion achevée, on restera une semaine sans donner de médicament; puis, si l'on s'en trouve bien, on reprendra *Belladonna* de la même manière ; sinon, on ordonnera :

Calcarea carbonica, 30ᵐᵉ dilution, 6 globules.
Eau, 120 grammes.

Sulfur, 30ᵐᵉ dilution, 6 globules.
Eau, 120 grammes.

Alterner ces deux médicaments (un jour l'un, un jour l'autre), à la dose d'une cuillerée, matin et soir.

DYPLOPIE (vue double.)

Affection du sens de la vue, dans laquelle un seul objet perçu paraît double , et quelquefois triple ou quadruple.

Ce trouble provient d'un dérangement du parallélisme des deux axes visuels , qui fait que les objets ne se peignent plus sur les deux points correspondants de chaque rétine.

TRAITEMENT.

Belladonna, 12ᵐᵉ ou 30ᵐᵉ dilution, 6 globules.
Eau, 90 grammes.

Une cuillerée à dessert, matin et soir.

Si *Belladonna* ne suffit pas, on donnera :

Hyosciamus niger, 12me ou 50me dilution, 6 globules.

Eau, 90 grammes.

Une cuillerée à dessert, matin et soir,

HÉMÉRALOPIE (voir de jour.)

Espèce de névrose, dans laquelle les yeux jouissent de la faculté de voir tant que le soleil est élevé sur l'horizon, c'est-à-dire que la *vue augmente* à mesure qu'il s'élève dans le ciel, et qu'*elle décroît* au fur et à mesure qu'il s'abaisse à l'horizon.

Quelquefois cette cécité nocturne est des plus complètes, et la lumière la plus intense ne produit aucune impression sur les yeux. (J'ai traité et guéri d'une semblable affection Mademoiselle M......., de Champvans, près Dole ; elle était survenue à la suite d'une hydropisie ascite, dont je l'ai délivrée également.)

Dès que le soleil se lève, la vue revient, pour disparaître de nouveau à son coucher.

TRAITEMENT.

Trois médicaments combattent très-avantageusement cette affection ; ce sont : *Belladonna*, *Veratrum* et *Stramonium*, administrés l'un après l'autre dans l'ordre où ils sont mentionnés, et à six jours d'intervalle l'un de l'autre ; mais c'est surtout sur les deux premiers qu'on doit le plus compter.

Prescription.

Belladonna, 12me ou 30me dilution, 6 globules.

Eau, 90 grammes.

Une cuillerée, matin et soir.

Si *Belladonna* ne suffit pas pour détruire cette affection, on donnera six jours après :

Veratrum, 12me ou 50me dilution, 6 globules.
Eau,   90 grammes.

Une cuillerée, matin et soir.

Six jours après, on donnera *Stramonium*, si *Veratrum* n'a pas opéré la guérison.

AMBLYOPIE

(ou affaiblissement de la vue.)

Cette affection est le plus souvent un commencement d'*amaurose;* le traitement est le même que celui de cette dernière affection. (*Voyez* Amaurose.)

HÉMIOPIE (VOIR A MOITIÉ.)

Affection dans laquelle ceux qui en sont atteints ne voient que la moitié des objets qu'ils regardent, ou n'en voient seulement qu'une faible partie.

TRAITEMENT.

Deux médicaments peuvent être opposés à cette affection; voici leur prescription :

Aurum foliatum, 9me ou 50me dilution, 6 globules.
Eau,   90 grammes.

Une cuillerée, tous les matins, dans les cas chroniques, et une cuillerée à dessert, matin et soir, dans les cas aigus; si *Aurum* ne produit nul effet, on le remplacera au bout de six jours par :

Natrum muriaticum, 12me ou 50me
                              dilution, 6 globules.
Eau,   90 grammes.

Même manière de le prendre qu'*Aurum*.

PERVERSION DU SENS DE L'ODORAT.

ANOSMIE (PRIVATION D'ODEUR.)

Diminution ou perte complète de l'odorat, qui fait que nulle odeur ne peut être perçue.

TRAITEMENT.

Chez les personnes pléthoriques (replètes et sanguines), ou chez les femmes et les enfants à la tête volumineuse, au tempérament lymphatique, au teint coloré et à la peau très-délicate, on prescrira (surtout si l'*Anosmie* s'est déclarée à la suite d'un refroidissement, d'une frayeur ou d'un chagrin, et qu'il y ait prédisposition à l'engorgement des glandes ou inflammations phlegmoneuses) :

Belladonna, 12me ou 30me dilution, 6 globules.
Eau, 90 grammes.

Une cuillerée, le matin.

Si ce médicament ne suffit pas, on donnera, six jours après, *Hyosciamus*, préparé et pris de la même manière.

S'il y a, en outre (surtout chez les personnes au tempérament scrofuleux), sécheresse du nez ou corysa (rhume de cerveau) chronique, avec ou sans croûtes dans les narines ; teint jaunâtre, et surtout si la maladie s'est déclarée à la suite d'une humeur répercutée (rentrée), on prescrira :

Calcarea carbonica, 12me ou 30me dilution, 6 globules.
Eau, 90 grammes.

Silicea, 30me dilution, 6 globules.
Eau, 90 grammes.

Alterner ces deux médicaments, à la dose d'une cuillerée à dessert, matin et soir (un jour l'un, un jour l'autre.)

Chez les personnes faibles, au tempérament lymphatique (surtout chez les femmes ou filles), à la face jaune et terreuse, aux règles peu abondantes, supprimées ou trop fortes, sujettes aux migraines, aux ophtalmies inflammatoires et à la constipation, on prescrira :

Pulsatilla, 12me ou 30me dilution, 6 globules.
Eau, 90 grammes.
Sepia, 12me ou 30me dilution, 6 globules.
Eau, 90 grammes.

Alterner ces deux médicaments (Un jour l'un, un jour l'autre), à la dose d'une cuillerée à dessert, matin et soir.

PERVERSION DU SENS DU GOUT.

PERVERSION DU GOUT.

Affection qui consiste dans la sensation de goûts divers dans la bouche. Cet état se lie ordinairement à un état maladif des voies digestives ou d'autres organes; cependant il est quelquefois un symptôme unique et isolé; c'est dans ce sens que nous l'entendons ici.

TRAITEMENT.

Contre le goût de cuivre ou métallique, on prescrira : *Cuprum metallicum* et *Rhus toxicodendron*, ou *Calcarea*.

Contre le goût nauséabond ou infect : *Pulsatilla* et *Mercurius vivus*.

Contre le goût putride ou d'œufs brûlés : *Arnica*, *Pulsatilla* et *Sulfur* alternés, ou bien *Nux vomica*.

Contre le goût amer : *Chamomilla*, et si cela ne suffit pas, on donnera *Aconitum* et *Pulsatilla*, alternés; chez les personnes habituellement constipées, on ordonnera *Nux vomica* et *Sulfur* alternés; chez les personnes sujettes aux diarrhées et aux vomissements, *Veratrum*; chez les personnes épuisées ou hydropiques, au teint jaunâtre ou atteintes d'asthme, *Arsenicum*.

Contre le goût aigre ou acide, on prescrira : chez les personnes replètes et sanguines, au tempérament lymphatique, *Belladonna*, et si cela ne suffit pas, on donnera *Phosphorus;* chez les personnes épuisées, *China;* chez celles atteintes de syphilis ou d'un tempérament scrofuleux, *Mercurius vivus;* chez celles habituellement constipées ou souffrant d'une gastrite, *Nux vomica* et *Sulfur* alternés.

Contre le goût douceâtre, on prescrira : chez les personnes fortement constipées, *Plumbum;* chez les tempéraments lymphatiques, ou chez les femmes ou filles dont les règles péchent par le trop peu, on prescrira : *Pulsatilla* et *Sulfur*, alternés ; si les médicaments ci-dessus |ne produisaient aucun changement, on pourrait donner *Sabadilla*, surtout chez les personnes sujettes aux affections vermineuses, ou *Squilla maritima*, chez celles sujettes à l'hydropisie ou aux œdèmes.

Contre le goût herbacé : *Nux vomica.*

Contre le goût salé : *Mercurius vivus* ou *Pulsatilla.*

Contre le goût pâteux : *Bryonia* (surtout chez les personnes habituellement constipées et d'un caractère irritable); *Phosphorus*, chez les femmes surtout, ou chez les individus au tempérament lymphatique.

Contre le goût de terre ou de craie : *Pulsatilla* et *Nux moschata* (, surtout chez les filles atteintes de *dysménorrhée*.)

Contre le goût empyreumatique ou de brûlé : *Pulsatilla.*

Contre le goût fade, chez les personnes au tempérament bilieux, sujettes à la constipation, on prescrira : *Bryonia;* chez celles qui sont épuisées par des pertes d'humeurs, de longues maladies, ou de maladies aiguës très-vives, *China;* chez les personnes très-nerveuses, portées au chagrin et à la mélancolie, ou chez les femmes hystériques, *Ignatia;* et si ce remède ne suffit pas, on donnera *Staphys agria.*|

Contre le goût de graisse, chez les personnes scrofuleuses, donner : *Asa fœtida;* chez celles atteintes ou sujettes aux névroses, aux rhumatismes, ou à quelque attaque d'épilepsie, *Valeriana;* chez les personnes sujettes aux spasmes ou convulsions, *Causticum;* chez les filles peu ou mal réglées, ou chez les tempéraments lymphatiques, *Pulsatilla.*

Tous les médicaments décrits contre la perversion du goût se donneront à la 12me ou 50me dilution, selon la chronicité du cas; on en mettra 6 globules dans 90 grammes d'eau, et on les administrera à la dose d'une cuillerée, le matin seulement, dans les cas chroniques, et d'une cuillerée, matin et soir, dans les cas récents ou aigus.

PRIVATION OU DIMINUTION DU SENS DU GOUT.

AGEUSTIE (ABSENCE DE GOUT.)

Les personnes atteintes de cette affection ont perdu la faculté de percevoir les saveurs quelles qu'elles soient.

TRAITEMENT.

Les médicaments sur lesquels on doit le plus compter sont: *Silicea*, *Natrum muriaticum* et *Pulsatilla*.

On les administrera à la 12me ou 50me dilution, selon le cas, et dans la proportion d'un globule par chaque cuillerée d'eau; la dose sera d'une cuillerée, le matin seulement, dans les affections chroniques, et d'une cuillerée, matin et soir, dans celles aiguës.

Quand un des médicaments cités ne remplira pas le but qu'on se propose, on laissera six jours d'intervalle avant de passer à un autre.

PERVERSION DU SENS DE L'OUIE.

BRUITS DIVERS DANS LES OREILLES.

Perception de sons qui n'existent point en réalité.

Contre les bourdonnements, bruissements, chants semblables à ceux de la cigale, grondements et bruits de cloche, on prescrira, surtout chez les individus scrofuleux ou chez ceux atteints d'*otorrhée chronique*, avec menace de carie des apophyses mastoïdes ou des osselets, ou même encore des os du nez (ethmoïde, vomer) :

Aurum foliatum, 15ᵐᵉ ou 30ᵐᵉ
dilution, 7 globules.
Eau, 120 grammes.

Une cuillerée, tous les matins, ou tous les deux jours seulement, selon l'ancienneté du cas.

Si *Aurum* ne suffit pas, on donnera *Calcarea carbonica* de la même manière, et six jours après sa prise, on le fera suivre de *Sulfur*, pris à la même dilution et aux mêmes doses.

Chez les individus colériques, au tempérament pléthorique, prédisposés ou sujets aux congestions actives, soit à la tête, soit à la poitrine, on prescrira :

Aconitum, 12ᵐᵉ dilution, 7 globules.
Eau, 120 grammes.
Pulsatilla, 12ᵐᵉ dilution, 7 globules.
Eau, 120 grammes.

Alterner ces deux médicaments (un jour l'un, un jour l'autre), à la dose d'une cuillerée, matin et soir.

Si ces deux médicaments ne suffisent pas, on prescrira *Belladonna*, à prendre à la même dilution et de la même manière qu'*Aconitum*.

Pulsatilla, 15ᵐᵉ ou 50ᵐᵉ dilution, convient aussi spécialement aux femmes ou jeunes filles atteintes de menstruation irrégulière, surtout celles d'une taille élancée, yeux bleus, cheveux blonds et tempérament lymphatique ; on la donnera à la dose de 7 globules pour 120 grammes d'eau (huit cuillerées), à en prendre une cuillerée tous les matins seulement, ou matin et soir, selon la chronicité du cas ; en cas d'insuccès, on donnera *Sepia*, même dilution, même préparation et même dose.

Si les bruits divers ici mentionnés sont perçus par des personnes faibles, épuisées, ou à la suite de longues maladies, on prescrira *China*, même dilution, même préparation et même dose que *Pulsatilla*.

Chez les vieillards : *Opium*, 9me ou 50me dilution, 6 globules pour 6 cuillerée d'eau ; une cuillerée, matin et soir (convient surtout s'ils ont des vertiges et de la constipation.)

Si, outre les bourdonnements et autres bruits déjà cités, il y a écoulement de pus par l'oreille, on prescrira :

Carbo vegetabilis, 50me dilution, 6 globules.
Eau,   90 grammes.

Une cuillerée, matin et soir.

Chez les personnes brunes, maigres, colériques et irritables, éprouvant des douleurs dans les os (surtout si elles ont fait abus du mercure); ou bien, chez les personnes faibles, pâles et boursoufflées, sujettes aux rhumes de cerveau, aux diarrhées, on prescrira :

Nitri acidum, 30me dilution, 6 globules.
Eau,   90 grammes.

Une cuillerée, matin et soir. *Bryonia* peut leur être donnée aussi de la même manière.

Chez les personnes de constitution phthisique, on prescrira *Lycopodium* et *Phosphorus*, alternés (un jour l'un, un jour l'autre), même dilution, même préparation et mêmes doses que *Nitri acidum*.

Chez les personnes nerveuses ou hystériques, ou chez celles qui seraient atteintes d'hémiplégie, on prescrirait :

Causticum, 30me dilution, à prendre comme *Nitri acidum*.

Chez les personnes faibles, scrofuleuses, ou chez les enfants et les vieillards, on prescrira, surtout si, outre les bruissements, il y a des tintements dans les oreilles :

Baryta carbonica, 15me ou 30me
                                    dilution, 6 globules.
Eau,   90 grammes.
Une cuillerée, matin et soir.

Conium maculatum peut aussi leur être administré comme *Baryta carbonica*.

Chez les sujets psoriques, et aussi chez les scrofuleux, on pourra prescrire *Sulfur*, 30me dilution, 6 globules, si *Baryta* ne suffit pas ; on les mettra dans huit cuillerées d'eau, pour en prendre une cuillerée tous les matins, à jeun.

Si l'on entend un bruit de cloches dans les oreilles, ou des craquements, on prendra :

Calcarea carbonica, 15me ou 30me

dilution, 7 globules.

Eau, 120 grammes.

Une cuillerée, matin et soir.

Ambra grisea, 30me dilution, convient aussi pour le même cas ; on le prépare et on le prend comme *Calcarea*. Si ce sont des détonations, on prescrira *Calcarea carbonica*, ou *Silicea*, 30me dilution, 7 globules pour 120 grammes d'eau, et en prendre une cuillerée, matin et soir.

Si l'on entend un bruit de tonnerre ou des roulements, ce sera *Calcarea*, *Lachesis*, ou bien *Graphites* qu'il faudra consulter ; mais c'est surtout *Platina* qui conviendra par excellence, spécialement chez les femmes ou filles dont les règles sont trop abondantes ou de trop longue durée.

Ces médicaments s'administreront à la 30me dilution, 6 globules pour 90 grammes ; en prendre une cuillerée à dessert, matin et soir.

Si les oreilles sont affectées de sifflements, ce sera encore *Graphites* qui conviendra, surtout chez ceux qui portent des éruptions derrière les oreilles, ou qui sont sujets aux érysipèles ; il se préparera et s'administrera comme il vient d'être dit.

ABOLITION DU SENS DE L'OUIE.

DYSÉCÉE (ENTENDRE DIFFICILEMENT)

(*ou Surdité.*)

Elle peut être *intermittente* ou *permanente*, c'est-à-dire cesser à des intervalles indéterminés, ou être continue (ne pas cesser.)

TRAITEMENT.

Si la surdité est occasionnée par suite de congestion au cerveau, on donnera la préférence à *Aconitum*, *Aurum*, *Belladonna*, *Phosphorus* et *Sulfur*.

Si elle se lie à un état nerveux, on choisira parmi *Coffea*, *Causticum*, *Pulsatilla*, *Arsenicum*, *Belladonna*, *Petroleum*.

Par suite d'un refroidissement ou d'un état rhumatismal, on lui opposera *Pulsatilla*, *Arsenicum*, *Mercurius*, *Belladonna*, *Sulfur*.

A la suite d'une maladie de la peau (variole, scarlatine, etc.) : *Mercurius*, *Sulfur*, *Belladonna* et *Hepar Sulfur*.

Si elle provient de répercussion (ou de la rentrée) de dartres ou autres exanthèmes, on préférera *Sulfur*, *Causticum*, *Graphites*, *Bryonia*.

Si c'est par abus du sulfate de quinine (ou du quinquina), on donnera *Arsenicum*, *Ferrum*, *Calcarea carbonica*, *Pulsatilla*.

Si c'est par suite d'abus de mercure, *Nitri acidum* et *Sepia*.

Tous ces médicaments s'administreront selon l'état aigu ou chronique de la surdité, à la 15me ou 50me dilution ; on en mettra 7 globules dans 120 grammes d'eau, pour en prendre une cuillerée, matin et soir, dans l'état aigu, et une cuillerée, le matin seulement, ou même tous les deux jours, dans l'état chronique.

Si, malgré la surdité, le choc d'un corps, la sonnerie d'une pendule, le tic-tac d'une montre étaient entendus, et que la surdité n'existât que pour la voix humaine, ce serait *Arsenicum*, *Phosphorus*, *Sulfur* et *Silicea* qu'il faudrait consulter d'abord. (Ce dernier convient quand il y a redoublement de la surdité, à la pleine lune ou à la nouvelle lune.

Si les sons résonnaient fortement dans la tête, même sa propre parole, on choisira parmi les remèdes suivants : *Causticum*, *Mercurius*, *Phosphorus*.

Si, en même temps qu'il y a surdité, il y avait écoulement de pus ou de sérosité par une ou les deux oreilles, on donnerait la préférence à *Calcarea*, *Mercurius*, *Sepia*, *Pulsatilla*, *Sulfur*.

S'il y avait grande sécheresse dans les oreilles, avec ou sans écoulement, on y opposerait *Calcarea carbonica*, *Graphites*, *Lachesis*, *Petroleum*, *Nitri acidum*.

Ces médicaments se donneront à la 50me dilution, ou à la 15me, selon la chronicité du mal ; ils seront préparés et administrés, comme nous l'avons dit avant ce paragraphe-ci.

Quant au choix à faire selon les tempéraments, voyez les détails que nous avons donnés à ce sujet, au commencement de la maladie intitulée : *Perversion du sens de l'ouïe, bruits divers dans les oreilles*, etc.

Nous ajouterons ici en passant, et à propos des médicaments *Lachesis* et *Petroleum*, que le premier convient aux personnes maigres et épuisées, au teint malade, d'un tempérament porté à la mélancolie ou à la colère ; et que le second convient plus particulièrement aux individus rachitiques ou scrofuleux, sujets à la teigne ou autres éruptions du cuir chevelu.

Cette affection est souvent très-longue à détruire ; il faut, pour cela, de la patience.

Il arrive souvent aussi que la surdité est occasionnée par du *cérumen* endurci, et mélangé avec une foule de petits poils formant une espèce de feutrage qui obstrue complètement le conduit auditif interne ; on comprend alors que toute médication prise par la bouche serait impuissante et intempestive ; il ne faut, dans ce cas, qu'opérer le ramollissement du cérumen au moyen d'huile d'amandes douces que l'on fait tiédir, et dont l'on verse quelques gouttes dans une ou dans les deux oreilles, trois ou quatre fois par jour. Au bout de peu de temps, on retire avec un cure-oreilles le cérumen ramolli qui se détache alors très-facilement, et la surdité cesse sur-le-champ.

Voilà pourquoi il faut avant tout examiner attentivement l'intérieur de l'oreille, pour bien s'assurer si la surdité ne tient pas à cette cause, afin de la traiter en conséquence.

QUINZIÈME

ET DERNIÈRE CLASSE

DE MALADIES.

LÉSIONS TRAUMATIQUES

(ou par suite de plaies , blessures , contusions.)

PLAIES PAR INSTRUMENTS TRANCHANTS.

S'il y a section de veines ou d'artères , en faire la ligature, puis, après le pansement chirurgical, arroser l'appareil deux ou trois fois par jour avec :

Arnica, teinture mère,   20 gouttes.
Eau,   240 grammes.
Mêlez bien.

Si la plaie est légère , on se contentera d'y appliquer des compresses trempées dans cette même solution.

(Si on veut la faire en moins grande quantité , on mettra tout bonnement six gouttes de teinture mère d'*Arnica* dans huit cuillerées d'eau.)

PLAIES CONTUSES

(ou plaies par suite d'un coup de feu, d'une pierre, d'un marteau ou d'un coup contre un corps dur, etc.)

C'est encore *Arnica* qu'il faut employer de la même manière qu'il est prescrit plus haut. En cas d'une chute grave, où il y aurait eu une violente commotion, on fera prendre tout de suite au malade une goutte de teinture mère d'*Arnica* sur un petit morceau de sucre qu'il mangera, puis on lui donnera dans la journée :

Arnica, 6me ou 12me dilution, 6 globules.
Eau, 90 grammes.

Une cuillerée à café, de deux en deux heures.

Les ecchymoses (meurtrissures), ou contusions, se traiteront de la même manière que les plaies contuses dont nous venons de parler ; on pourra même faire prendre à l'intérieur la potion d'*Arnica*, 6me ou 12me dilution, comme il est recommandé de le faire.

CONTRE LES ENTORSES ET LES LUXATIONS.

Le traitement des *Entorses* (vulgairement dites *Foulures*), réclame de prime-abord deux médicaments, qui sont : *Arnica* et *Rhus*.

Si elles sont légères, on mettra 20 gouttes de teinture mère d'*Arnica* dans un verre d'eau ordinaire, et on s'en servira pour lotionner (bassiner) la partie souffrante et en imbiber des compresses qui y resteront à demeure.

Quant aux *Luxations*, on administrera de suite à l'intérieur 4 globules d'*Arnica* (12me dilution), dissouts dans six cuillerées d'eau, pour en prendre une cuillerée à café toutes les deux ou trois heures, et après avoir procédé à la réduction (ramené les os dans leurs cavités naturelles ou leur position primitive), on se servira des lotions de la teinture mère d'*Arnica*, comme la formule que nous avons donnée pour les entorses l'indique.

Si *Arnica* ne suffisait pas à lui seul pour procurer l'amélioration, on administrera alors le médicament suivant :

Rhus toxicodendron, 30me dilution, 6 globules.
Eau, 90 grammes.

Une cuillerée à dessert, trois fois par jour.

Si, après la guérison, il restait de la douleur ou de la faiblesse dans le membre lésé, on fera prendre :

Calcarea carbonica, 30me dilution,   6 globules.
Eau,   90 grammes.

Sulfur, 30me dilution,   4 globules.
Eau,   90 grammes.

Alterner ces deux médicaments, à la dose d'une cuillerée, matin et soir (un jour l'un, un jour l'autre.)

Si, par suite d'efforts, on vient à être atteint d'un tour de reins ; si, comme on le dit vulgairement, *on s'est fait mal*, on admininistrera *Arnica* à l'intérieur, 5 globules, 12me dilution, pris en une seule dose, dans une cuillerée d'eau ; puis, le lendemain, on prendra *Rhus* à l'intérieur, comme nous l'avons prescrit un peu plus haut.

Si *Rhus* ne suffisait pas, ou si à la suite de ces efforts il était survenu une hernie ou une descente de matrice, on administrera le médicament suivant :

Nux vomica, 30me dilution,   6 globules.
Eau,   90 grammes.

Une cuillerée à dessert, matin et soir.

Si, à la suite d'un coup, d'une entorse, etc., la partie lésée était le siége d'une enflûre assez considérable, et que cette enflûre ne voulût pas céder à *Arnica* ou *Rhus*, on fera prendre *Pulsatilla* et *Bryonia* alternées, comme suit :

Pulsatilla, 12me dilution,   6 globules.
Eau,   90 grammes.
Bryonia, 12me dilution,   6 globules.
Eau,   90 grammes.

Alterner ces deux médicaments, à la dose d'une cuillerée, matin et soir (un jour l'un, un jour l'autre.)

Si les plaies saignent en abondance, et que l'on craigne une hémorrhagie, on administrera *Lachesis*, *Carbo vegetabilis* ou *Phosphorus*.

Prescription.

Lachesis, 30me dilution,   6 globules.
Eau,   120 grammes.
Carbo vegetabilis, 30me dilution,   6 globules.
Eau,   90 grammes.

Alterner ces deux médicaments, à la dose d'une cuillerée à café, de deux en deux heures (une fois de l'un, une fois de l'autre.)

Si, au bout d'un certain temps, nulle amélioration n'arrive, on cessera cette prescription pour donner :

Phosphorus, 12ᵐᵉ dilution, 6 globules.
Eau, 90 grammes.

Une cuillerée à café, de deux en deux heures.

Si les plaies suppurent avec trop d'abondance, on prescrira :

Hepar Sulfur, 15ᵐᵉ ou 30ᵐᵉ dilution, 6 globules.
Eau, 90 grammes.

Silicea, 30ᵐᵉ dilution, 6 globules.
Eau, 90 grammes.

Alterner ces deux médicaments (un jour l'un, un jour l'autre), à la dose d'une cuillerée, matin et soir.

Si les plaies étaient menacées de *gangrène*, on prescrirait le traitement que cette complication réclame. (*Voyez* Gangrène, *page* 327.)

Les plaies par instruments piquants ou par morsures ne réclament que *Ledum palustre*; ainsi, un coup de poinçon, de pointe de ciseaux ou de compas, se traitent avec :

Ledum palustre, teinture mère, 6 gouttes.
Eau, 6 cuillerées.

En lotions sur la plaie, deux ou trois fois par jour.

Faute de teinture mère, on prendra *Ledum*, 15ᵐᵉ dilution; la 15ᵐᵉ dilution se prendra également à l'intérieur, tout en employant la teinture mère à l'extérieur; en voici la prescription :

Ledum, 15ᵐᵉ dilution, 6 globules.
Eau, 90 grammes.

Une cuillerée à café, trois fois par jour.

Les piqûres de guêpes, d'abeilles, de cousins ne réclament pas d'autre traitement non plus; ainsi, une seule cuillerée à café de la potion de *Ledum* ci-dessus décrite, calme au bout d'une ou deux secondes la douleur que produit la piqûre de l'abeille ; je l'ai éprouvé deux fois moi-même ; M. le docteur Teste, de Paris, l'a également expérimenté ; or, je ne vois pas pourquoi l'incrédule n'en ferait pas autant ; c'est le seul moyen de croire après.

Les fractures exigent d'abord leur réduction, le seul bon sens l'indique ; puis, une fois opérée et l'appareil placé, des lotions d'*Arnica*, répétées deux fois par jour pendant une quinzaine de jours, suffiront.

Dans les plaies graves, ainsi qu'à la suite d'amputations ou autres opérations chirurgicales, on préviendra toujours la fièvre traumatique au moyen d'*Aconitum* et d'*Arnica*, pris comme suit :

Aconitum, 12me dilution,   6 globules.
Eau,   90 grammes.
Arnica, 12me dilution,   6 globules.
Eau,   90 grammes.

Alterner ces deux médicaments (le premier pendant toute la matinée, et le second pendant tout l'après midi), à la dose d'une cuillerée à café, de deux en deux heures.

S'il se déclarait des symptômes de *tétanos*, il faudrait rechercher s'ils ne sont pas occasionnés par quelque esquille ou quelque gonflement considérable de parties aponévrotiques, ce qui exigerait d'abord ou l'extraction de l'esquille, ou le débridement des aponévroses ; puis ensuite on appliquerait le traitement que le tétanos réclame. (*Voyez neuvième classe de maladies, l'article* Tétanos, *pages* 368 *et* 369.)

FIN DE LA QUINZIÈME ET DERNIÈRE CLASSE.

SUPPLÉMENT.

FISTULE LACRYMALE.

La Fistule lacrymale est une ulcération qui se forme dans le canal de l'angle interne de l'œil.

Cette affection débute ordinairement par une petite tumeur formée par la distention ou l'inflammation du sac lacrymal ; le malade éprouve alors du larmoiement, de la chaleur et un peu de demangeaison ; si l'on presse légèrement la tumeur , le liquide qu'elle contient s'épanche , soit par le point lacrymal , soit par la narine correspondante.

Peu à peu la sécrétion des larmes augmente ; elles s'épaississent et deviennent purulentes ; alors la tumeur s'enflamme et , par suite , une fistule lacrymale (ou petit canal étroit , profond , de nature ulcéreuse) s'ouvre , ou dans la narine , ou dans la direction de l'œil.

Cette affection, si rebelle aux traitements allopathiques et chirurgicaux, surtout, quand au lieu d'être accidentelle , elle se lie à un état pathologique particulier de l'individu , cède très-rapidement au traitement ci-après :

TRAITEMENT.

On prescrira , à quelle époque que ce soit de l'affection , surtout chez les individus scrofuleux ou psoriques :

Calcarea carbonica , 50me dilution, 7 globules.
Eau ,   120 grammes.
Sulfur , 50me dilution, 6 globules.
Eau ,   120 grammes.

Alterner ces deux médicaments, à la dose d'une cuillerée à dessert, matin et soir (un jour de l'un , un jour de l'autre.)

Ces deux potions achevées, on en attendra l'effet pendant six à huit jours ; si l'affection cède, on les répétera dès que l'amélioration produite par ces deux médicaments ira en diminuant ; mais si ces deux potions ne produisent pas de mieux sensible, on donnera six jours après :

Silicea, 50me dilution, 6 globules.
Eau, 90 grammes.

Une cuillerée à dessert, matin et soir.

Si ces trois médicaments ne suffisent pas, on pourra prescrire encore, surtout chez les personnes blondes, au tempérament lymphatique et à l'humeur douce ou mélancolique :

Pulsatilla, 12me ou 50me dilution, 7 globules.
Eau, 120 grammes.

Une cuillerée à dessert, matin et soir.

Si *Pulsatilla* n'amène pas d'amélioration, on donnera *Phosphorus*, à la même dilution, même préparation et mêmes doses que *Pulsatilla*.

Enfin *Chelidonium majus*, 6me ou 50me dilution, sera administré comme *Phosphorus* ou *Pulsatilla*.

Ce n'est que par pure supposition, quand je dis, par exemple : si *Pulsatilla* n'amène pas d'amélioration, etc. ; car en le prenant au pied de la lettre, il semblerait de prime-abord que l'on n'est sûr de rien, ce qui est le contraire ; car ce traitement guérit six cas de fistule lacrymale sur huit. Je ne me sers donc de cette tournure de phrase que pour mettre le lecteur bien au courant de ce qu'il aurait à faire, en cas que tel ou tel médicament ne lui réussisse pas, ce qui est rare, car rien ici dedans n'est livré aux résultats hasardeux ou incertains de l'empirisme.

TAIES SUR LES YEUX.

On fera prendre :

Nitri acidum, 15me ou 50me dilution, 7 globules.
Eau, 120 grammes.
Calcarea carbonica, 15me ou 50me
dilution, 7 globules.
Eau, 120 grammes.

Alterner ces deux médicaments, à la dose d'une cuillerée
à dessert, matin et soir (un jour l'un, un jour l'autre.)

CORNÉE TROUBLE, ET COMME COUVERTE D'UNE POUSSIÈRE GRISATRE.

(La cornée est, vulgairement parlant, le globe de
l'œil, qui comprend la cornée opaque et la transparente ; c'est de cette dernière dont nous voulons parler.)

TRAITEMENT.

Calcarea carbonica, 15me ou 50me
dilution, 7 globules.
Eau,   120 grammes.
Sulfur, 15me ou 50me dilution, 7 globules.
Eau,   120 grammes.

Alterner ces deux médicaments (un jour l'un, un jour
l'autre), à la dose d'une cuillerée, matin et soir.

Si l'affection cède, continuer ce traitement, en laissant
huit jours d'intervalle entre chaque prise de nouvelles potions ; si, au contraire, le mieux se ralentit ou ne veut
plus se produire, on donnera :

Silicea, 50me dilution, 7 globules.
Eau,   120 grammes.

Une cuillerée à bouche, tous les matins.

Chelidonium majus peut se donner aussi comme *Silicea;*
elle amène très-souvent d'heureux résultats.

STRABISME

(*vulgairement œil louche.*)

On administrera contre le Strabisme :

Belladonna, 15me ou 50me dilution, 6 globules.
Eau,   120 grammes.

Hyosciamus, 15^{une} ou 30me dilution, 6 globules.
Eau,   120 grammes.

Alterner ces deux médicaments, à la dose d'une cuillerée à dessert, matin et soir, et d'une cuillerée à café pour les enfants de deux à sept ans; quant à ceux de trois mois à deux ans, on leur en donnera un globule sur la langue, matin et soir.

Si ces deux médicaments ne suffisent pas, on donnera :

Alumina, 30me dilution.   7 globules.
Eau,   120 grammes.

A prendre aux mêmes doses et de la même manière que *Belladonna* ou *Hyosciamus*, et en observant les mêmes prescriptions pour les différents âges.

DIARRHÉE.

Flux catarrhal du tube intestinal, caractérisé par des évacuations liquides en plus ou moins grande abondance, de couleur jaune, grise ou brune, etc., ayant lieu le plus souvent avec ou sans douleurs.

Cette affection, qui existe toujours sans fièvre, n'offre pour symptômes qu'une diminution dans l'appétit, un peu de sonorité du ventre à la percussion, et quelques gargouillements qui s'accompagnent ou non de coliques.

Cette diarrhée, qui se produit souvent, soit pour avoir bu de l'eau étant en sueur, ou s'être exposé à l'humidité; soit à la suite d'un changement de régime ou d'aliments de mauvaise qualité, se reconnaîtra de l'*entérite*, en ce que dans la diarrhée il y a absence de fièvre, peu ou pas du tout de douleur, et surtout aussi en ce que les fonctions de l'estomac continuent à se faire régulièrement, ce qui n'a pas lieu dans l'*entérite*.

TRAITEMENT.

S'il y avait violente diarrhée aqueuse et jaunâtre, d'odeur putride, on prescrira :

Bismuthum, 15me dilution,   6 globules.
Eau,   90 grammes.

Une cuillerée, trois fois par jour.

S'il y a borborygmes, diarrhée blanchâtre, verdâtre ou jaunâtre, semblable à des œufs brouillés, avec coliques et borborygmes avant les selles, on fera prendre :

Chamomilla, 12me dilution,   6 globules.
Eau,   90 grammes.

Une cuillerée, deux ou trois fois par jour.

S'il y a diarrhée avec ténesme, surtout le matin; selles mal liées, blanchâtres, composées d'aliments mal digérés, ayant une odeur aigre ou acide, avec humeur maussade, on prescrira :

Calcarea carbonica, 15me dilution,   6 globules.
Eau,   90 grammes.

Une cuillerée, matin et soir.

Si la diarrhée provoque des douleurs, telles que : brûlement à l'anus, coliques, etc., on choisira parmi les médicaments suivants : *Arsenicum album*, *Chamomilla*, *Bryonia*, *Dulcamara*, *Rhus*, *Rheum*.

Prescription.

S'il y a coliques, *Chamomilla*; s'il y a brûlement dans le ventre et à l'anus, ténesme, grande soif, avec faiblesse, vives coliques, diarrhée ayant lieu surtout la nuit, ou aussitôt après avoir bu ou mangé, on prescrira *Arsenicum*.

Si *Arsenicum* ne suffit pas, on donnera *Bryonia*.

Si la diarrhée est survenue à la suite d'un refroidissement avec coliques et soif; diarhée verdâtre ou brune, composée de mucosités, avec élancements à l'anus, on fera prendre *Dulcamara*.

Si les selles sont séreuses, écumeuses ou muqueuses, de

couleur jaunâtre ou entièrement blanches, avec déchirements ou pincements dans le ventre ; ou si elles ont lieu la nuit, avec coliques et mal de tête, ainsi que douleurs de brisement dans les membres, on prescrira *Rhus toxicodendron*.

Si *Rhus* ne suffit pas contre cet état, on fera prendre *Rheum*.

Contre les diarrhées sans douleurs, on prescrira les médicaments suivants : *Ferrum*, *Phosphorus*, *Phosphori acidum*, *Hyosciamus*, *Veratrum*.

Prescription.

Si les diarrhées sont aqueuses et composées en grande partie d'aliments non digérés, on prescrira *Ferrum metallicum*.

Si *Ferrum* ne suffit pas, on prescrira *Phosphorus* ou *Phosphori acidum* ; ce dernier médicament convient aussi, si la diarrhée est blanchâtre ou grisâtre.

S'il y a envie très-fréquente d'aller du ventre sans pouvoir rien faire, ou au moins en ne faisant que très-peu ; si la diarrhée est aqueuse et s'échappe involontairement, on ordonnera *Hyosciamus*.

Si la diarrhée est noirâtre, verdâtre ou brunâtre, avec tension du ventre, et si, en voulant lâcher un vent, la diarrhée s'échappait comme de l'eau dans les vêtements, on prescrirait *Veratrum*.

Si, avec la diarrhée, il y a chute des forces, on prescrira *Arsenicum*, suivi de *China* ; si cela ne suffit pas, on donnera ensuite *Phosphorus*.

S'il y a ténesme, on donnera *Ipeca*, suivi de *Nux vomica*, et dans le cas où ces deux médicaments seraient sans effet, on donnera *Capsicum*.

Si la diarrhée est la suite d'un refroidissement (coup d'air ou boissons froides), on peut prescrire, savoir : *Dulcamara*, puis *Bryonia* ; si cela ne suffit pas, on donnera *Zingiber*.

Si la diarrhée est provoquée par une indigestion ; voyez l'article *Gastrite aiguë*, page 116, pour le traitement à suivre.

Si la diarrhée se déclare après avoir bu du lait, on fera prendre *Bryonia*, et *Sulfur* ensuite, si la *Bryone* ne suffit pas.

Si elle survient à la suite d'une colère, d'une contrariété ou d'une forte émotion, on prescrira *Chamomilla*, et si *Chamomilla* ne suffisait pas, on fera prendre *Colocynthis*.

Si elle vient d'avoir mangé des fruits non mûrs ou trop froids (melons, fraises, cerises, etc.), on prescrira *Arsenicum*, et s'il ne suffit pas, on le fera suivre de *Pulsatilla*.

On traitera la diarrhée chez les gens faibles (autant que faire se pourra), par *China*, *Ferrum*, *Phosphorus* et *Phosphori acidum*.

Chez les scrofuleux, par *Calcarea carbonica* et *Sulfur*, alternés.

Les diarrhées tenaces demandent principalement *Capsicum* ou *Zingiber*.

Les gens sujets au relâchement du ventre feront bien de se tenir le ventre et les pieds chauds, et surtout d'éviter les purgations. Tous les médicaments ci-dessus désignés se prépareront en mettant 6 globules, 12me ou 15me dilution, dans 90 grammes d'eau, et seront pris à la dose de deux ou trois cuillerées par jour.

HERNIES.

On donne le nom de *Hernie* à toute tumeur formée par un viscère quelconque, faisant saillie au-dehors par suite de son déplacement ou de sa sortie de la cavité naturelle, dans laquelle il était contenu.

Les accidents de cette nature qui réclament le plus souvent les secours de l'art, sont les hernies formées par le déplacement ou la sortie d'une anse intestinale, ou d'une portion d'épiploon (sorte de voile qui flotte sur les intestins.)

Selon que cette saillie au-dehors se fait par l'arcade crurale, ou par l'anneau inguinal, la hernie prend le nom de *hernie crurale* ou *inguinale*.

Il y a aussi deux autres variétés de hernies, qui

sont : l'*ombilicale* et la *scrotale* ; elles exigent un traitement peu différent de celui des deux autres ; nous les
décrirons en temps et lieu.

Les hernies sont produites par des efforts physiques
exagérés, tels que de soulever des corps trop lourds,
crier trop longtemps, etc., etc., quoique souvent elles
se produisent sous l'influence de la cause la plus insi-
gnifiante, par suite d'une conformation particulière de
l'arcade crurale ou de l'anneau inguinal.

TRAITEMENT.

S'il y a forte fièvre, ou inflammation assez vive de la partie
herniée, avec vomissements de bile, sueurs froides, on
prescrira :

Aconitum, 12me dilution, 6 globules.
Eau, 90 grammes.

Une cuillerée, toutes les trois heures.

Ensuite on prescrira, si la réduction ne peut pas se faire
encore, et que les vomissements continuent :

Sulfuris acidum, 15me dilution, 6 globules.
Eau, 90 grammes.

Une cuillerée, toutes les trois heures.

Si au bout de deux heures nulle amélioration n'est produite, et que la respiration soit difficile, ou courte et pénible,
on prescrira :

Nux vomica, 15me dilution, 6 globules.
Eau, 90 grammes.
Opium, 6me dilution, 6 globules.
Eau, 90 grammes.

Alterner ces deux médicaments (une fois de l'un, une fois
de l'autre), à la dose d'une cuillerée à café, de demi-heure
en demi-heure.

Si les vomissements devenaient très-fréquents, avec sueurs
glacées et refroidissement des pieds et des mains, on prescrira :

Veratrum album, 12me dilution, 6 globules.
Eau, 90 grammes.

Une cuillerée à café, de demi-heure en demi-heure.

Si au bout de deux heures nulle amélioration ne se produit, on donnera *Belladonna*, 12me dilution, de la même manière que *Veratrum*.

Si la gangrène se déclarait dans la tumeur, il faudrait prescrire :

Arsenicum album, 10me dilution, 6 globules.
Eau, 90 grammes.

Lachesis, 12me dilution, 6 globules.
Eau, 90 grammes.

Alterner ces deux médicaments à la dose d'une cuillerée à dessert, de deux en deux heures (une fois de l'un, une fois de l'autre.)

Contre la hernie *scrotale* (ou hernie tombée dans les bourses), on prescrira : *Magnesia muriatica*, 12me dilution, et *Nux vomica*, 15me dilution, 6 globules pour 90 grammes d'eau, une cuillerée, matin et soir ; prendre d'abord *Magnesia*, puis deux jours après l'avoir achevée, prendre *Nux vomica*; on continuera ainsi jusqu'à effet, et si cela ne produit rien, on prendra *Sulfuris acidum*, comme on l'a prescrit ci-dessus.

Si la hernie *inguinale* ou *crurale* n'est pas très-considérable, on commencera le traitement par :

Aurum foliatum, 9me dilution, 6 globules.
Eau, 90 grammes.

Une cuillerée, matin et soir.

Si *Aurum* ne produit pas l'effet voulu, on continuera le traitement comme il est prescrit au commencement de l'article *Hernies*.

HERNIES CHEZ LES ENFANTS.

Contre la hernie ombilicale, on donnera :

Nux vomica, 12me dilution, 6 globules.
Eau,   90 grammes.

Une cuillerée à café, trois fois par jour.
Contre la hernie inguinale, on débutera par :

Aurum foliatum, 9me dilution, 4 globules.
Eau,   60 grammes.

Une cuillerée à café, trois fois par jour.
Si *Aurum* ne produit pas l'effet voulu, on prescrira :

Nux vomica, 12me dilution, 4 globules.
Eau,   60 grammes.

Sulfuris acidum, 15me dilution, 4 globules.
Eau,   60 grammes.

Alterner ces deux médicaments, à la dose d'une cuillerée à dessert, tous les deux jours, le matin.

HÉMATÉMÈSE

(ou vomissement de sang.)

Vomissement de sang exhalé à la surface muqueuse de l'estomac.

Cette affection débute ordinairement par une douleur vive, lancinante, située dans l'hypochondre gauche ; il y a oppression, étourdissements, sueurs froides, pâleur de la face, froid des extrémités, etc. ; le sang est rejeté en plus ou moins grande quantité, et est d'un rose plus ou moins foncé.

TRAITEMENT.

Placer le malade étendu sur un lit, dans un lieu très-frais, et lui administrer :

Aconitum, 12ᵐᵉ dilution, 6 globules.
Eau,   90 grammes.
Arnica, 12ᵐᵉ dilution, 6 globules.
Eau,   90 grammes.

Alterner ces deux médicaments, à la dose d'une cuillerée à dessert, de deux en deux heures.

Si ces deux médicaments ne suffisaient pas, on donnerait alors :

Ipeca, 12ᵐᵉ dilution, 6 globules.
Eau,   90 grammes.

Une cuillerée à dessert, de deux en deux heures.

Ne donner au malade que des boissons froides ; les aliments pris en très-petite quantité seront également froids.

TOUX.

La toux n'étant souvent que le symptôme dominant d'une autre affection , nous nous bornerons à donner ici quelques indications générales sur son traitement.

Si la toux est courte, sèche, avec chaleur dans la poitrine, on prescrira *Aconitum*, 12ᵐᵉ dilution.

Si la toux revêt un caractère spasmodique ou nerveux, avec exacerbation la nuit , expectoration blanche et écumeuse, on fera prendre *Pulsatilla*, 12ᵐᵉ dilution.

Si la toux présente le caractère de la coqueluche, avec quintes fatigantes ; congestion de la face , larmoiement des yeux, envies de vomir, on prescrira : *Belladona*, 12ᵐᵉ dilution.

Si la toux provoquait des crachats sanguinolents, on prescrirait *Arnica* et *Aconitum*, alternés, 12ᵐᵉ dilution.

Si la toux est rauque et creuse, avec expectoration purulente, on prescrira *Stannum*, 30ᵐᵉ dilution.

La toux, chez les sujets phthisiques ou scrofuleux, se

traitera par *Calcarea carbonica* et *Sulfur*, alternés, 50me dilution.

Si la toux provient d'un refroidissement quelconque, on
prescrira *Dulcamara*, 12me dilution, et si elle ne suffit pas,
on donnera *Pulsatilla*, 12me dilution.

Contre la toux excessivement tenace, passée à l'état chronique, on prescrira *Allium sativum*, 30me dilution.

Tous les médicaments ci-dessus se prépareront en en mettant dissoudre 6 globules pour un nombre égal de cuillerées d'eau, et on les administrera à la dose d'une cuillerée,
matin et soir, par jour, dans les cas aigus ; et d'une cuillerée, matin et soir, tous les deux jours seulement, dans
les cas chroniques.

FIN.

TABLE DES MATIÈRES.

QUATRIÈME CLASSE DE MALADIES.

Hémorrhagies.

CINQUIÈME CLASSE DE MALADIES.

Sécrétions morbides séreuses.

SIXIÈME CLASSE DE MALADIES.

Empoisonnements par des virus.

FIN DE LA TABLE DES MATIÈRES.

TABLE ALPHABÉTIQUE.

FIN DE LA TABLE ALPHABÉTIQUE.

ERRATA.

Scarlatine, *page 44*, il est dit dans la formule :
$$\text{\textbf{Aconitum}, 10}^{me}\text{ dilution.}$$
$$\text{et \textbf{Belladonna}, 10}^{me}\text{ dilution.}$$
Lisez : **Aconitum**, 12me dilution.
Belladona, 12me dilution.
Page 205, deuxième formule, Silicea, *lisez :* **Eau**, 120 grammes.
Dans les formules écrites **Belladonna**, *lisez :* **Belladona**.
Page 273, *ligne 11*, après la formule **China**, *ajoutez :* si *China* ne suffit pas à lui seul pour arrêter le sang, on donnera :